Thieme

Taschenatlas Röntgenanatomie

Torsten B. Möller, Emil Reif†

8., überarbeitete und erweiterte Auflage

255 Abbildungen

Georg Thieme Verlag
Stuttgart • New York

Dr. med. Torsten B. Möller
Die Teleradiologen
Gathmannstr. 3
66763 Dillingen

Bibliografische Information
der Deutschen Nationalbibliothek
Die Deutsche Nationalbibliothek verzeichnet diese Publikation in der Deutschen Nationalbibliografie; detaillierte bibliografische Daten sind im Internet über http://dnb.d-nb.de abrufbar.

Dieses und andere Bücher bequem im Thieme Webshop www.thieme.de/shop kaufen.

Ihre Meinung ist uns wichtig! Bitte schreiben Sie uns unter:
www.thieme.de/service/feedback.html

Printed in Germany

1. Auflage 1991
2. Auflage 1998
3. Auflage 2006
4. Auflage 2010
5. Auflage 2014
6. Auflage 2016
7. Auflage 2021
1. englische Auflage 1992
2. englische Auflage 1999
3. englische Auflage 2010
4. englische Auflage 2025
1. französische Auflage 2004
1. griechische Auflage 1992
2. griechische Auflage 2002
1. italienische Auflage 1996
2. italienische Auflage 2007
1. japanische Auflage 1995
2. japanische Auflage 2000
3. japanische Auflage 2011
1. portugiesische Auflage 2001
2. portugiesische Auflage 2011
1. russische Auflage 2006
2. russische Auflage 2012
1. spanische Auflage 1994
2. spanische Auflage 2001
3. spanische Auflage 2011
1. tschechische Auflage 2024
1. türkische Auflage 2001
2. türkische Auflage 2013

Umschlaggestaltung: © Thieme
Zeichnungen und Bildnachweis Cover:
Dr. Torsten B. Möller
Satz: L42 GmbH, Berlin
Druck: AZ Druck und Datentechnik GmbH,
Kempten

DOI 10.1055/b000001123

ISBN 978-3-13-246007-2 1 2 3 4 5 6

Auch erhältlich als E-Book:
eISBN (PDF) 978-3-13-246120-8
eISBN (epub) 978-3-13-246121-5

FSC
www.fsc.org
MIX
Papier | Fördert gute Waldnutzung
FSC® C008457

Für Marie-Christine in Liebe

Vorwort

Trotz Einführung des digitalen Röntgens Anfang der 1990er-Jahre sind die Verfahren zur Aufnahme und Auswertung radiologischer Bilder im Wesentlichen gleich geblieben – ebenso wie die Bedeutung eines fundierten Verständnisses der anatomischen Details auf konventionellen Röntgenaufnahmen. Beleg hierfür ist die Neuauflage dieses Buches. Die weite Verbreitung, über die wir uns sehr freuen, war zusätzlicher Ansporn, an vielen Details herumzufeilen, noch bessere Einstellungen in das Buch aufzunehmen, Zeichnungen auszutauschen und einige Röntgenaufnahmen neu aufzunehmen. Die Gliederung hält sich dabei weiterhin streng an die „Röntgennormalbefunde" und an den „Taschenatlas der Einstelltechnik". Wir möchten so ohne größere Überschneidungen jeweils ein bestimmtes Kapitel der konventionellen Röntgendiagnostik kurz und präzise darstellen, den Lesern aber trotzdem die Möglichkeit geben, ebenso übersichtlich einen anderen Aspekt der gleichen Materie, der möglicherweise zu einem anderen Zeitpunkt für sie wichtig ist, zu erfassen. Der gleiche einheitliche Stil und die gleichen Röntgenbilder dienen als Klammer, um das Lesen, Lernen oder Nachschlagen leicht zu machen.

Dillingen
Torsten B. Möller
Emil Reif

Inhaltsverzeichnis

Skelettdiagnostik

Übrige Nativdiagnostik

Kontrastuntersuchungen

Abkürzungen

A., Aa.	Arteria, Arteriae
AICA	Arteria cerebelli inferior anterior
a.-p.	anterior-posterior
BWK	Brustwirbelkörper
DIP	distales Interphalangealgelenk
ERCP	endoskopische retrograde Choledochopankreatikografie
HWK	Halswirbelkörper
HWS	Halswirbelsäule
Lig., Ligg.	Ligamentum, Ligamenta
M., Mm.	Musculus, Musculi
PICA	Arteria cerebelli inferior posterior
PIP	proximales Interphalangeal-gelenk
p.-a.	posterior-anterior
R., Rr.	Ramus, Rami
V., Vv.	Vena, Venae

Skelettdiagnostik

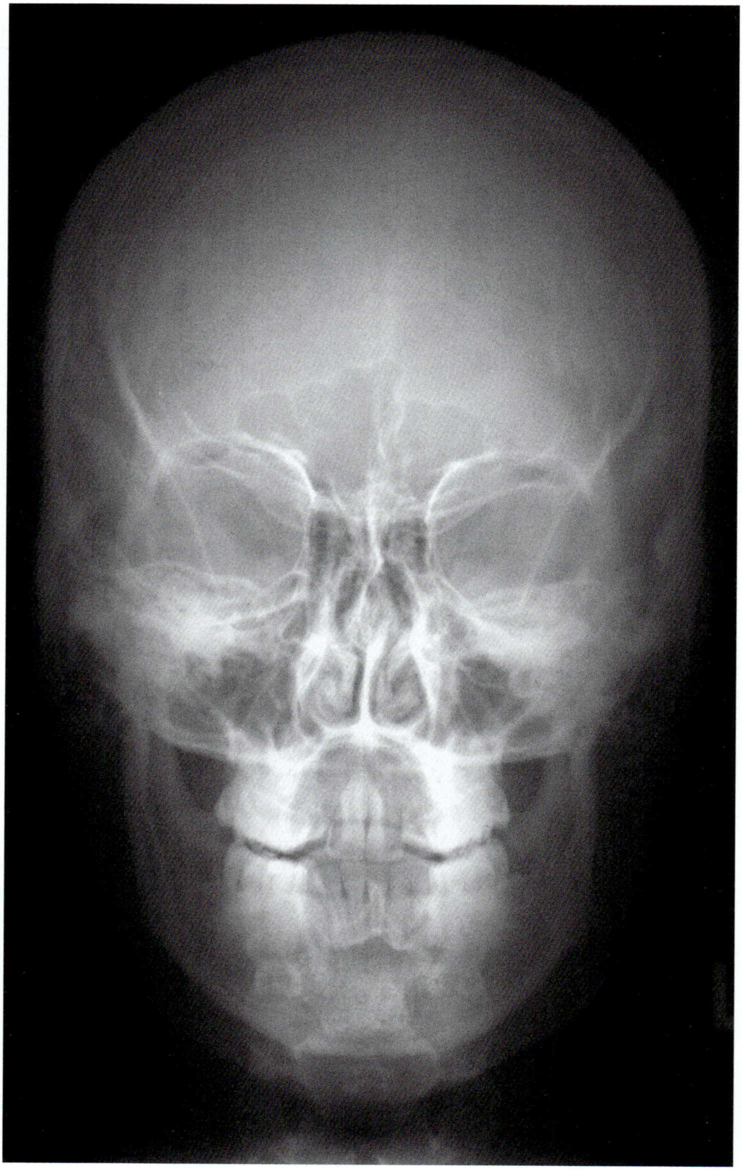

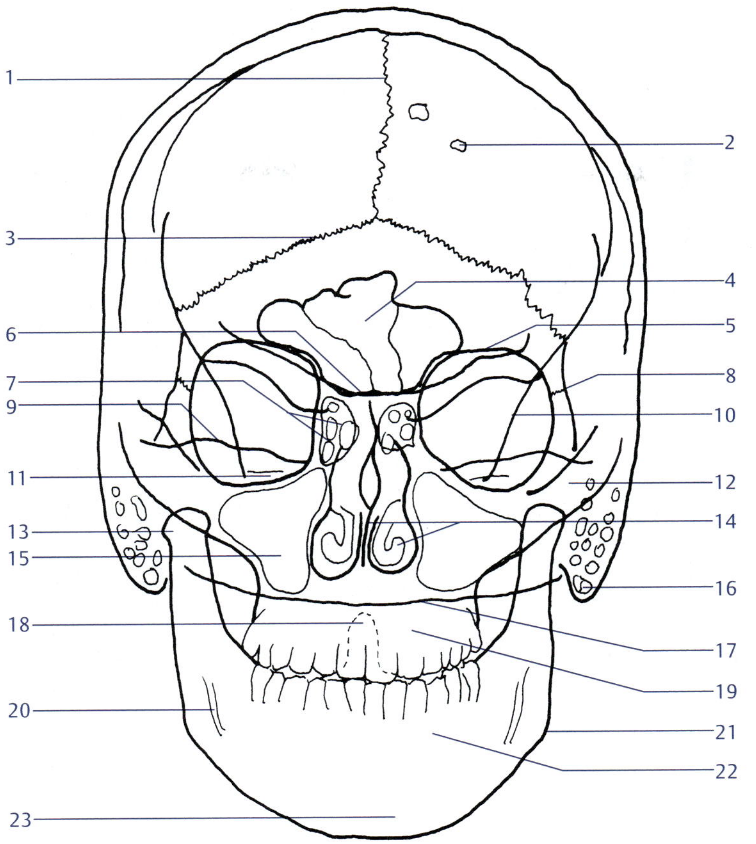

Abb. 1.1 Schädel p.-a.

1 Sutura sagittalis
2 Foveolae granulares
3 Sutura lambdoidea
4 Sinus frontalis (Stirnhöhle)
5 Orbitadach
6 Planum sphenoidale
7 Siebbeinzellen (Cellulae ethmoidales)
8 Sutura frontozygomatica
9 Pyramidenoberkante
10 Linea innominata
11 Meatus acusticus internus (innerer Gehörgang)
12 Arcus zygomaticus (Jochbogen)
13 Caput mandibulae
14 Septum nasi und untere Nasenknochen
15 Sinus maxillaris (Oberkieferhöhle)
16 Processus mastoideus (Mastoidspitze)
17 Okzipitalschuppe
18 Dens
19 Maxilla (Oberkiefer)
20 Canalis mandibulae
21 Angulus mandibulae
22 Mandibula (Unterkiefer)
23 Protuberantia mentalis

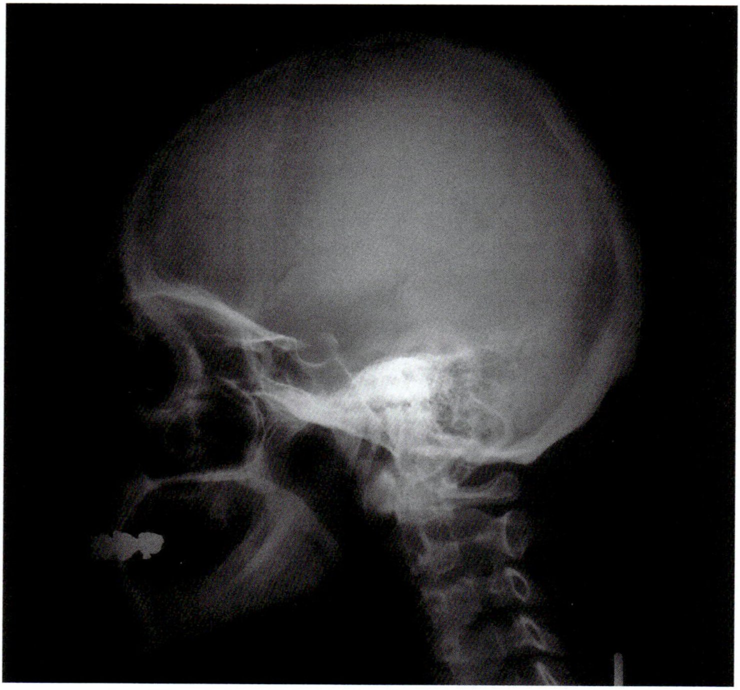

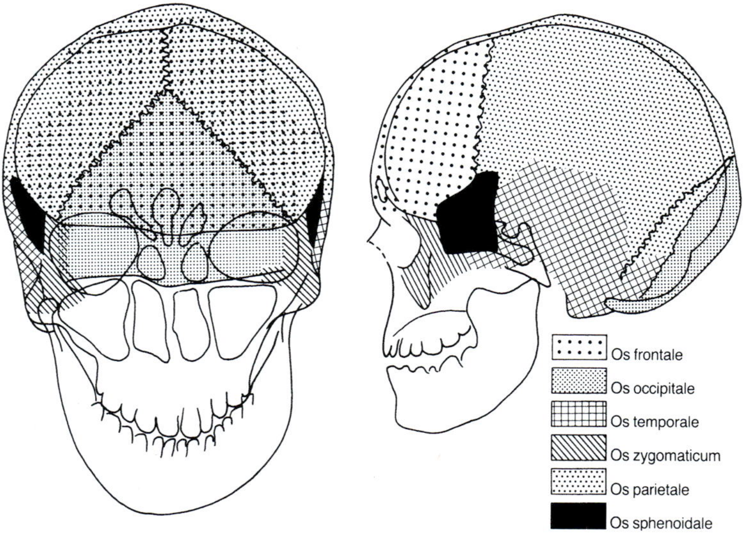
Os frontale
Os occipitale
Os temporale
Os zygomaticum
Os parietale
Os sphenoidale

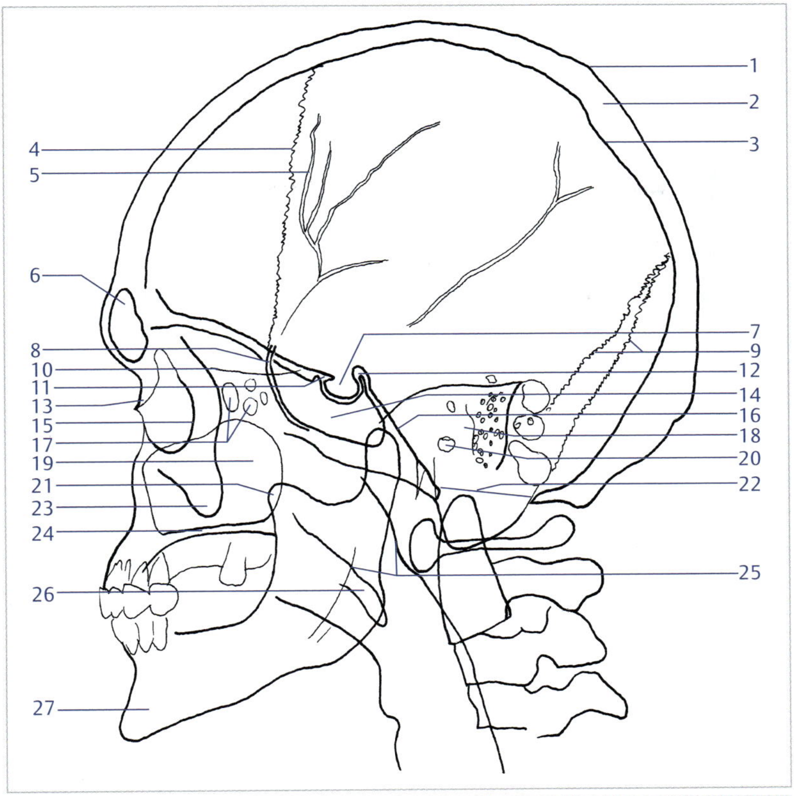

Abb. 1.2 Schädel, seitlich

1 Lamina externa
2 Diploe
3 Lamina interna
4 Sutura coronalis
5 Sulkus der A. meningea media
6 Sinus frontalis
7 Fossa hypophysialis
8 Ala major ossis sphenoidalis
9 Sutura lambdoidea
10 Lamina cribrosa
11 Processus clinoideus anterior (vorderer Klinoidfortsatz)
12 Processus clinoideus posterior (hinterer Klinoidfortsatz)
13 Os nasale
14 Sinus sphenoidalis (Keilbeinhöhle)
15 Os zygomaticum (laterale Orbitawand)
16 Klivus
17 Cellulae ethmoidales (Siebbeinzellen)
18 Pars petrosa ossis temporalis (Felsenbein)
19 Sinus maxillaris (Oberkieferhöhle)
20 Porus acusticus externus
21 Processus coronoideus mandibulae
22 Foramen magnum
23 Processus zygomaticus
24 Palatum durum (harter Gaumen)
25 Nasopharynx
26 Palatum molle (weicher Gaumen)
27 Mandibula

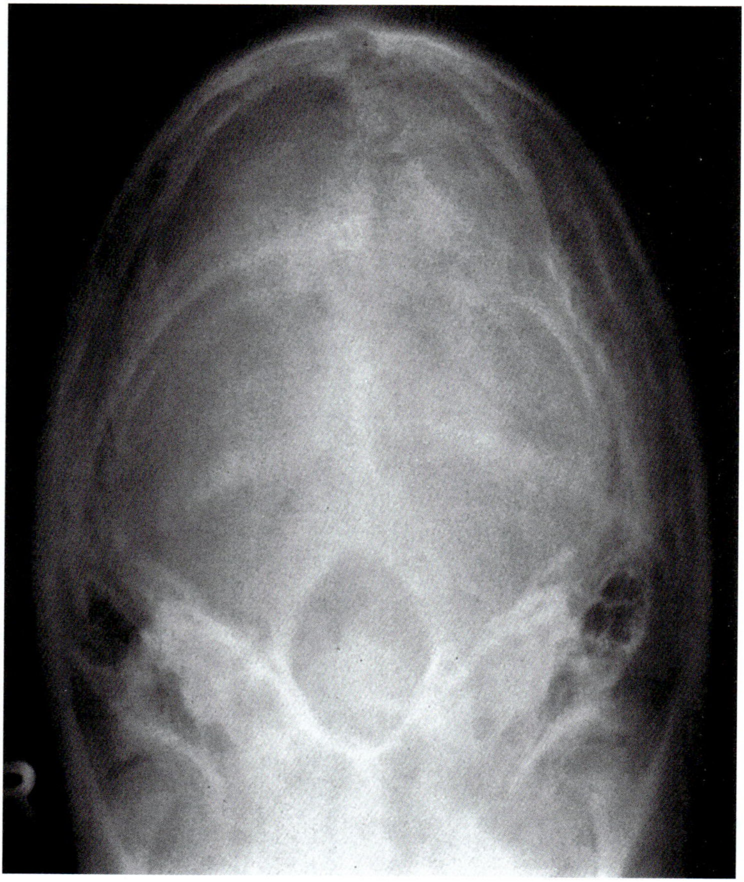

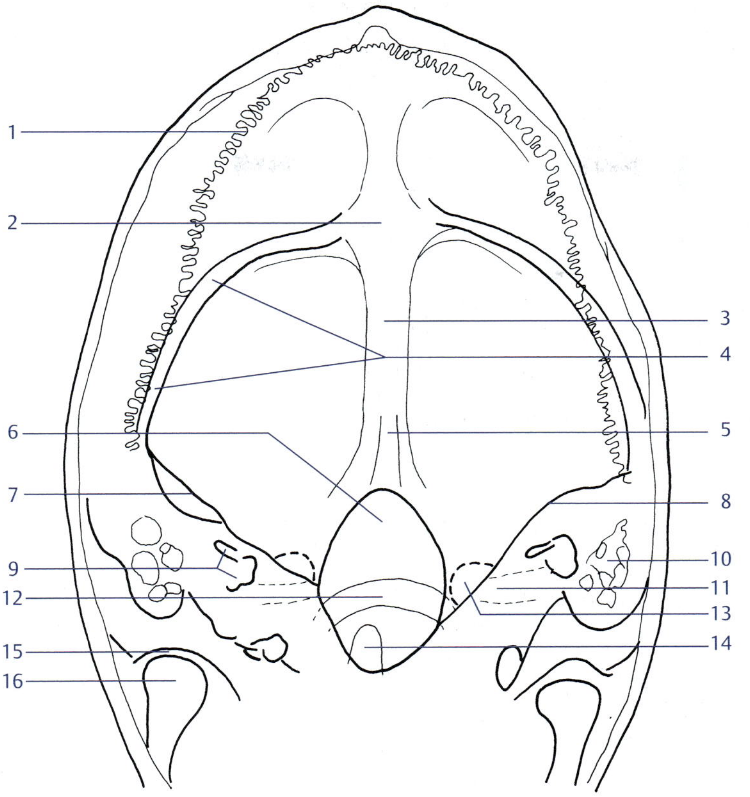

Abb. 1.3 Hinterhauptaufnahme nach Towne

1 Sutura lambdoidea
2 Protuberantia occipitalis (externa und interna)
3 Os occipitale
4 Sulcus sinus transversi
5 Crista occipitalis
6 Foramen magnum
7 Felsenbeinkante
8 Eminentia arcuata
9 Labyrinthkern
10 Cellulae mastoideae (Mastoidzellen)
11 Meatus acusticus internus
12 Arcus posterior atlantis (hinterer Atlasbogen)
13 Foramen jugulare
14 Dens
15 Articulatio temporomandibularis (Kiefergelenk)
16 Caput mandibulae

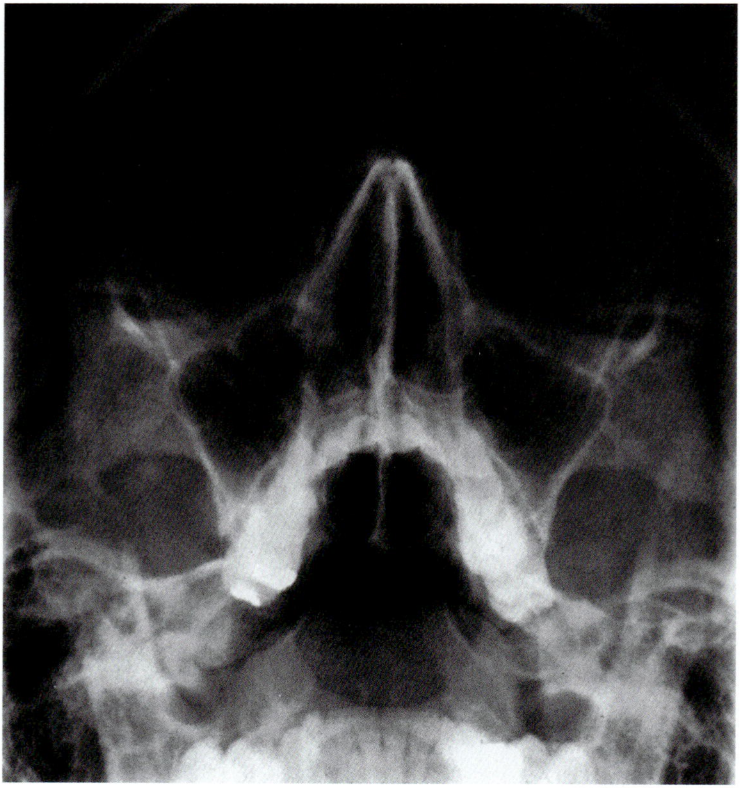

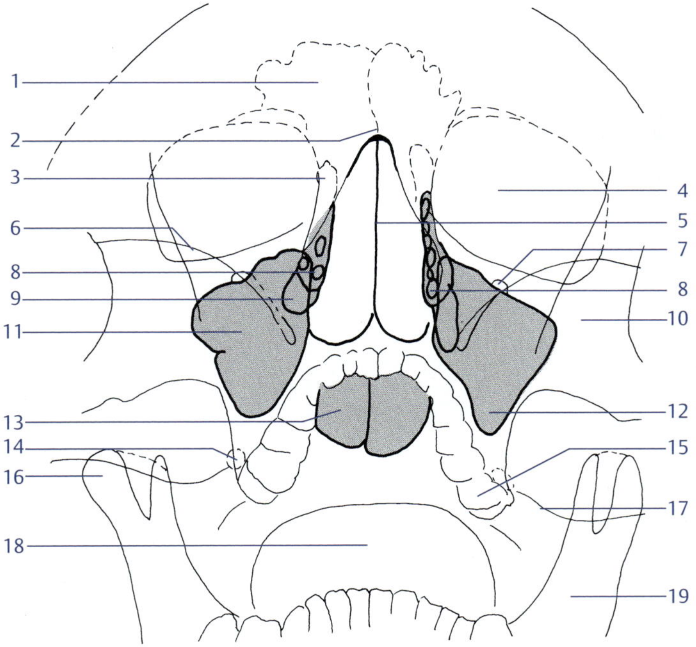

Abb. 1.4 Nasennebenhöhlen okzipitomental

1 Sinus frontalis
2 Os nasale
3 vordere Ethmoidalzellen
4 Orbita
5 Septum nasi (Nasenseptum)
6 Ala major (großer Keilbeinflügel)
7 Foramen infraorbitale
8 Foramen rotundum
9 hintere Ethmoidalzellen
10 Os zygomaticum
11 Sinus maxillaris
12 Recessus alveolaris maxillae
13 Sinus sphenoidalis (Keilbeinhöhle)
14 Foramen ovale
15 Processus alveolaris maxillae
16 Caput mandibulae
17 Margo superior partis petrosae (Felsenbeinoberkante)
18 Lingua (Zunge)
19 Mandibula (Unterkiefer)

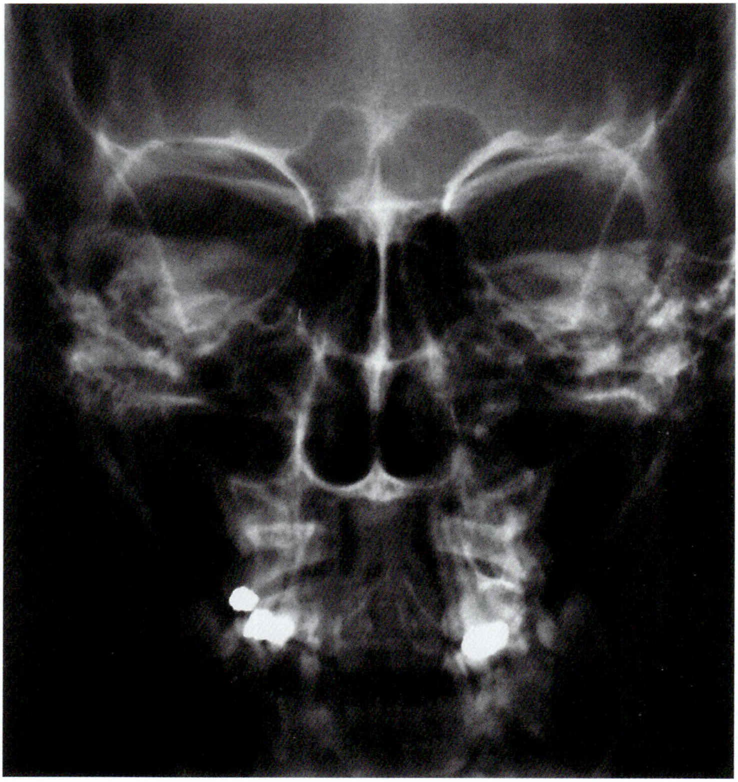

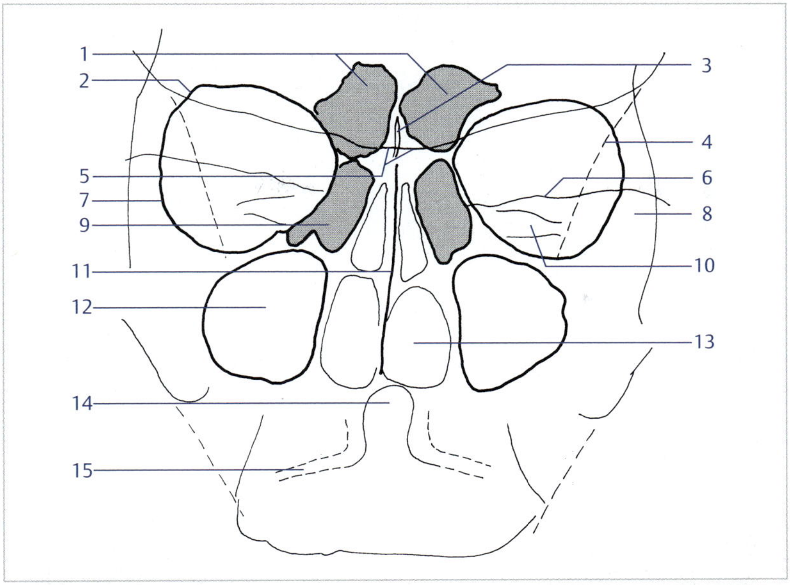

Abb. 1.5 Nasennebenhöhlen okzipitofrontal

1 Sinus frontalis
2 Orbitadach
3 Crista galli
4 Linea innominata
5 Planum sphenoidale
6 Margo superior partis petrosae (Felsenbeinoberkante)
7 laterale Orbitawand
8 Os zygomaticum
9 anteriore Siebbeinzellen
10 Meatus acusticus internus (innerer Gehörgang)
11 Septum nasi (Nasenseptum)
12 Sinus maxillaris (Oberkieferhöhle)
13 Cavitas nasi (Nasenhaupthöhle)
14 Dens
15 Articulatio atlantoaxialis (Atlantoaxialgelenk)

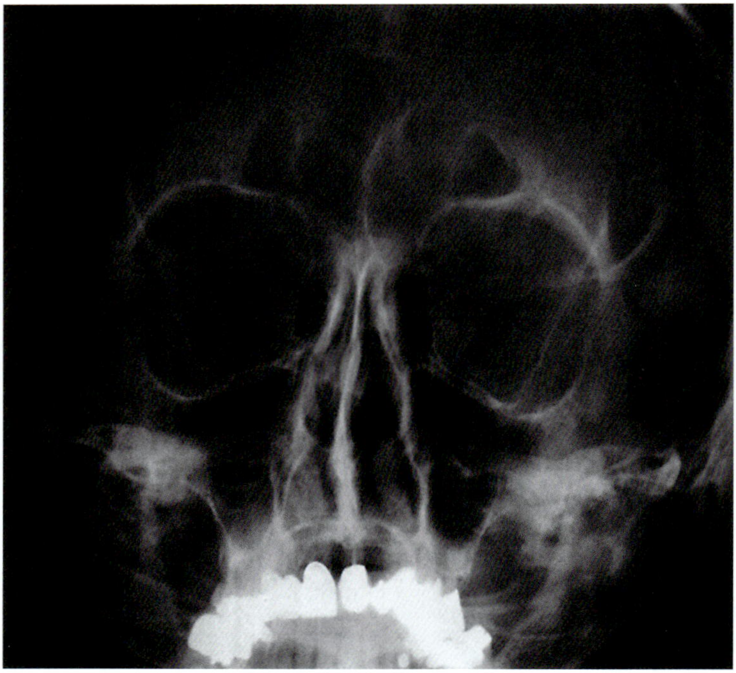

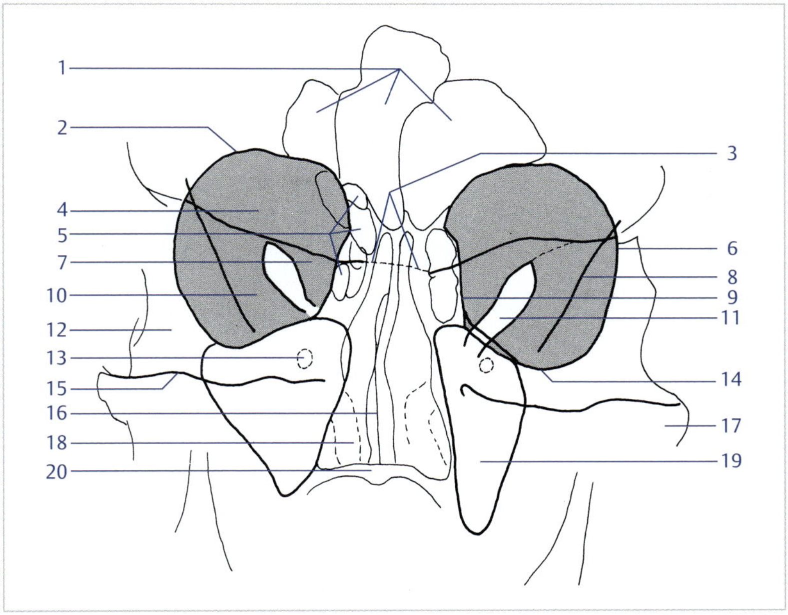

Abb. 1.6 Orbita p.-a.

1 Sinus frontalis
2 Orbitadach
3 Planum sphenoidale
4 Orbita (grau unterlegt)
5 Cellulae ethmoidales (Siebbeinzellen)
6 laterale Orbitawand
7 Ala minor ossis sphenoidalis (kleiner Keilbeinflügel)
8 Linea innominata
9 Lamina orbitalis (papyracea)
10 Ala major ossis sphenoidalis (großer Keilbeinflügel)
11 Fissura orbitalis superior
12 Processus frontalis ossis zygomatici
13 Foramen rotundum
14 Orbitaboden
15 Pyramidenoberkante
16 Septum nasi (Nasenseptum)
17 Arcus zygomaticus
18 Concha nasalis inferior (untere Nasenmuschel)
19 Sinus maxillaris (Oberkieferhöhle)
20 Palatum durum (harter Gaumen)

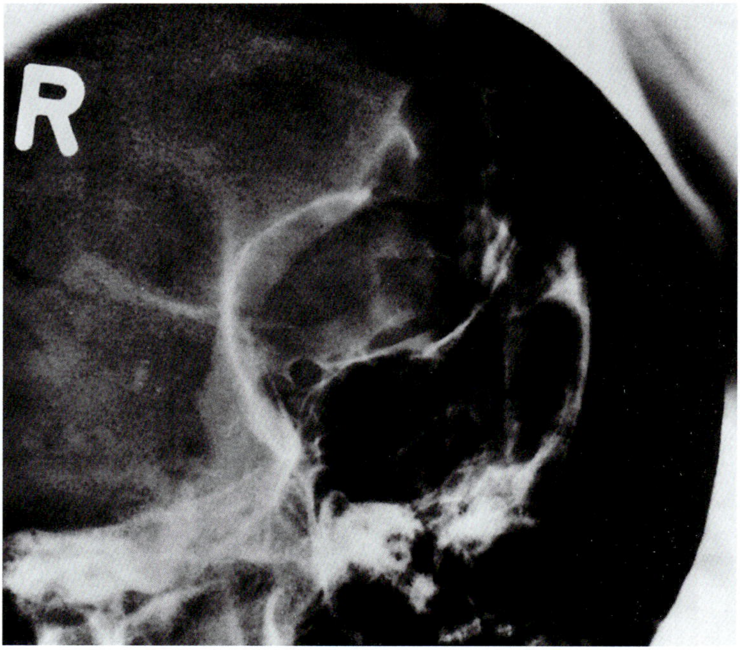
R

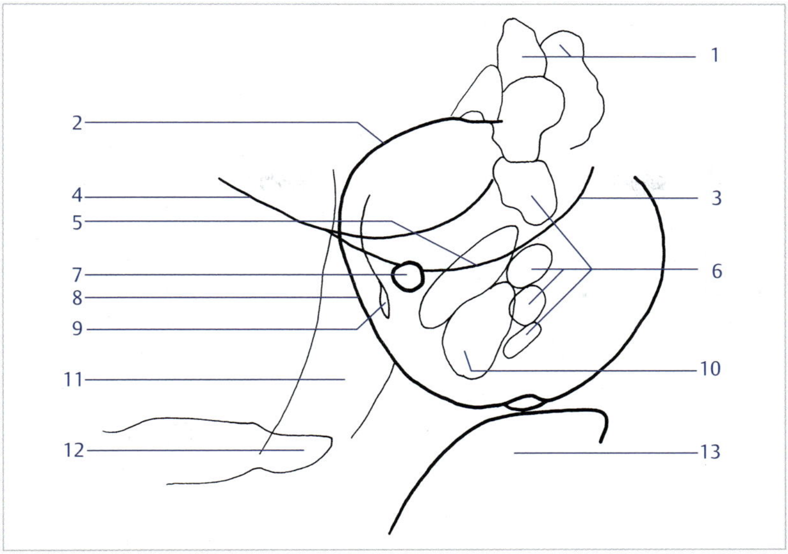

Abb. 1.7 Orbitaaufnahme nach Rhese

1 Sinus frontalis
2 Orbitadach
3 Ala minor sinistra (linker kleiner Keilbeinflügel)
4 Ala minor dextra (rechter kleiner Keilbeinflügel)
5 Planum sphenoidale
6 Cellulae ethmoidales
7 Canalis opticus
8 laterale Orbitawand
9 Fissura orbitalis superior
10 Sinus sphenoidalis (Keilbeinhöhle)
11 Os zygomaticum (Jochbein)
12 Pars petrosa ossis temporalis (Felsenbein)
13 Sinus maxillaris (Oberkieferhöhle)

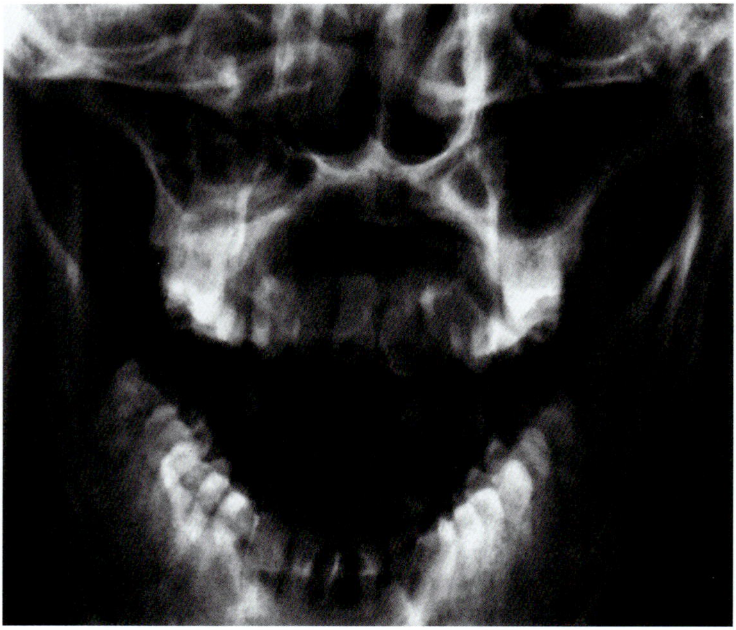

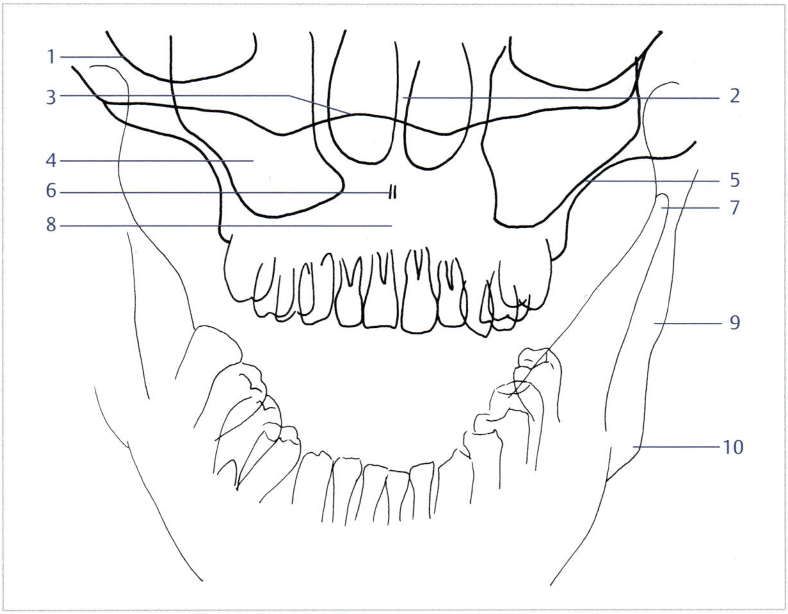

Abb. 1.8 Oberkiefer

1 Orbitaboden
2 Septum nasi (Nasenseptum)
3 Planum nuchale
4 Sinus maxillaris (Oberkieferhöhle)
5 laterale Maxillakontur
6 Spina nasalis anterior
7 Processus coronoideus
8 Maxilla (Oberkiefer)
9 R. mandibulae
10 Angulus mandibulae

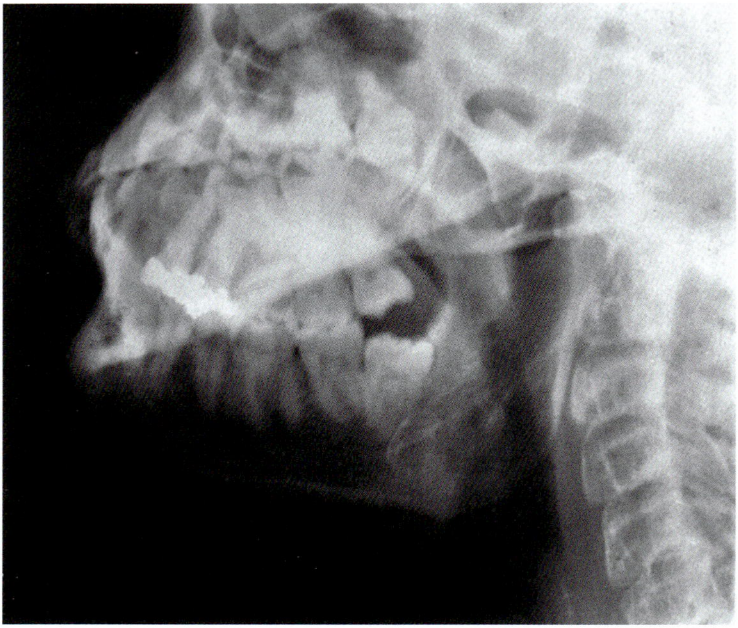

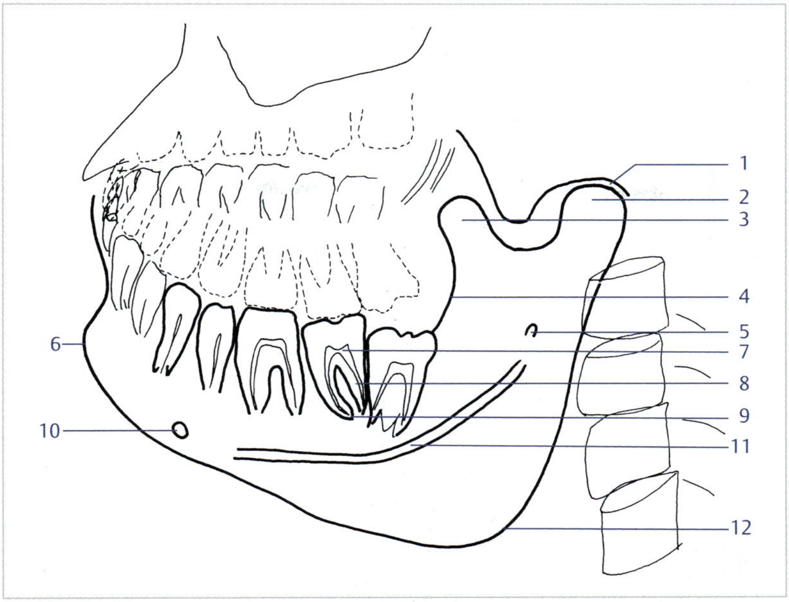

Abb. 1.9 Unterkieferast

1 Articulatio temporomandibularis (Kiefergelenk)
2 Caput mandibulae (Kieferköpfchen)
3 Processus coronoideus
4 Alveolarrand
5 Foramen mandibulae
6 Protuberantia mentalis
7 Cavitas dentis (pulparis) (Pulpahöhle)
8 Canalis radicis dentis
9 Foramen apicis radicis dentalis
10 Foramen mentale
11 Canalis mandibulae
12 Angulus mandibulae (Kieferwinkel)

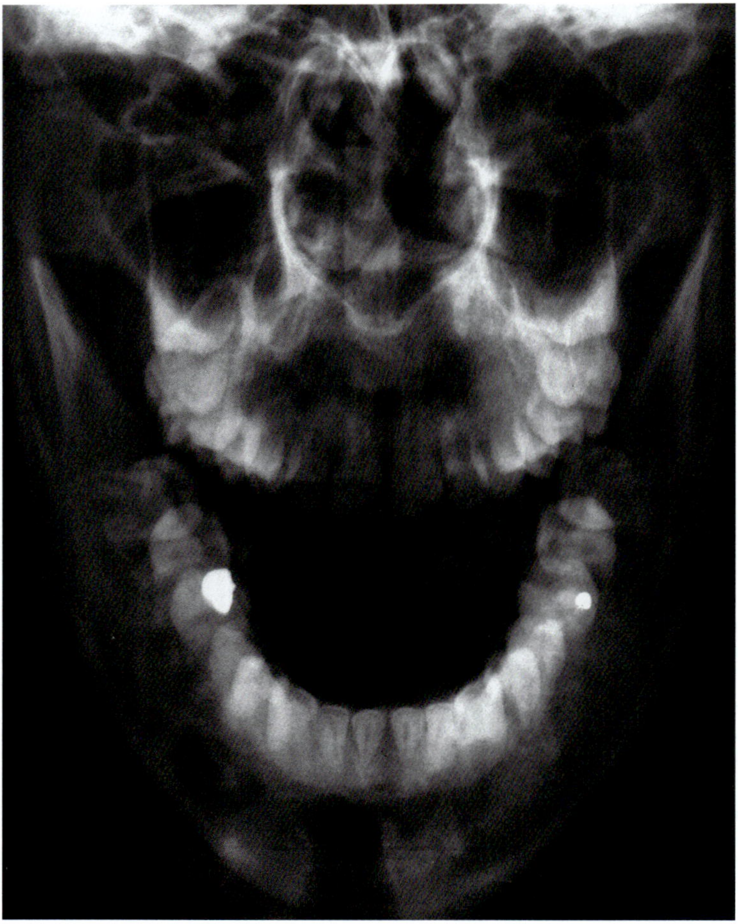

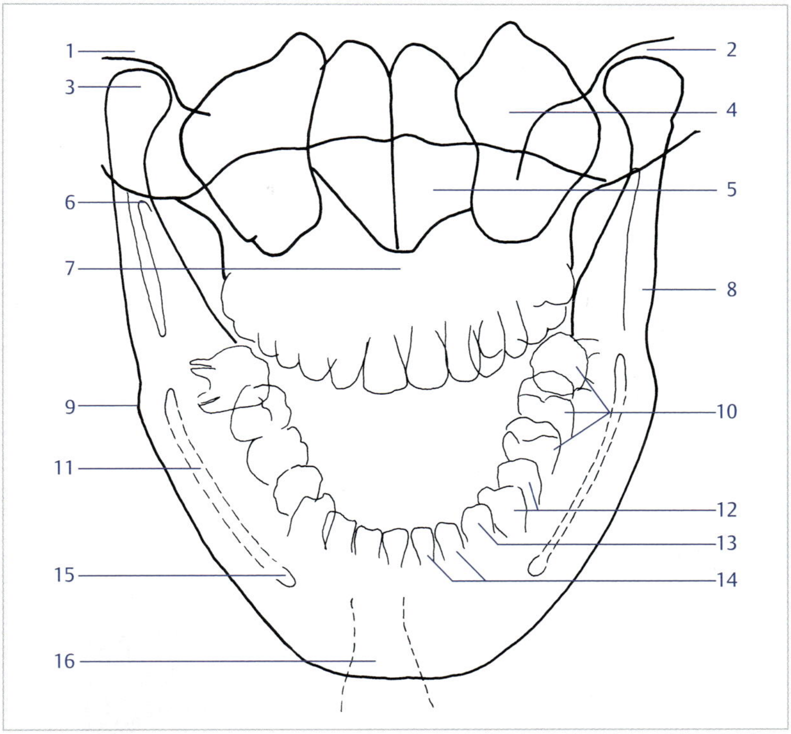

Abb. 1.10 Unterkiefer nach Clementschitsch

1 Pfannendach des Kiefergelenks
2 Articulatio temporomandibularis (Kiefergelenk)
3 Caput mandibulae
4 Sinus maxillaris (Oberkieferhöhle)
5 Cavitas nasi (Nasenhaupthöhle)
6 Processus coronoideus
7 Maxilla (Oberkiefer)
8 R. mandibulae
9 Angulus mandibulae
10 Dentes molares
11 Canalis mandibulae
12 Dentes praemolares
13 Dens caninus
14 Dentes incisivi
15 Foramen mentale
16 Tuberculum mentale (Überprojektion von Trachea: Aufhellungsband)

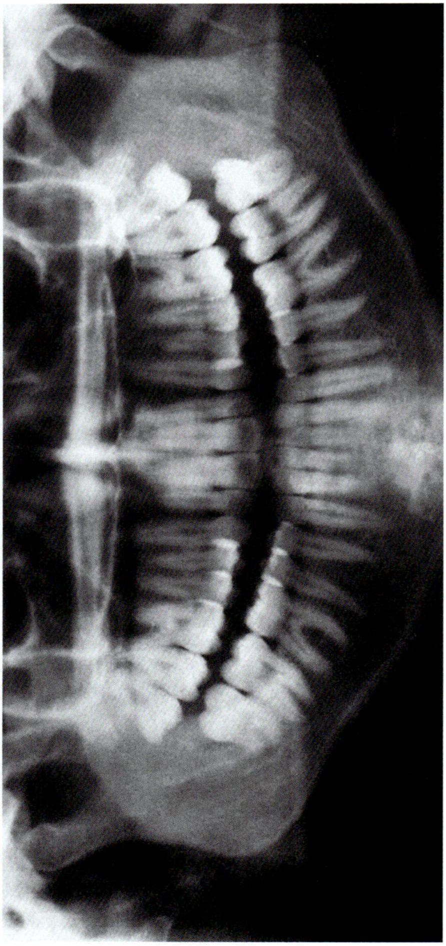

Abb. 1.11 Orthopantomogramm des Kiefer- und Gesichtsschädels

1 Processus styloideus
2 Palatum molle (weicher Gaumen)
3 Caput mandibulae
4 Processus condylaris
5 Arcus zygomaticus
6 Processus coronoideus
7 Orbitaboden
8 Cavitas nasi (Nasenhaupthöhle)
9 Palatum durum (harter Gaumen)
10 Recessus alveolaris (Oberkieferhöhlenboden)
11 Sinus maxillaris
12 Fossa pterygopalatina
13 Processus pterygoideus
14 Angulus mandibulae
15 Zungenschatten
16 Canalis mandibulae
17 Os hyoideum
18 Foramen apicis radicis dentalis
19 Canalis radicis dentis (Wurzelkanal)
20 Cavitas dentis (pulparis) (Pulpahöhle)
21 Kronendentin
22 Enamelum (Zahnschmelz)
23 Foramen mentale
24 Radix dentis (Zahnwurzel)
25 Dentes incisivi (Frontzähne)
26 Dens caninus (Eckzahn)
27 Dentes praemolares (vordere Backenzähne)
28 Dentes molares (hintere Backenzähne)

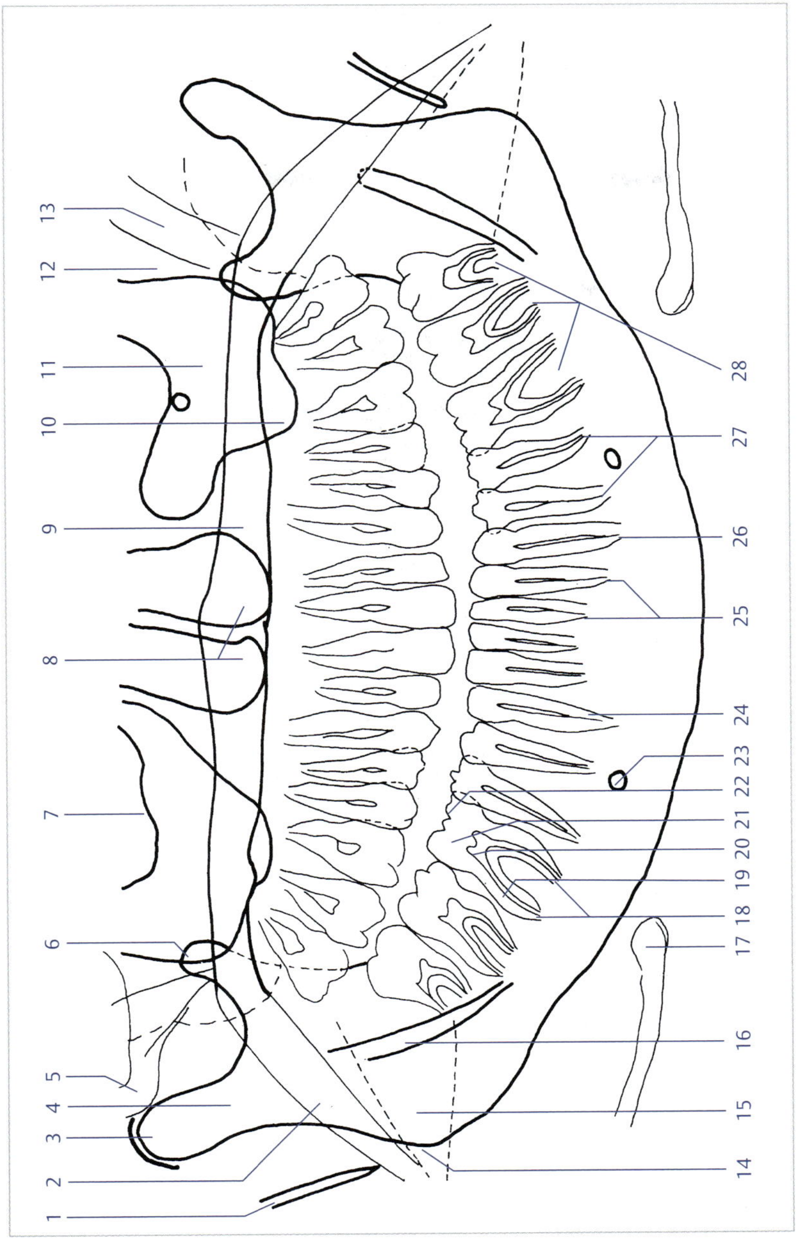
1
2
3
4
5
6
7
8
9
10
11
12
13
14
15
16
17
18
19
20
21
22
23
24
25
26
27
28

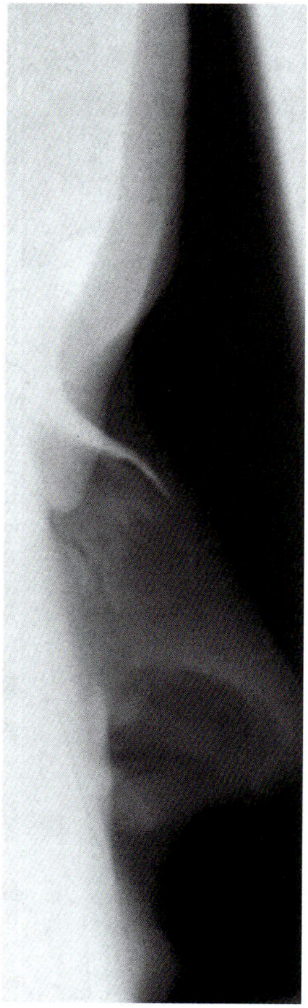

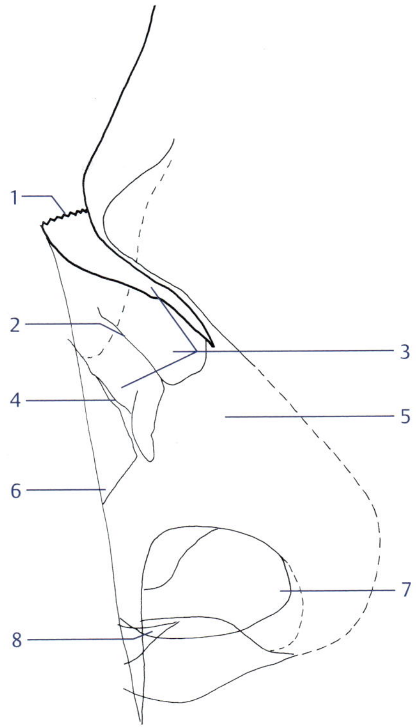

Abb. 1.12 Nasenskelett seitlich

1 Sutura frontonasalis
2 Sulci ethmoidales
3 Os nasale
4 Sutura nasomaxillaris
5 Cartilago nasi (Nasenknorpel)
6 Maxilla
7 Vestibulum nasi
8 Spina nasalis anterior

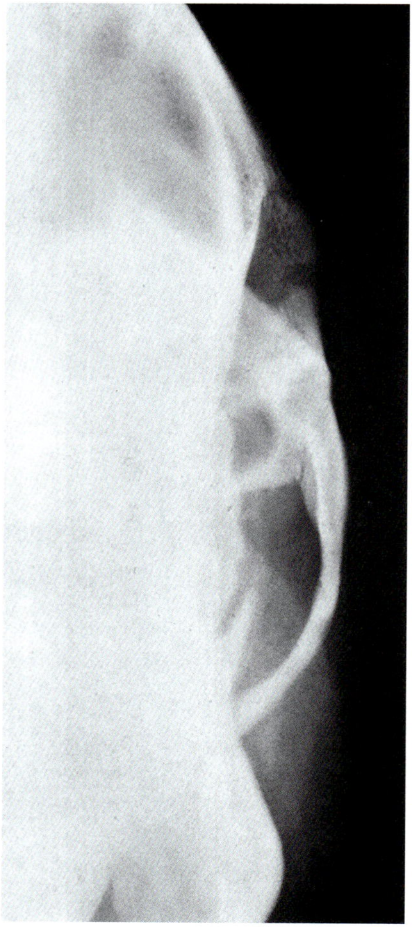

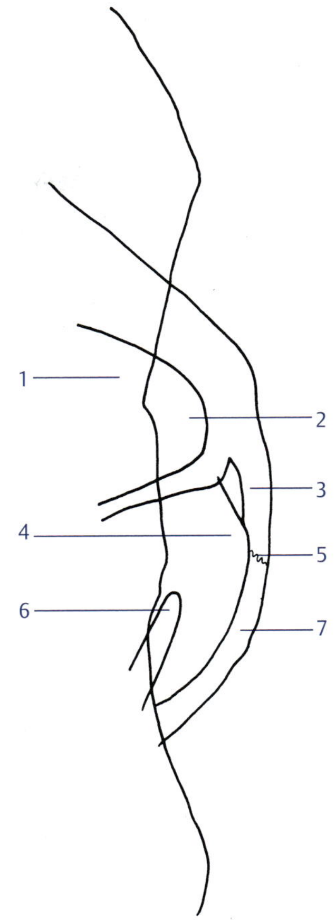

Abb. 1.13 Jochbogen

1 Sinus maxillaris
2 Recessus zygomaticus (des Sinus maxillaris)
3 Arcus zygomaticus (Jochbogen)
4 Fossa temporalis
5 Sutura temporozygomatica
6 Processus coronoideus (orthograd)
7 Processus zygomaticus ossis temporalis

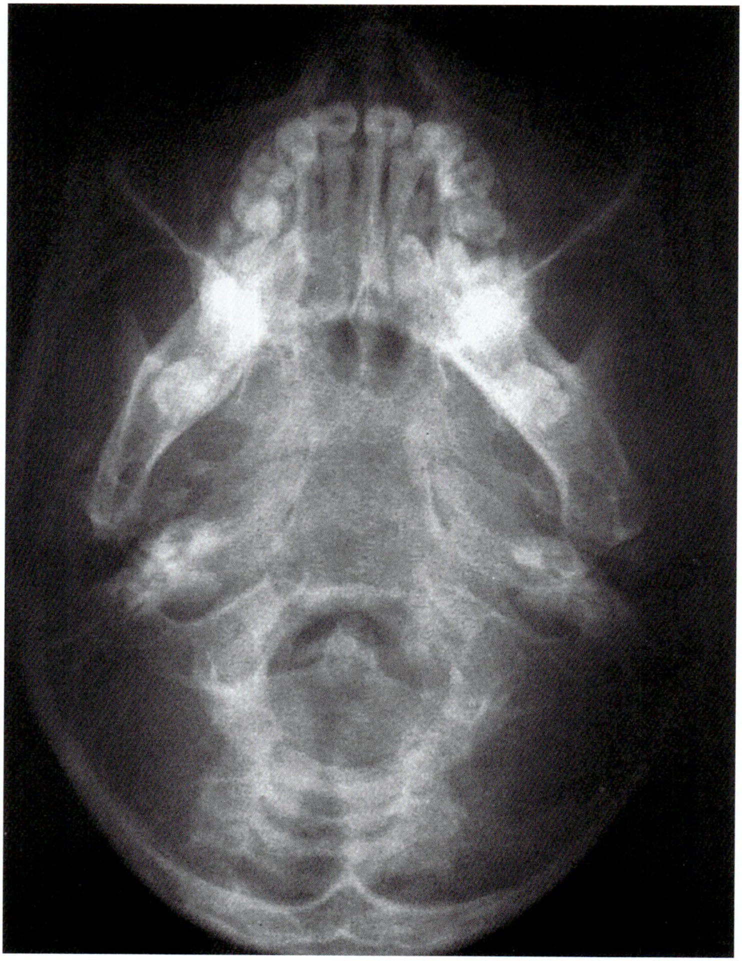

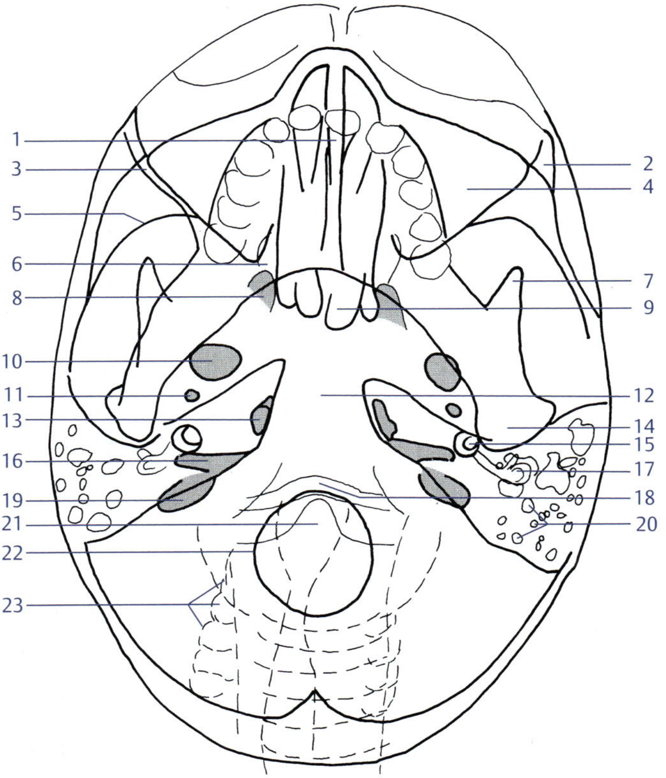

Abb. 1.14 Schädelbasis

1 Septum nasi
2 Os zygomaticum
3 Facies infratemporalis maxillae
4 Sinus maxillaris (Oberkieferhöhle) (und Orbita, teilweise übereinanderprojiziert)
5 Fossa cranialis media, Ala major (vorderer Pol)
6 Fossa pterygopalatina
7 Processus coronoideus
8 Fossa pterygoidea
9 Sinus sphenoidalis (Keilbeinhöhle)
10 Foramen ovale
11 Foramen spinosum
12 Klivus
13 Foramen lacerum
14 Caput mandibulae
15 Kochlea
16 Meatus acusticus internus (innerer Gehörgang)
17 Ductus semicirculares (Bogengänge)
18 Arcus anterior atlantis (vorderer Atlasbogen)
19 Foramen jugulare
20 Cellulae mastoideae (Mastoidzellen)
21 Dens axis
22 Foramen magnum
23 HWS

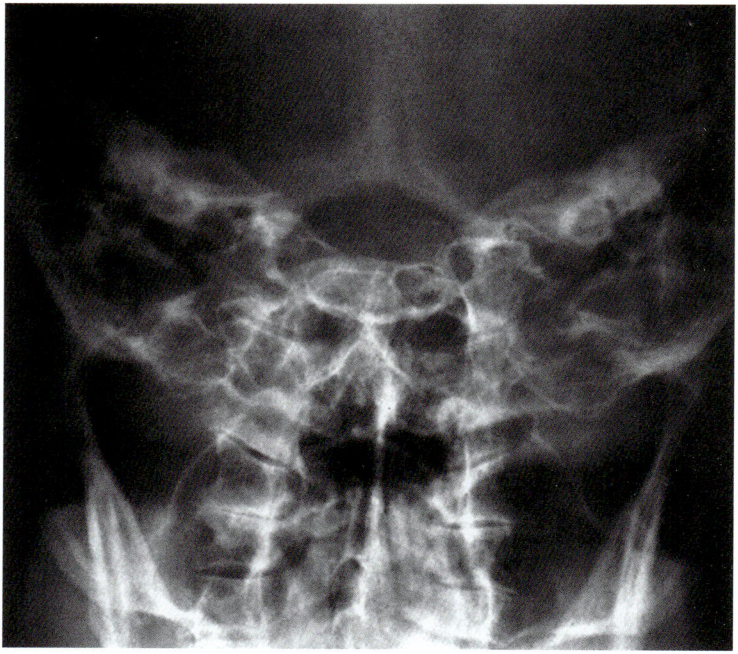

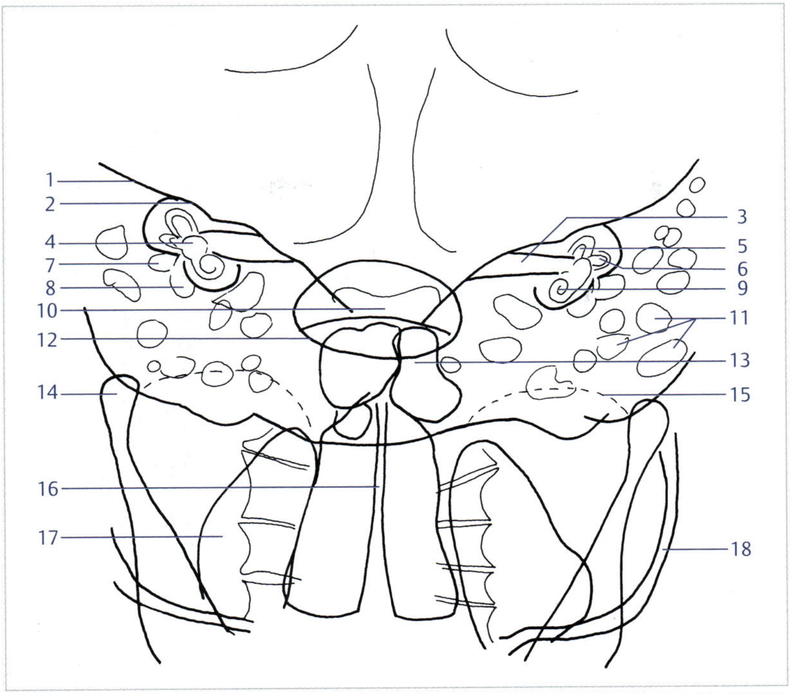

Abb. 1.15 Pyramidenvergleichsaufnahmen nach Altschul

1 Pyramidenoberkante
2 Eminentia arcuata
3 Meatus acusticus internus (innerer Gehörgang)
4 Vestibulum
5 Ductus semicircularis anterior superior (oberer Bogengang)
6 Ductus semicircularis lateralis (horizontaler Bogengang)
7 Antrum mastoideum
8 Cavum tympani
9 Kochlea
10 Dorsum sellae
11 Cellulae mastoideae (Mastoidzellen)
12 Foramen magnum
13 Sinus frontalis
14 Caput mandibulae
15 Orbitadach
16 Septum nasi (Nasenseptum) und Cavitates nasi (Nasenhaupthöhlen)
17 Sinus maxillaris (Oberkieferhöhle)
18 Arcus zygomaticus (Jochbogen)

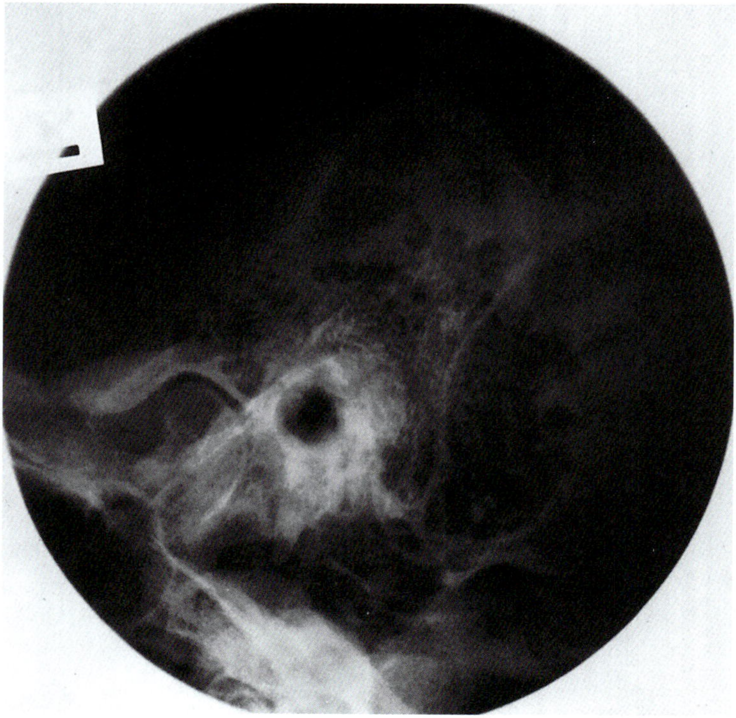

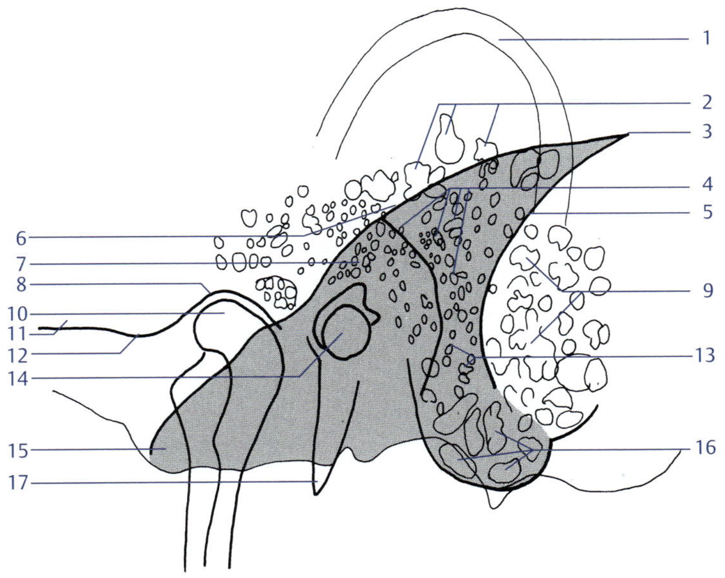

Abb. 1.16 Felsenbein nach Schüller

1 Concha auricularis (Ohrmuschel)
2 Schuppenzellen
3 Sinus-Dura-Winkel (Citelli-Winkel)
4 periantrale Zellen
5 Sulcus sinus sigmoidei
6 Pyramidenvorderkante
7 Antrum mastoideum
8 Kiefergelenkpfanne
9 retrosinöse Zellen (Marginalzellen)
10 Caput mandibulae (Kieferköpfchen)
11 Processus zygomaticus ossis temporalis
12 Tuberculum articulare
13 Schwellenzellen bzw. retrofaziale Zellen
14 Meatus acustici internus und externus (innerer und äußerer Gehörgang)
15 Pyramidenspitze
16 Terminalzellen im Processus mastoideus (Mastoidspitze)
17 Processus styloideus

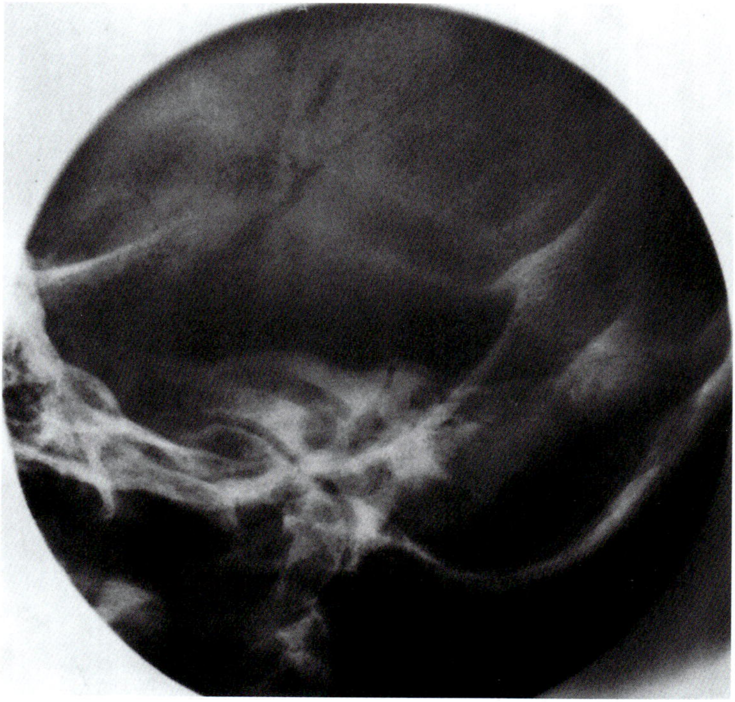

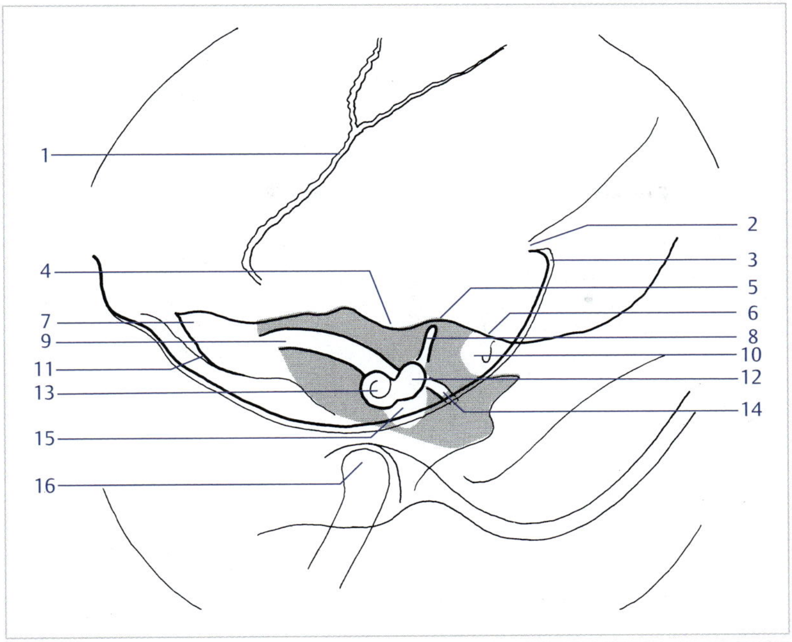

Abb. 1.17 Felsenbein nach Stenvers

1 Sutura sphenosquamosa
2 Protuberantia occipitalis interna
3 Crista occipitalis interna
4 Fossa subarcuata
5 Eminentia arcuata
6 Tegmen antri
7 Pyramidenspitze
8 Ductus semicircularis anterior superior (oberer Bogengang)
9 Meatus acusticus internus (innerer Gehörgang)
10 Antrum
11 Fissura sphenopetrosa
12 Vestibulum
13 Kochlea
14 Ductus semicircularis lateralis (horizontaler Bogengang)
15 Cavum tympani
16 Caput mandibulae

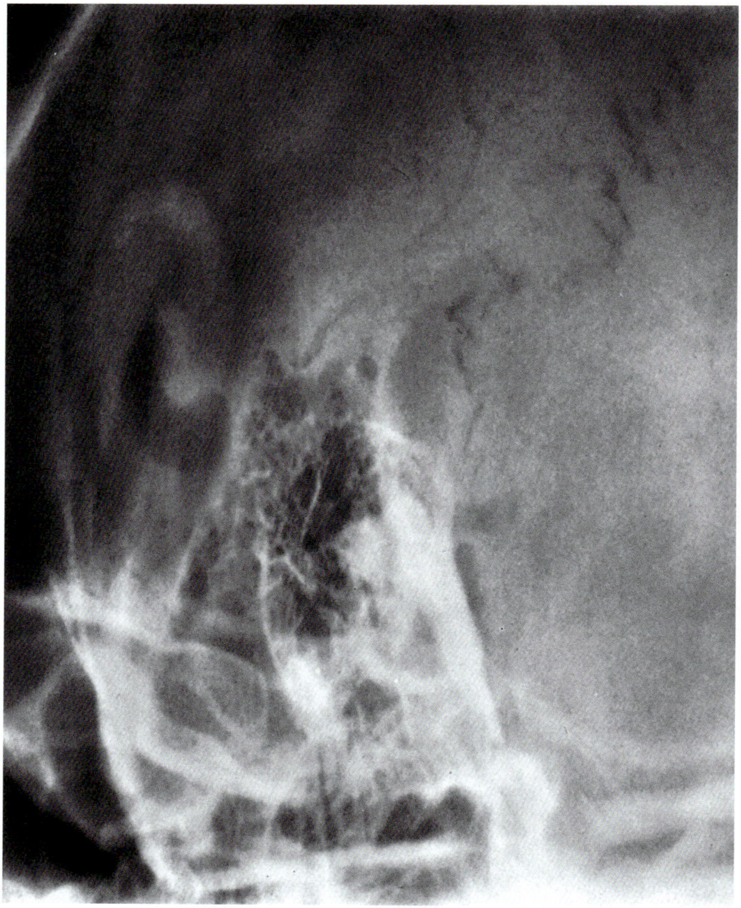

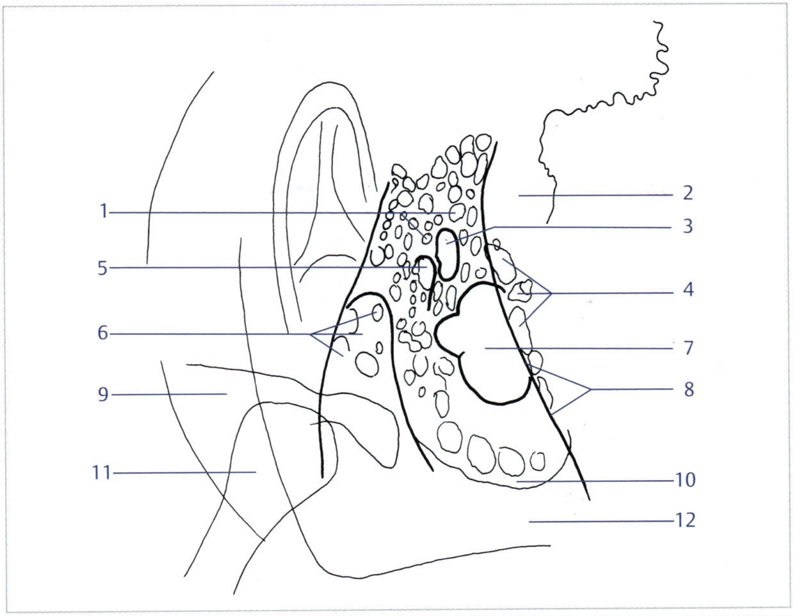

Abb. 1.18 Felsenbein nach Mayer

1 periantrale Zellen
2 Sinus sigmoideus
3 Antrum
4 retrosinöse Zellen
5 Aditus ad antrum
6 Meatus acusticus externus und Cavitas tympanica (Paukenhöhle)
7 Labyrinthblock
8 knöcherne Sinusschale (hintere Pyramidenkante)
9 Os zygomaticum
10 Mastoidspitze
11 Caput mandibulae
12 Pyramidenspitze

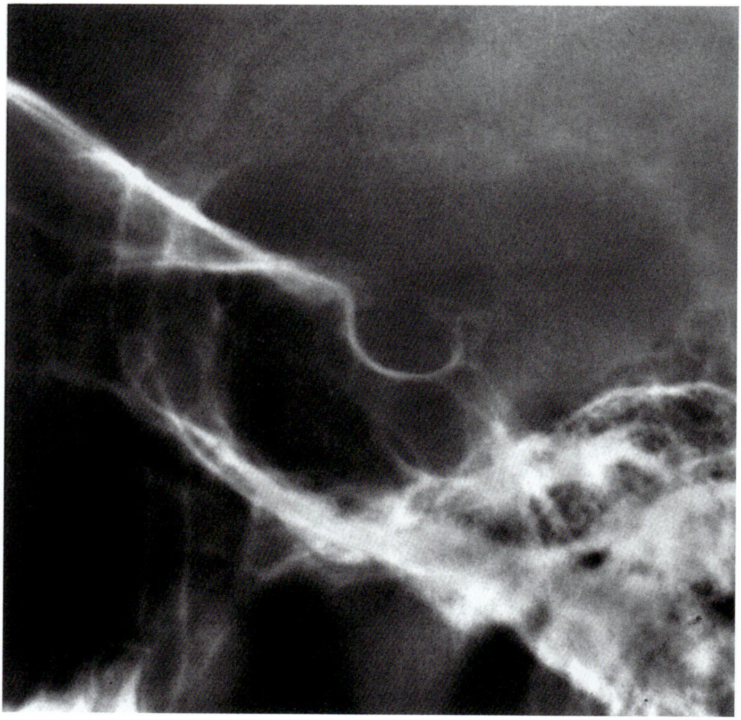

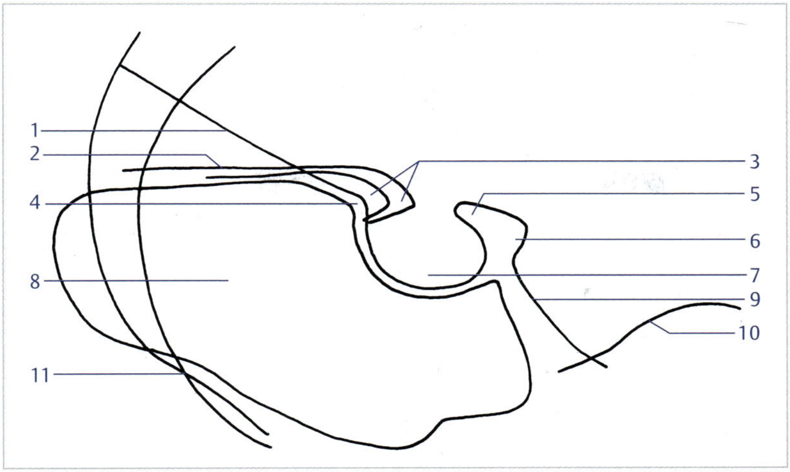

Abb. 1.19 Sella seitlich

1 Pars orbitalis ossis frontalis
2 Planum sphenoidale
3 Processus clinoidei anteriores (vordere Klinoidfortsätze)
4 Tuberculum sellae
5 Processus clinoidei posteriores (hintere Klinoidfortsätze)
6 Dorsum sellae
7 Fossa hypophysialis (Hypophysengrube)
8 Sinus sphenoidalis (Keilbeinhöhle)
9 Klivus
10 Crista pyramidalis
11 Ala major ossis sphenoidalis (mittlere Schädelgrube)

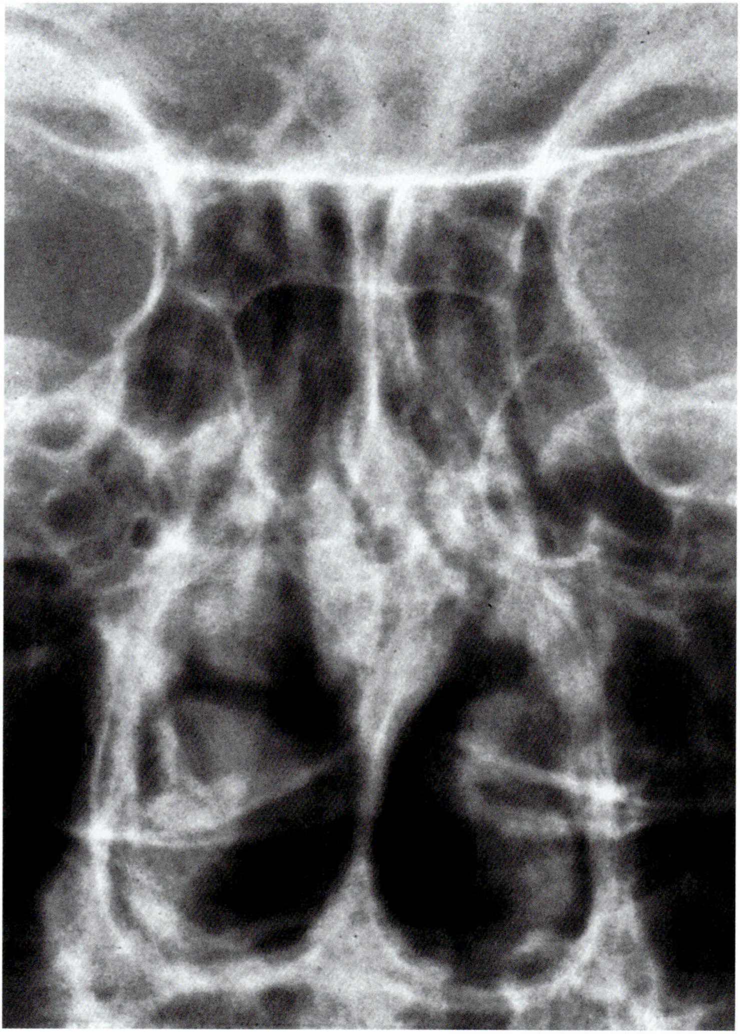

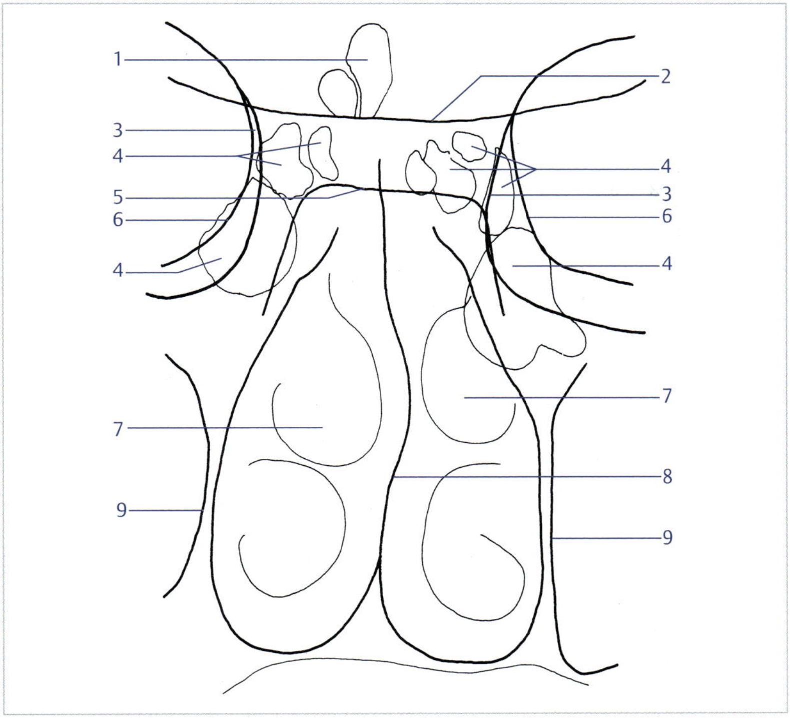

Abb. 1.20 Sella a.-p.

1 Sinus frontalis (Stirnhöhle)
2 Planum sphenoidale
3 Paries medialis (mediale Orbitawand)
4 Cellulae ethmoidales (Siebbeinzellen)
5 Fossa hypophysialis (Boden der Sella)
6 Lamina orbitalis (papyracea)
7 Conchae nasales (Nasenmuscheln)
8 Septum nasi (Nasenseptum)
9 mediale Oberkieferhöhlenwand

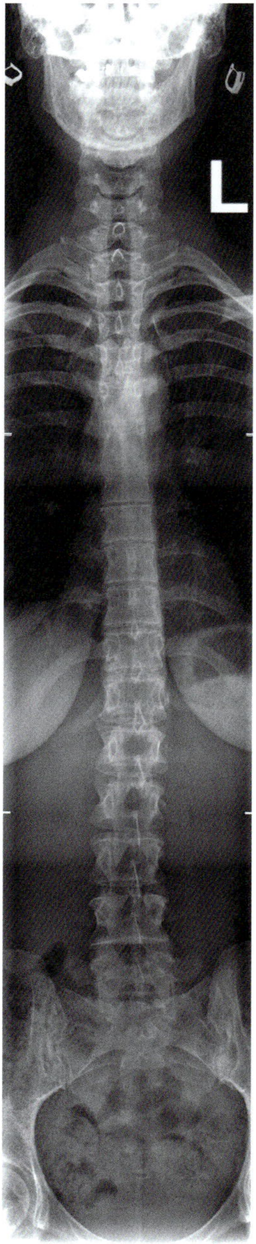

Abb. 2.1 Ganzaufnahme der Wirbelsäule

1 Atlas (HWK 1)
2 Axis (Dens, HWK 2)
3 HWK 7
4 Rippe (Costa)
5 BWK 1
6 Klavikula
7 Fovea costalis superior (von BWK 8)
8 Grundplatte BWK 7
9 Proc. transversus
10 Deckplatte BWK 8
11 Zwischenwirbelraum (BWK 9/10)
12 Procc. spinosi
13 BWK 12
14 LWK 1
15 Procc. costales
16 Promontorium
17 Os ilium (Beckenschaufel)
18 Foramina sacralia
19 Iliosakralgelenk (ISG)
20 Os coccygis
21 Os sacrum
22 Os pubis
A Vertebrae cervicales 1–7
B Vertebrae thoracicae 1–12
C Vertebrae lumbales 1–5
D Os sacrum (1–5)
E Os coccygis (1–3)

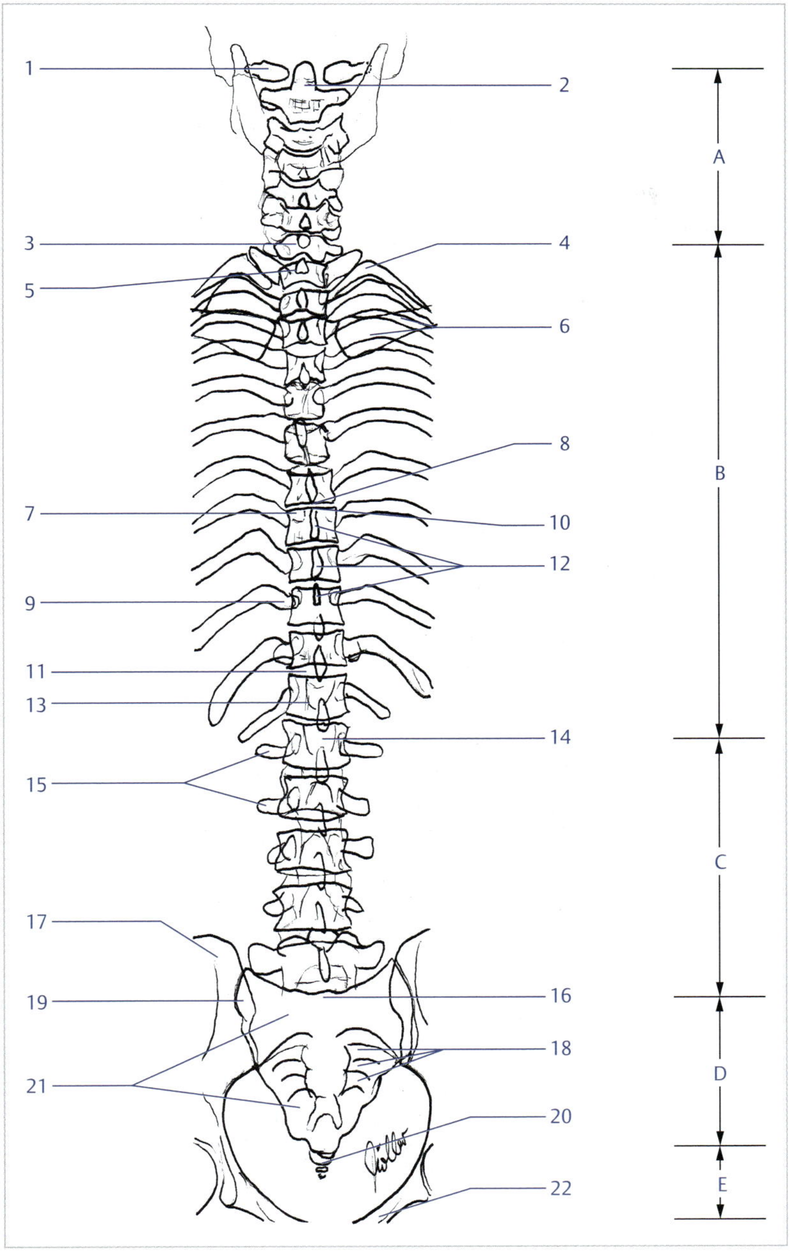
1
2
A
3
4
5
6
8
B
7
10
12
9
11
13
14
15
C
17
19
16
18
D
21
20
22
E

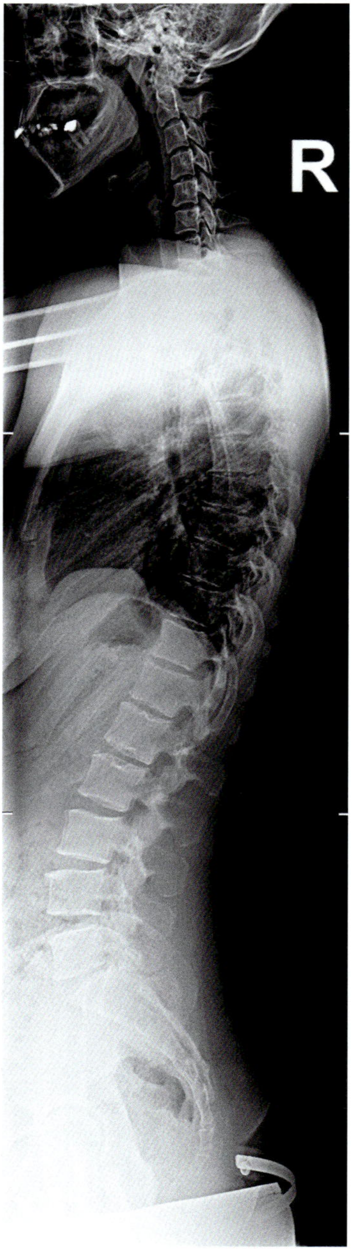

Abb. 2.2 Ganzaufnahme der Wirbelsäule seitlich

1 Atlas (HWK 1)
2 Axis (Dens, HWK 2)
3 HWK 7
4 Dornfortsätze der HWS
5 BWK 1
6 Vertebra prominens (Dornfortsatz von HWK 7)
7 Proc. articularis superior
8 Proc. articularis inferior
9 Intervertebralraum
10 Dornfortsätze der BWS
11 BWK 12
12 Foramina intervertebralia
13 LWK 1
14 Articulatio zygapophysialis
15 Promontorium
16 Dornfortsätze der LWS
17 Os sacrum
18 Os coccygis
A Vertebrae cervicales 1–7
B Vertebrae thoracicae 1–12
C Vertebrae lumbales 1–5
D Os sacrum (1–5)
E Os coccygis (1–3)

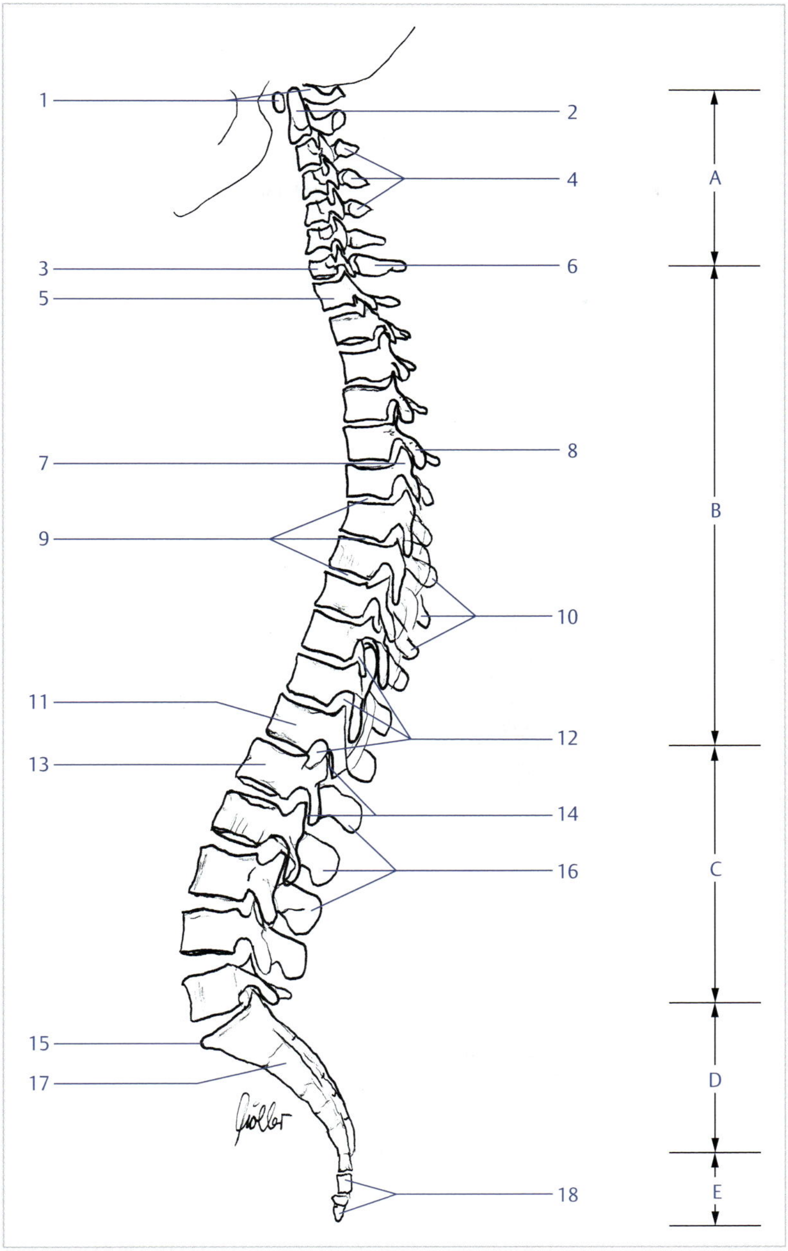
1
2
4
3
6
5
7
8
9
10
11
12
13
14
16
15
17
18
A
B
C
D
E

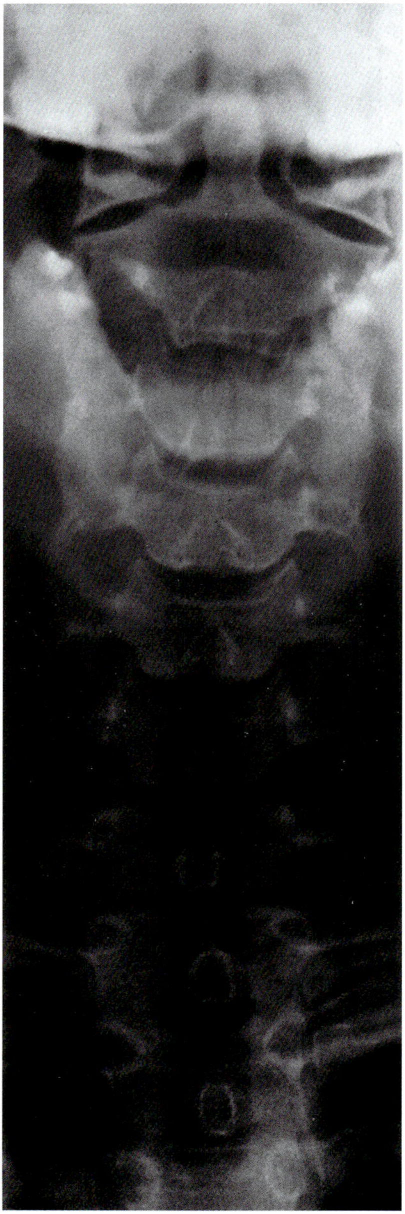

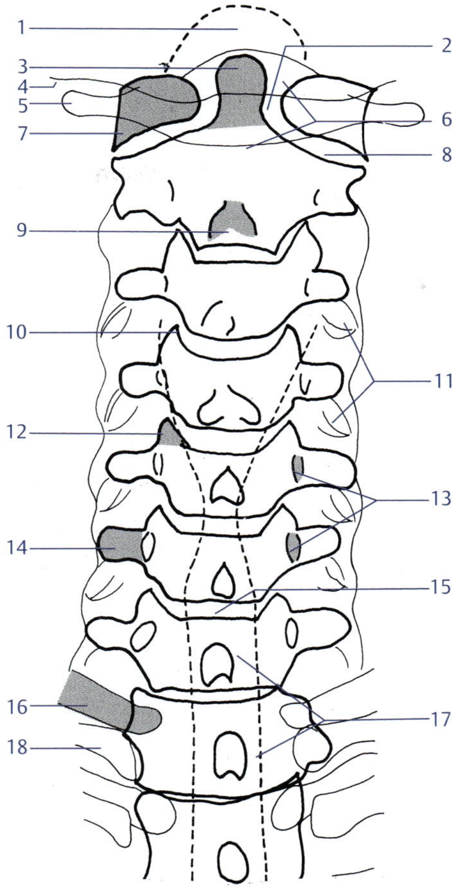

Abb. 2.3 Halswirbelsäule a.-p.

- **1** Foramen magnum
- **2** Articulatio atlantoaxialis mediana (Atlantodentalgelenk)
- **3** Dens axis
- **4** Okziput
- **5** Processus transversus
- **6** Arkus
- **7** Massa lateralis (von C I)
- **8** Articulatio atlantoaxialis lateralis (Atlantoaxialgelenk)
- **9** Processus spinosus (zweigeteilt)
- **10** Unkovertebralgelenk
- **11** überlappende Gelenkfortsätze (der Intervertebralgelenke)
- **12** Processus uncinatus
- **13** Pediculus arcus vertebrae
- **14** Processus transversus
- **15** Zwischenwirbelraum
- **16** Processus transversus vertebrae thoracicae I
- **17** Tracheaaufhellungsband
- **18** Costa I (1. Rippe)

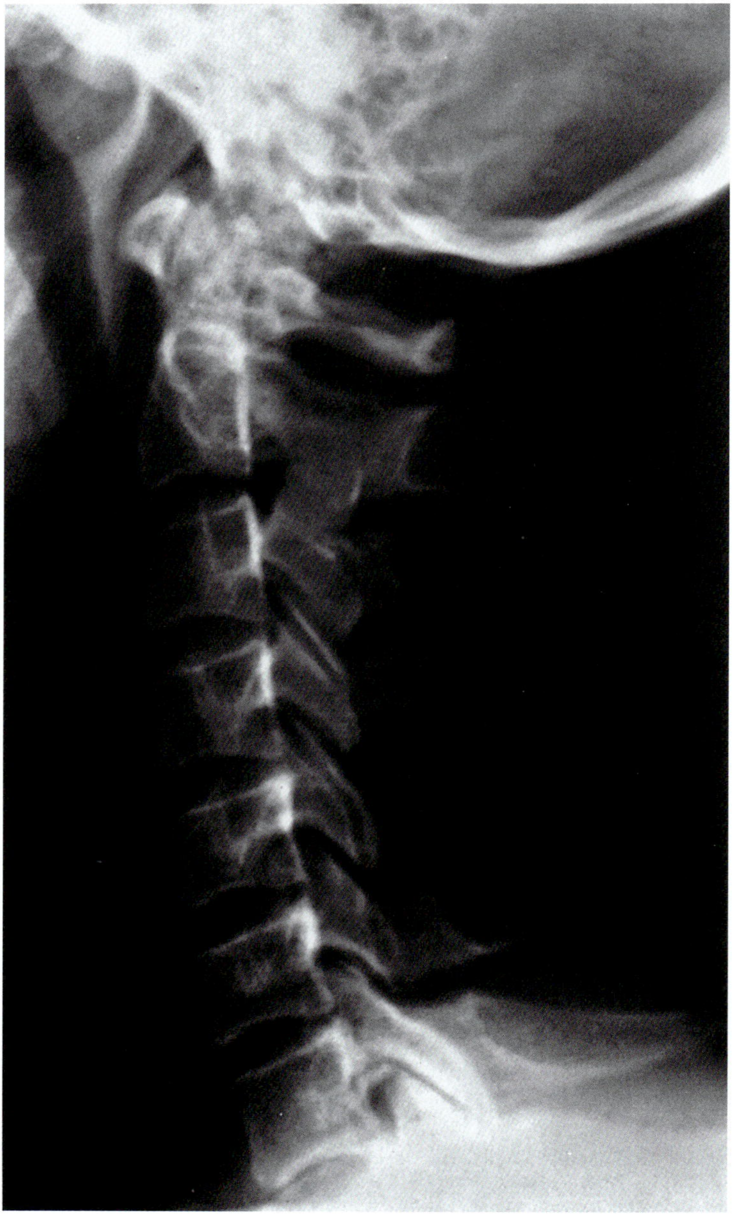

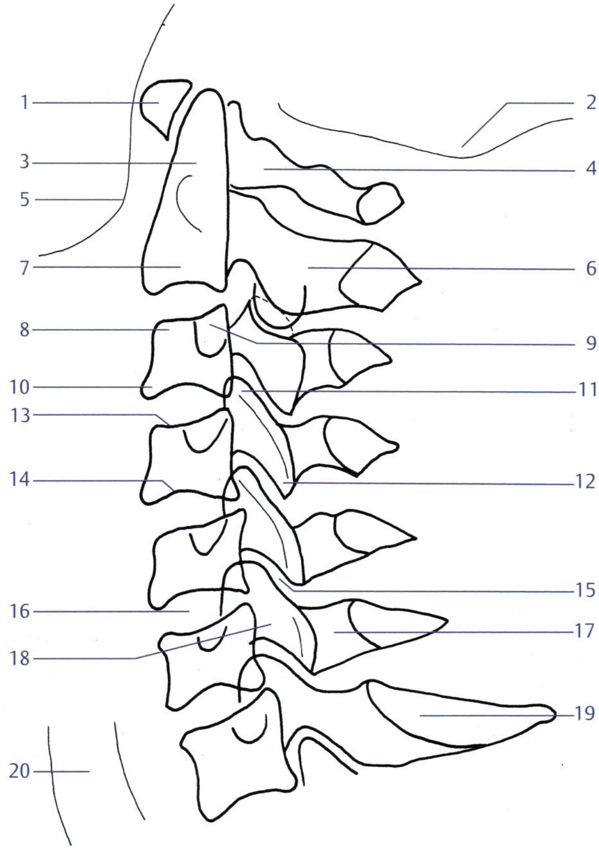

Abb. 2.4 Halswirbelsäule seitlich

1 Arcus anterior (vorderer Atlasbogen)
2 Basis cranii (Schädelbasis)
3 Dens axis
4 Arcus posterior (hinterer Atlasbogen)
5 Mandibula
6 Processus spinosus
7 Corpus axis
8 vordere obere Wirbelkörperkante
9 Processus transversus
10 vordere untere Wirbelkörperkante
11 Processus articularis superior (oberer Gelenkfortsatz)
12 Processus articularis inferior (unterer Gelenkfortsatz)
13 Wirbelkörperdeckplatte
14 Wirbelkörpergrundplatte
15 Intervertebralgelenk (= kleines Wirbelgelenk)
16 Zwischenwirbelraum
17 Arkus (Bogen)
18 Gelenkpfeiler
19 Processus spinosus (vertebrae prominentis)
20 Trachea

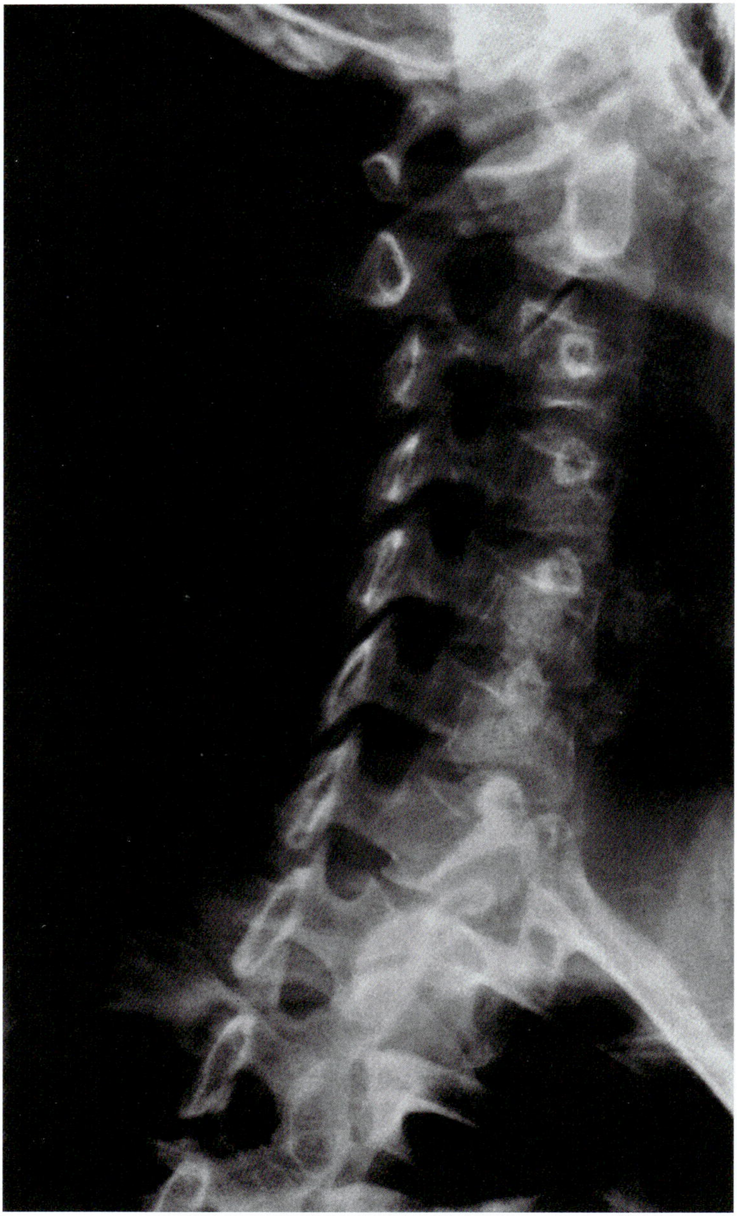

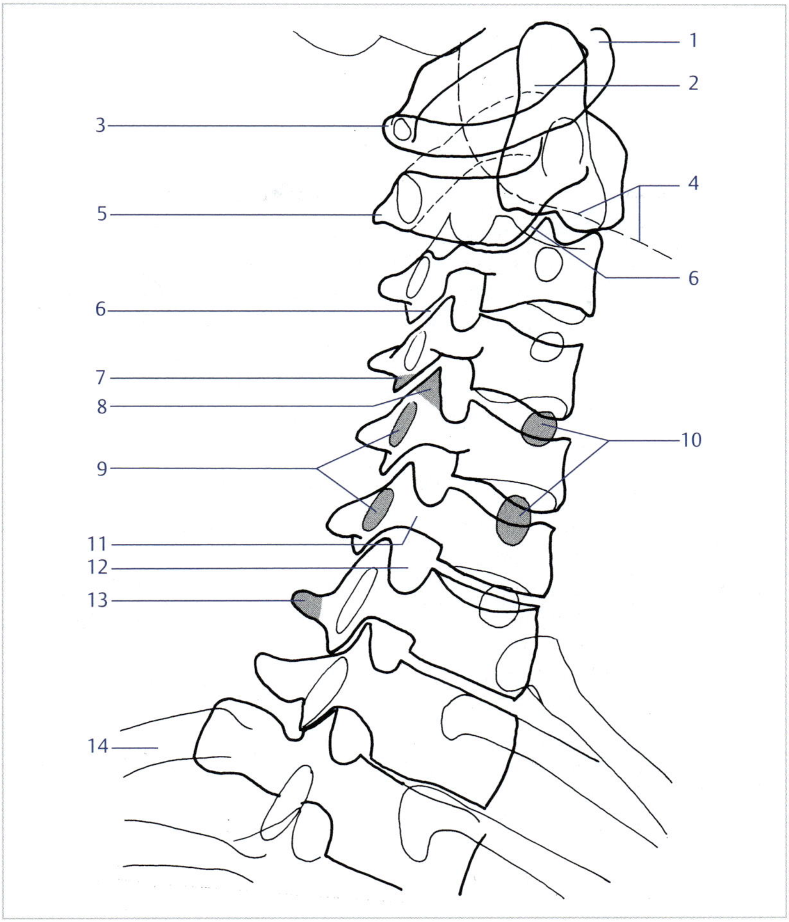

Abb. 2.5 Halswirbelsäule schräg

1 Arcus anterior
2 Dens
3 Atlas
4 Mandibula
5 Axis
6 Articulatio zygapophysialis (kleines Wirbelgelenk bzw. Intervertebralgelenk)
7 Processus articularis inferior
8 Processus articularis superior
9 Processus transversus
10 Pediculus der Gegenseite (orthograd getroffen)
11 Pediculus arcus vertebrae
12 Foramen intervertebrale
13 Processus spinosus
14 Costae (Rippen)

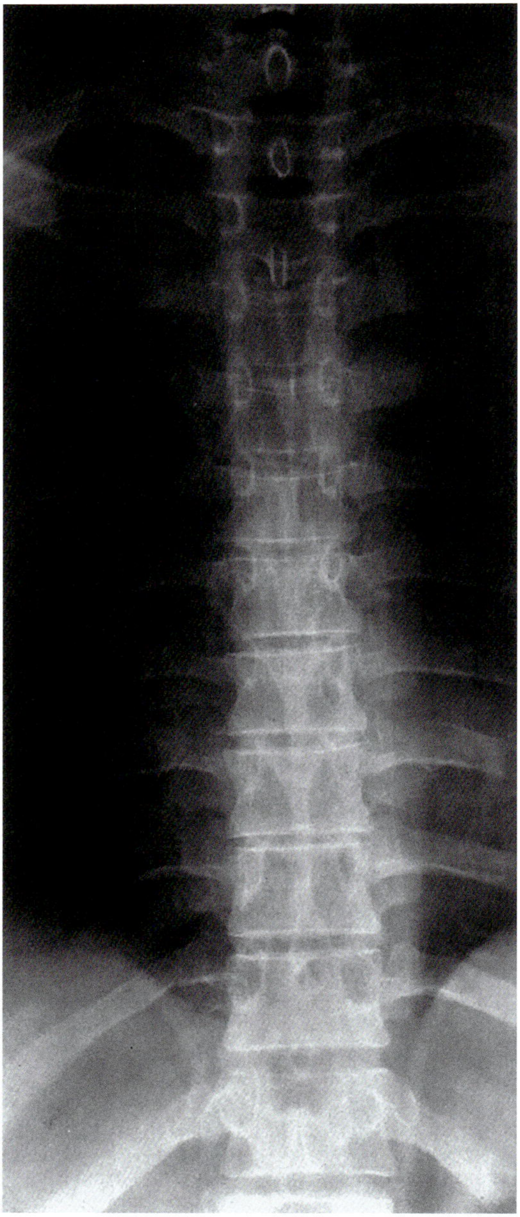

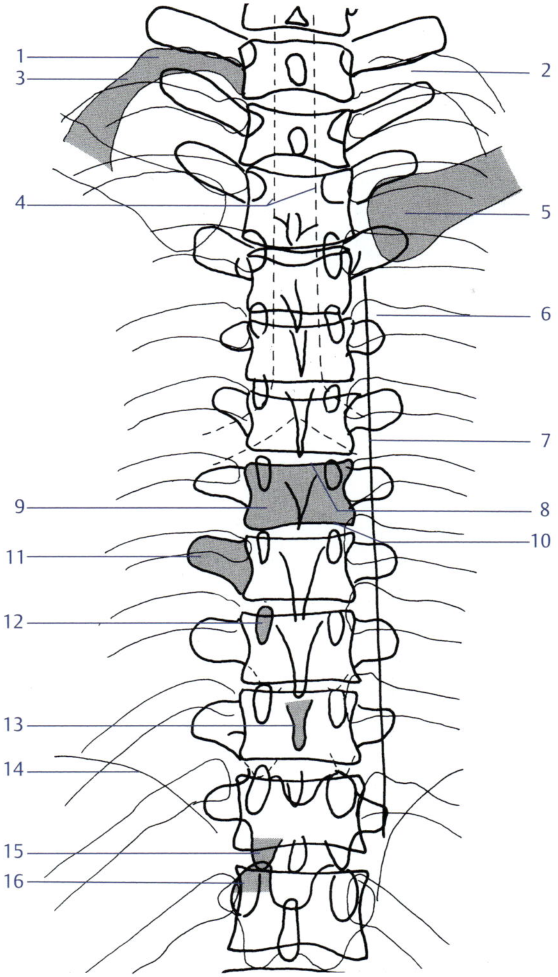

Abb. 2.6 Brustwirbelsäule a.-p.

1 Tuberculum costae I
2 Collum costae
3 Costa I (1. Rippe)
4 Trachea
5 Klavikula
6 Caput costae
7 Paravertebrallinie
8 Wirbelkörperdeckplatte
9 Corpus vertebrae (Wirbelkörper)
10 Wirbelkörpergrundplatte
11 Processus transversus (Querfortsatz)
12 Pediculus arcus vertebrae
13 Processus spinosus (Dornfortsatz)
14 Diaphragma (Zwerchfell)
15 Processus articularis inferior
16 Processus articularis superior

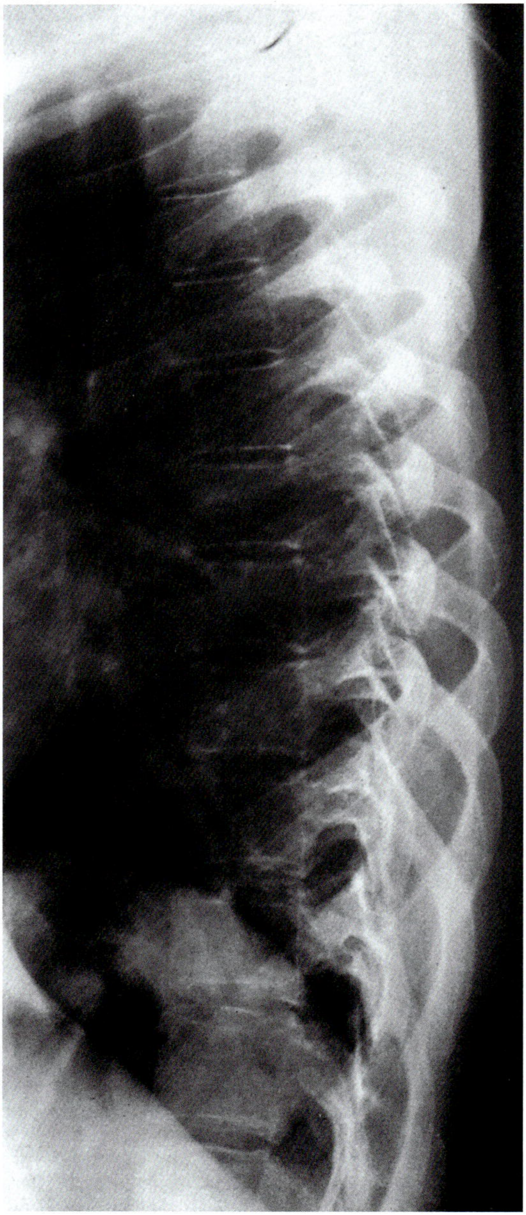

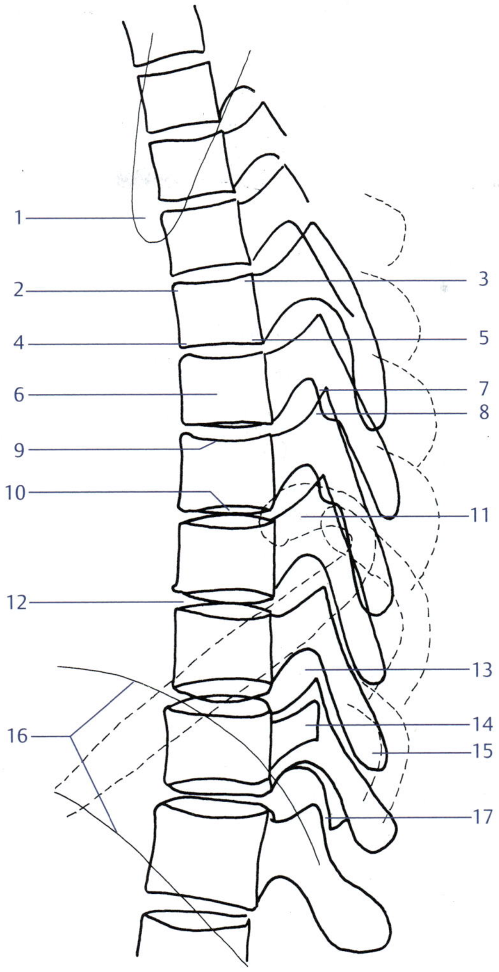

Abb. 2.7 Brustwirbelsäule seitlich

1 Skapula
2 vordere obere Abschlusskante
3 hintere obere Abschlusskante
4 vordere untere Abschlusskante
5 hintere untere Abschlusskante
6 Corpus vertebrae (Wirbelkörper)
7 Processus articularis inferior
8 Processus articularis superior
9 Wirbelkörperdeckplatte
10 Wirbelkörpergrundplatte
11 Caput costae (Rippenköpfchen)
12 Zwischenwirbelraum
13 Foramen intervertebrale
14 Processus transversus
15 Processus spinosus
16 Zwerchfellkuppe
17 Articulatio intervertebralis (Intervertebralgelenk)

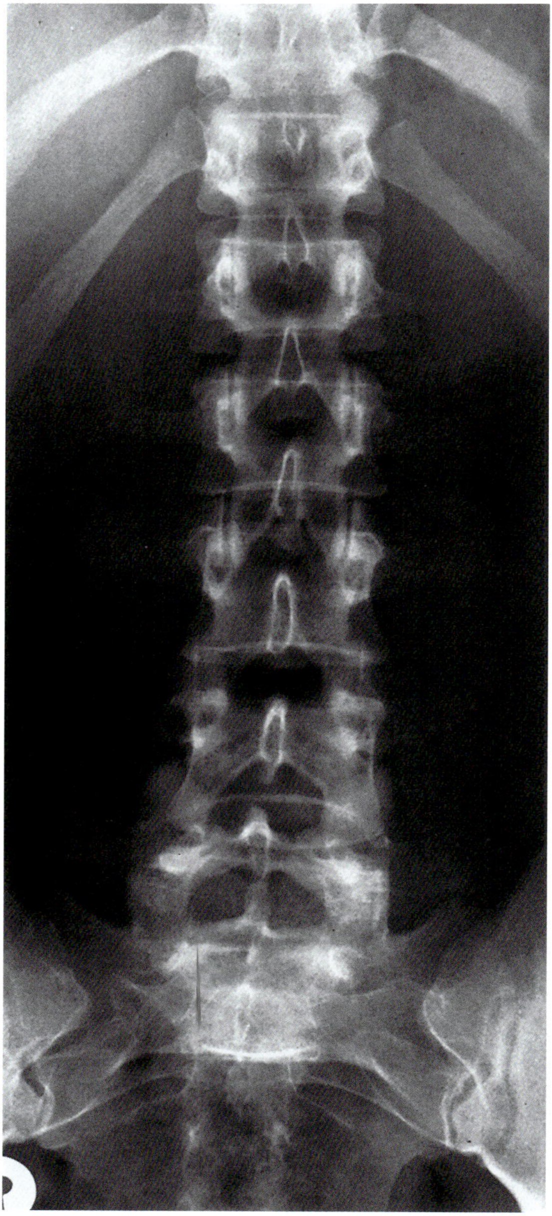

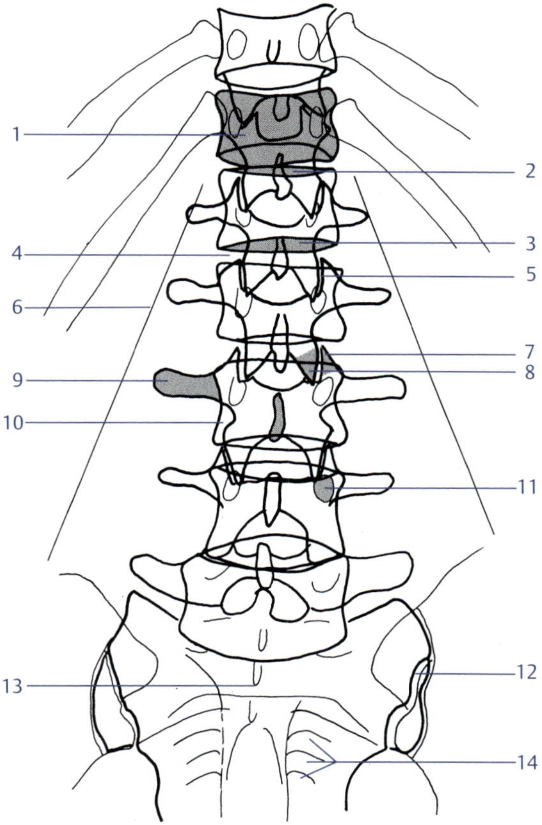

Abb. 2.8 Lendenwirbelsäule a.-p.

1 Corpus vertebrae (Wirbelkörper)
2 Wirbelkörperdeckplatte
3 Wirbelkörpergrundplatte
4 Zwischenwirbelraum
5 Intervertebralgelenk (kleines Wirbelgelenk)
6 Psoasschatten
7 Processus articularis superior (oberer Gelenkfortsatz)
8 Processus articularis inferior (unterer Gelenkfortsatz)
9 Processus transversus (Querfortsatz)
10 Processus spinosus (Dornfortsatz)
11 Pediculus arcus vertebrae
12 Articulatio sacroiliaca (Iliosakralgelenk)
13 Os sacrum
14 Foramina sacralia

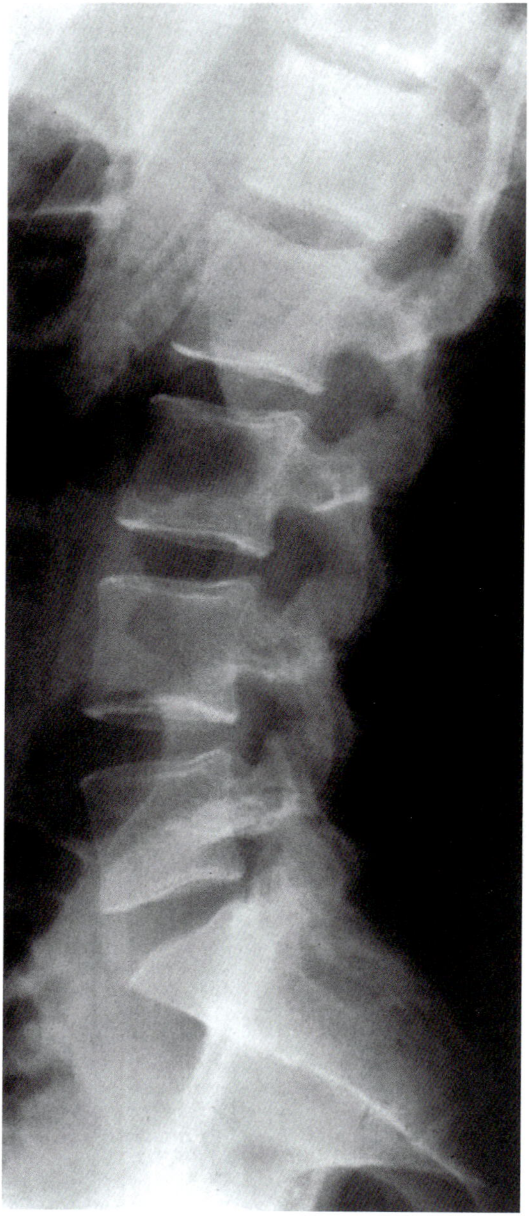

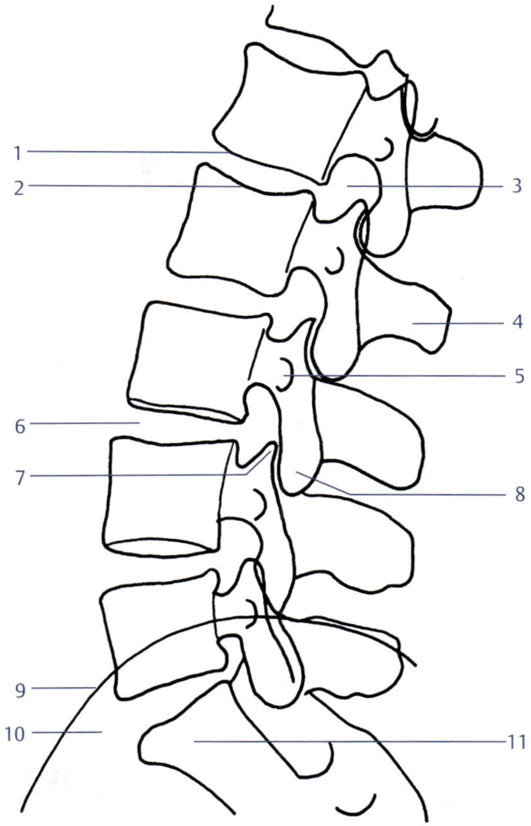

Abb. 2.9 Lendenwirbelsäule seitlich

1 Wirbelkörpergrundplatte
2 Wirbelkörperdeckplatte
3 Foramen intervertebrale
4 Processus spinosus (Dornfortsatz)
5 Processus transversus (Querfortsatz)
6 Intervertebralraum (Zwischenwirbelraum)
7 Processus articularis superior (oberer Gelenkfortsatz)
8 Processus articularis inferior (unterer Gelenkfortsatz)
9 Crista iliaca
10 Promontorium
11 Os sacrum

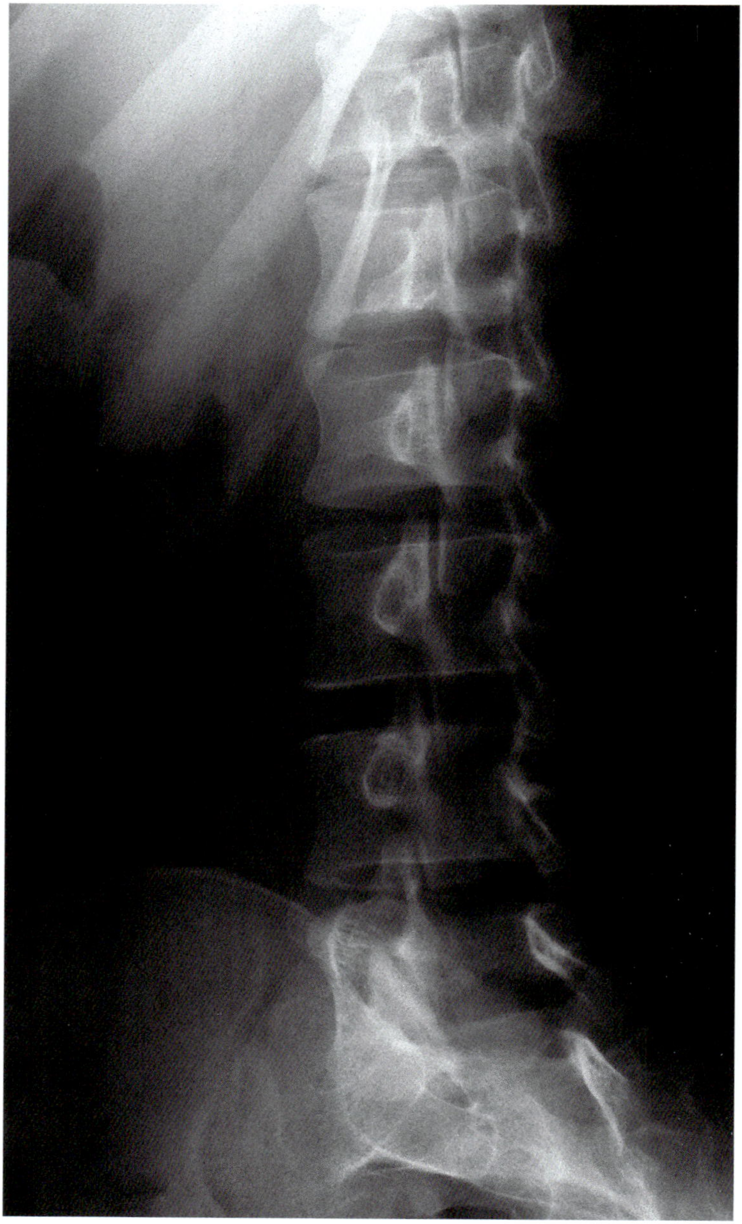

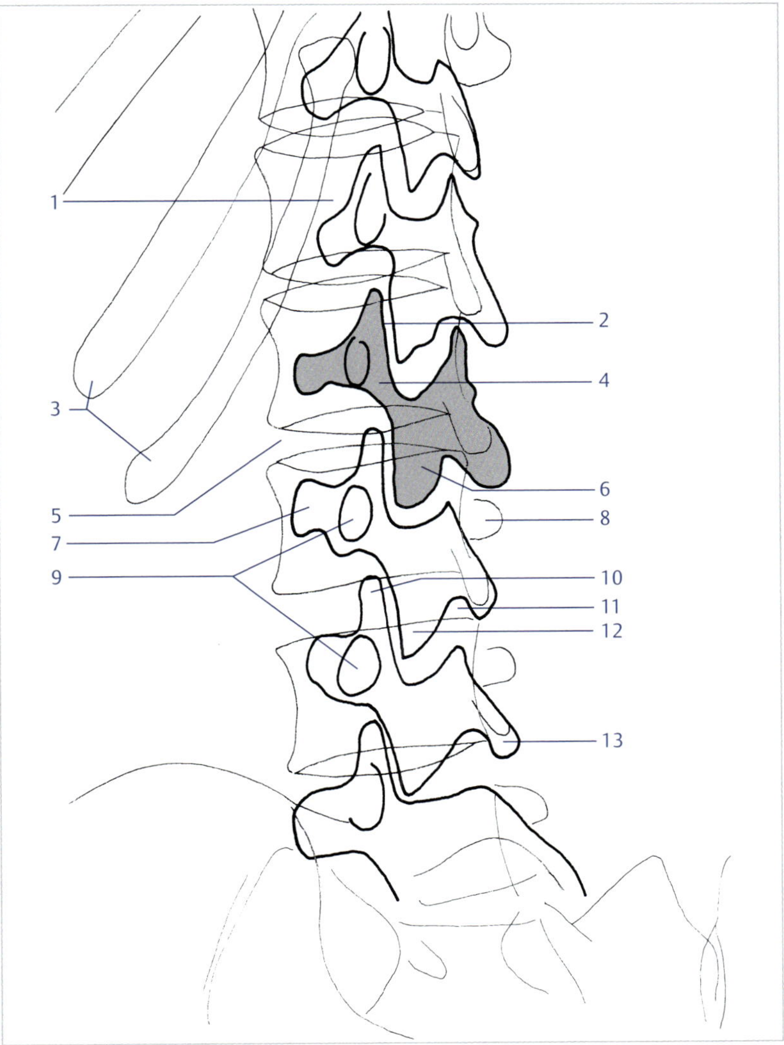

Abb. 2.10 Lendenwirbelsäule schräg

1 Corpus vertebrae (Wirbelkörper)
2 Zygapophysengelenk (Facettengelenk)
3 Costae (Rippen)
4 Interartikularportion
5 Zwischenwirbelraum
6 Lamina arcus vertebrae
7 Processus costalis (nahe)
8 Processus costalis (entfernt)
9 Pediculus arcus vertebrae
10 Processus articularis superior
11 Foramen intervertebrale
12 Processus articularis inferior
13 Processus spinosus

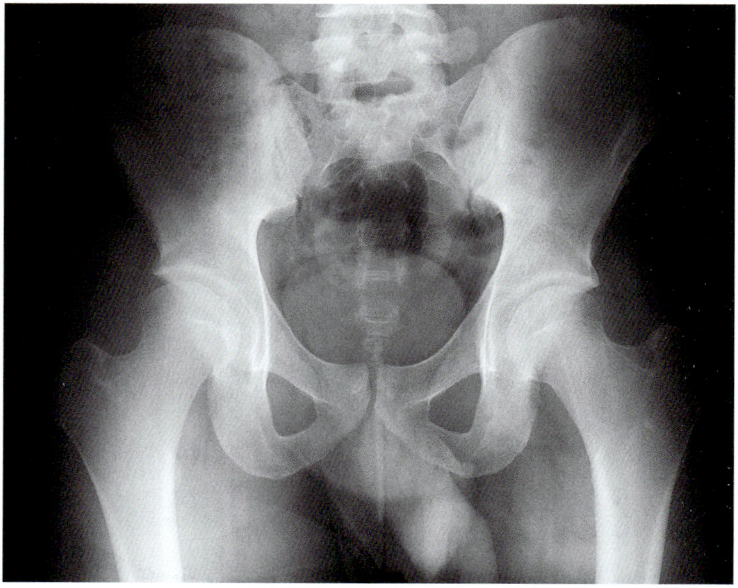

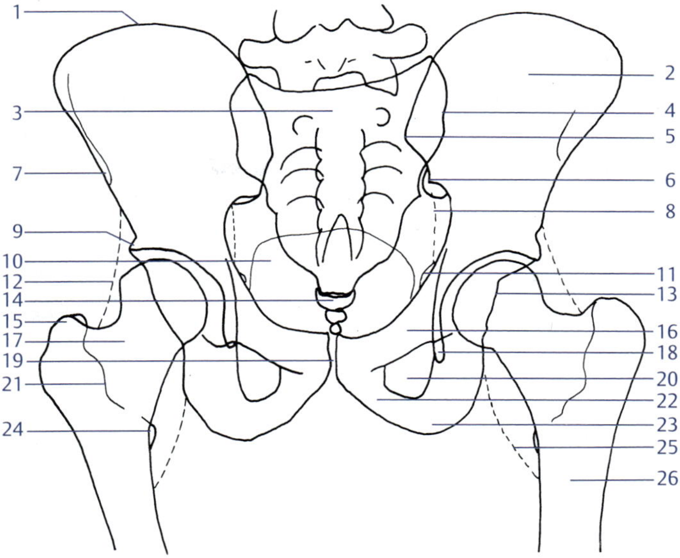

Abb. 2.11 Becken a.-p.

1 Crista iliaca
2 Ala ossis ilii (Beckenschaufel)
3 Os sacrum
4 Articulatio sacroiliaca (Iliosakralgelenk)
5 Spina iliaca posterior superior
6 Spina iliaca posterior inferior
7 Spina iliaca anterior superior
8 Weichteillinie des M. obturator internus
9 Limbus acetabuli (Pfannenerker)
10 Blasenschatten
11 Spina ischiadica
12 Fettstreifen medial vom M. glutaeus minimus
13 hinterer Pfannenrand
14 Os coccygis
15 Trochanter major
16 R. superior ossis pubis (oberer Schambeinast)
17 Collum femoris (Schenkelhals)
18 Köhler-Tränenfigur
19 Symphysis
20 Foramen obturatum
21 Crista intertrochanterica
22 R. inferior ossis pubis (unterer Schambeinast)
23 Tuber ischiadicum
24 Trochanter minor
25 Fettstreifen medial vom M. iliopsoas
26 Femur

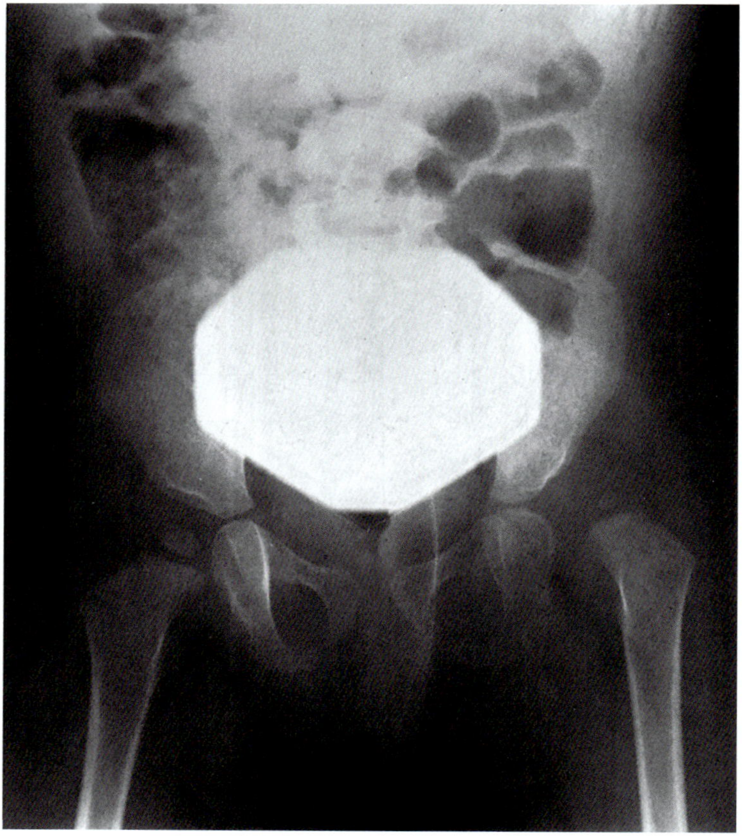

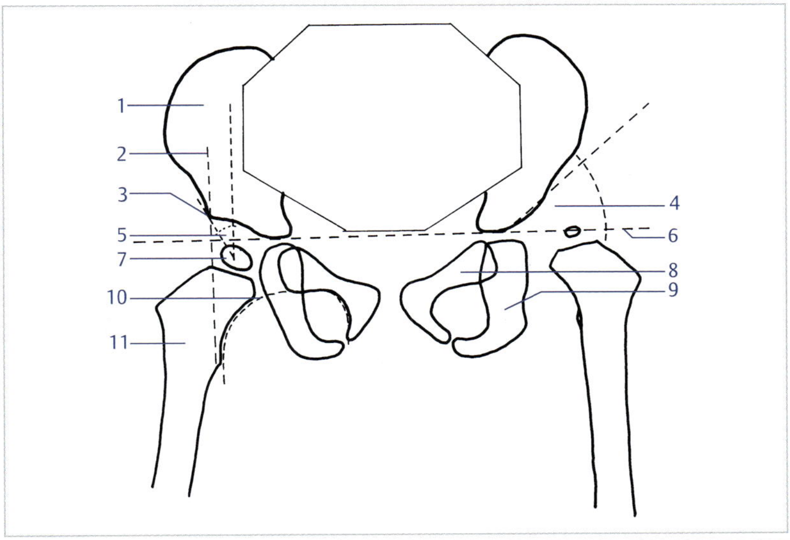

Abb. 2.12 Becken a.-p. (Kind)

1 Os ilii
2 Ombrédanne-Linie (Senkrechte vom Pfannenerker auf die Hilgenreiner-Horizontale)
3 Pfannenerker
4 Pfannendachneigungswinkel
5 Zentrum-Ecken-Winkel nach Wiberg (Winkel zwischen Senkrechter auf Epiphysenzentrum [EZ] und Pfannenerker-EZ-Linie)
6 Hilgenreiner-Linie (Verbindung der Y-Fugen)
7 Femurkopfepiphyse
8 Os pubis
9 Os ischii
10 Shenton-Ménard-Linie (Verbindung obere Rundung Foramen obturatum – Schenkelhals)
11 Femur

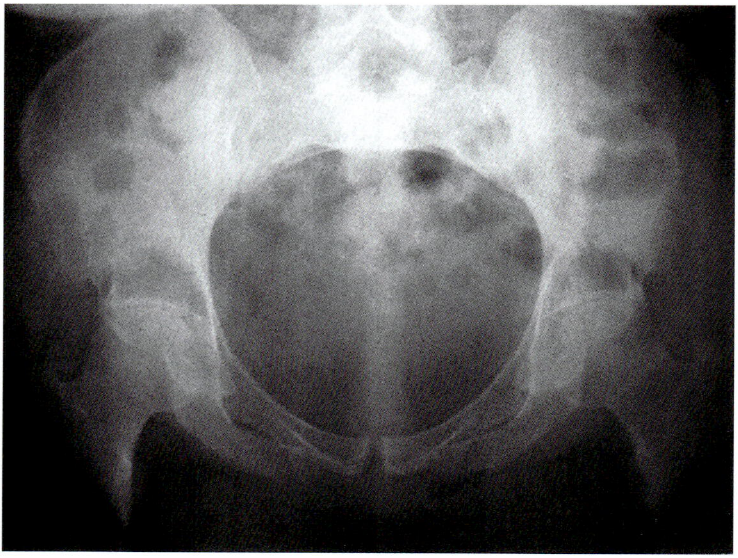

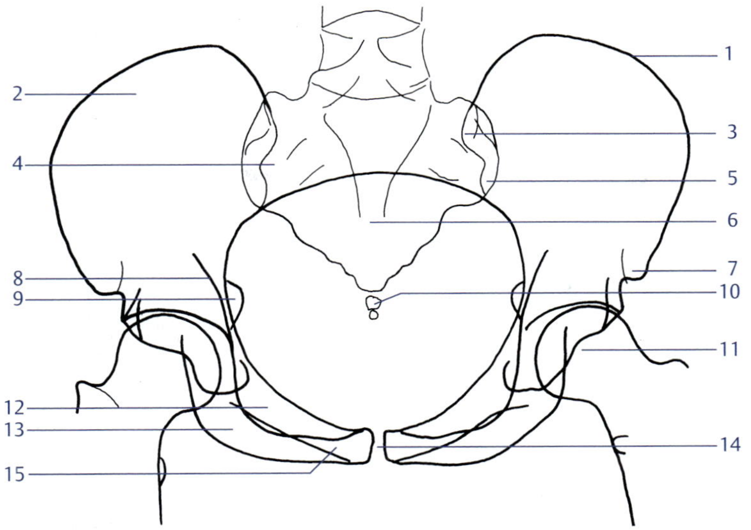

Abb. 2.13 Beckenaufnahme nach Martius

1 Crista iliaca
2 Ala ossis ilii (Beckenschaufel)
3 Spina iliaca posterior superior
4 Ala sacralis
5 Spina iliaca posterior inferior
6 Os sacrum
7 Spina iliaca anterior superior
8 Eminentia iliopubica
9 Spina ischiadica
10 Os coccygis
11 Caput femoris (Hüftkopf)
12 R. superior ossis pubis
13 Tuber ischiadicum
14 Symphysis
15 R. inferior ossis pubis

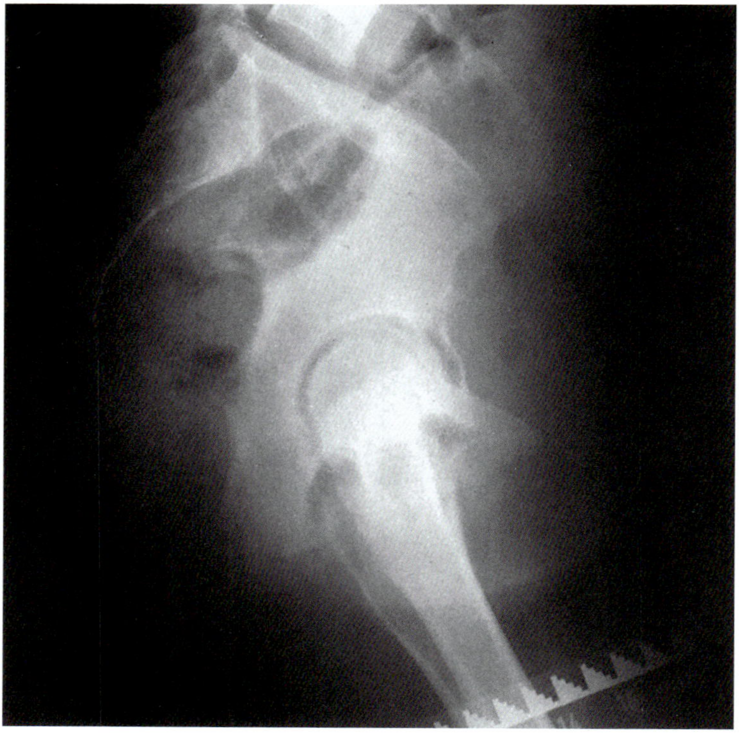

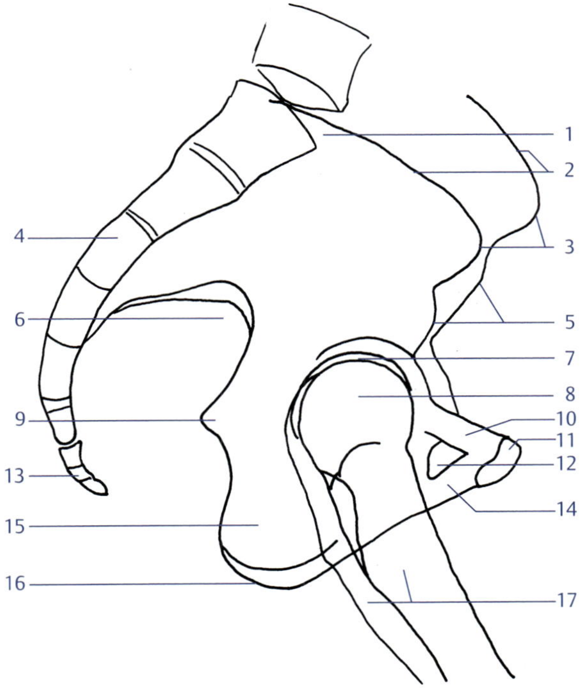

Abb. 2.14 Beckenaufnahme nach Guthmann

1 Promontorium
2 Crista iliaca
3 Spina iliaca anterior superior
4 Os sacrum
5 Spina iliaca anterior inferior
6 Incisura ischiadica major
7 Hüftgelenkspalt
8 Caput femoris (Hüftkopf)
9 Spina ischiadica
10 R. superior ossis pubis
11 Symphysis
12 Foramen obturatum
13 Os coccygis
14 R. inferior ossis pubis
15 Corpus ossis ischii
16 Tuber ischiadicum
17 Femur

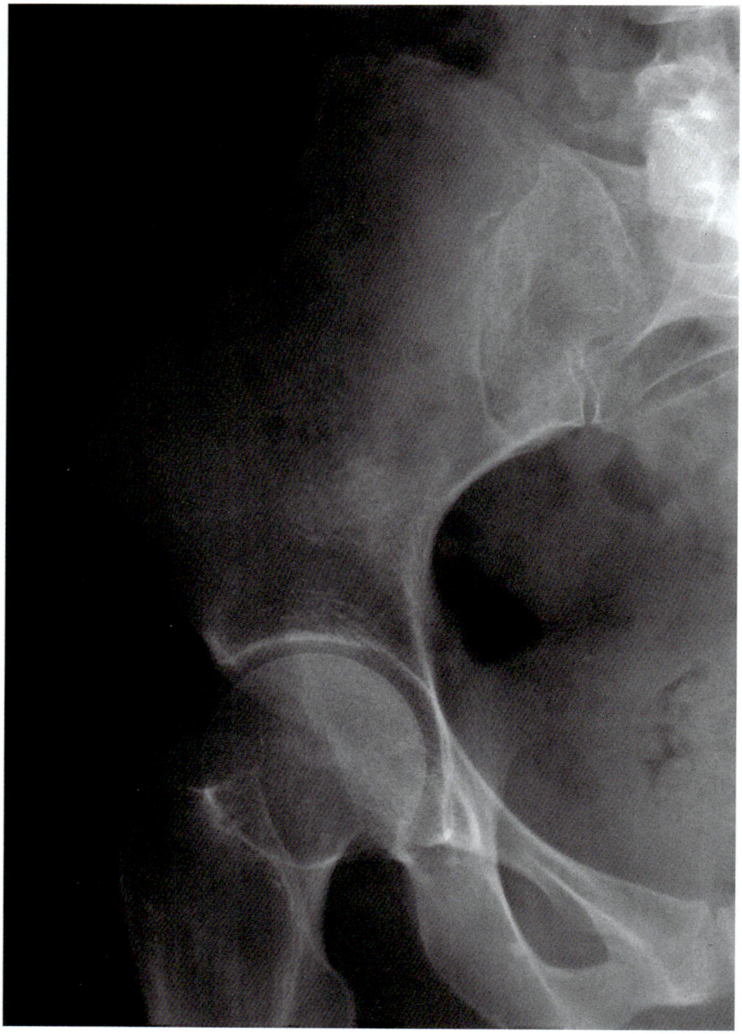

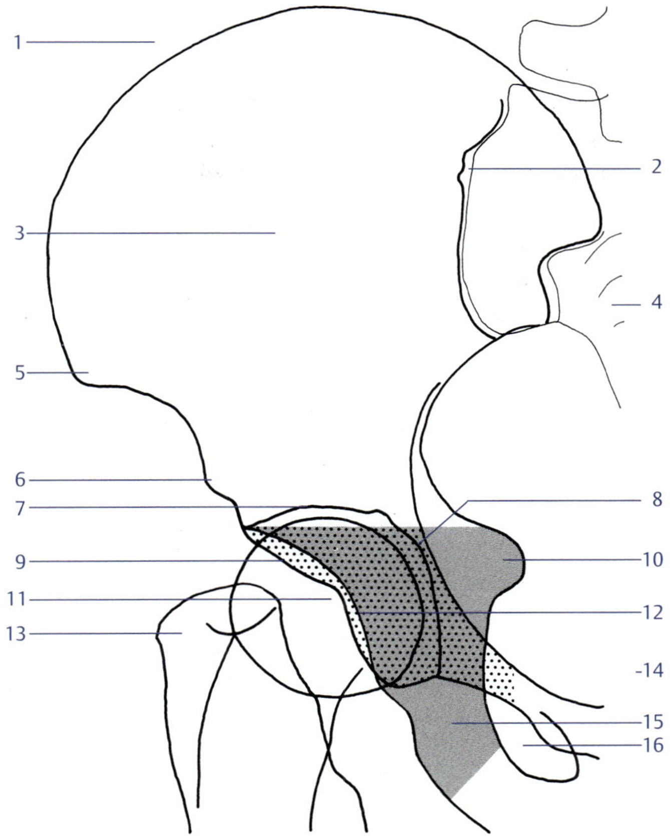

Abb. 2.15 Ala-Aufnahme des Beckens

1 Crista iliaca
2 Articulatio sacroiliaca (Iliosakralgelenk)
3 Ala ossis ilii (Beckenschaufel)
4 Os sacrum
5 Spina iliaca anterior superior
6 Spina iliaca anterior inferior
7 Pfannendach
8 hinterer Pfannengrund
9 vorderer Pfannenrand
10 Spina ischiadica
11 Caput femoris (Hüftkopf)
12 hinterer Pfannenrand
13 Trochanter major
14 Corpus ossis pubis (vorderer Gelenkpfeiler)
15 Corpus ossis ischii (hinterer Gelenkpfeiler)
16 Foramen obturatum

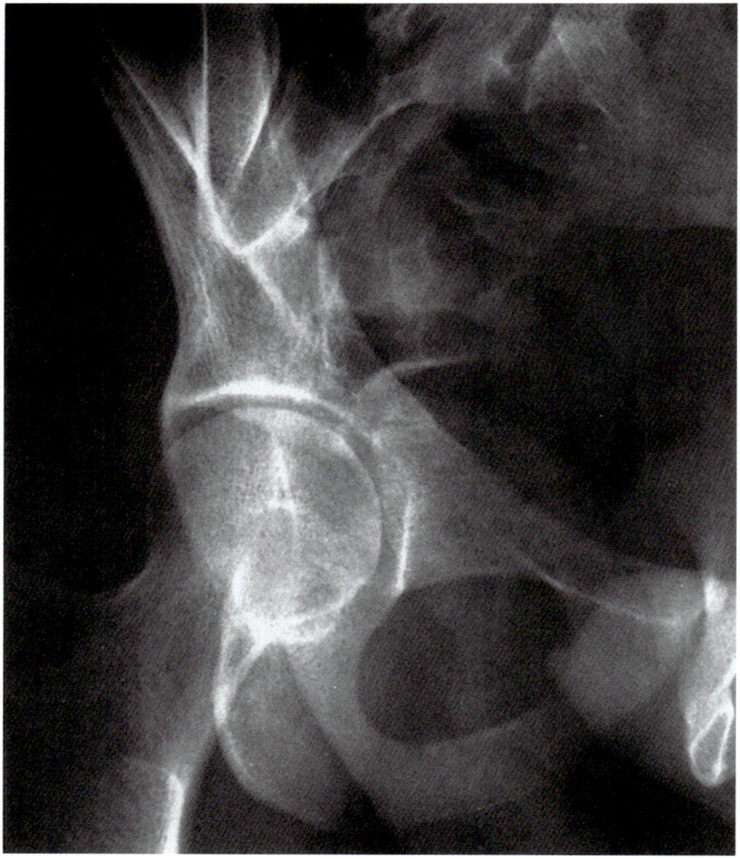

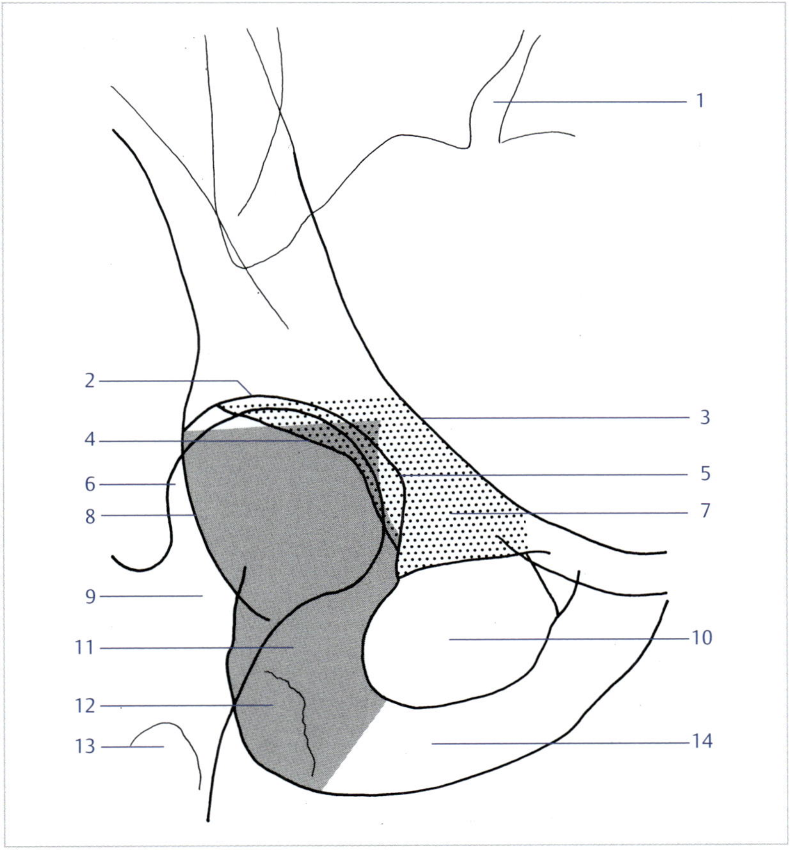

Abb. 2.16 Obturatoraufnahme des Beckens

1 Articulatio sacroiliaca (Iliosakralgelenk)
2 Pfannendach
3 Linea terminalis
4 vorderer Pfannenrand
5 vorderer Pfannengrund
6 Caput femoris (Femurkopf)
7 Corpus ossis pubis (vorderer Gelenkpfeiler)
8 hinterer Pfannenrand
9 Collum femoris (Femurhals)
10 Foramen obturatum
11 Corpus ossis ischii (hinterer Gelenkpfeiler)
12 Tuber ischiadicum
13 Trochanter minor
14 R. inferior ossis pubis

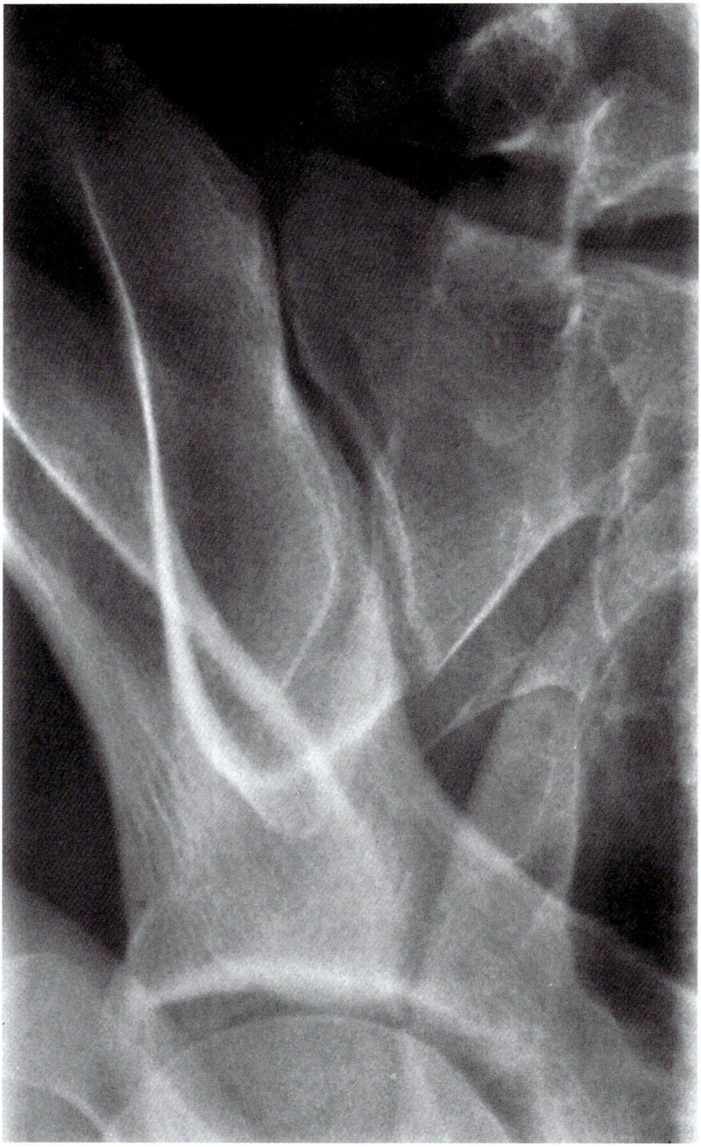

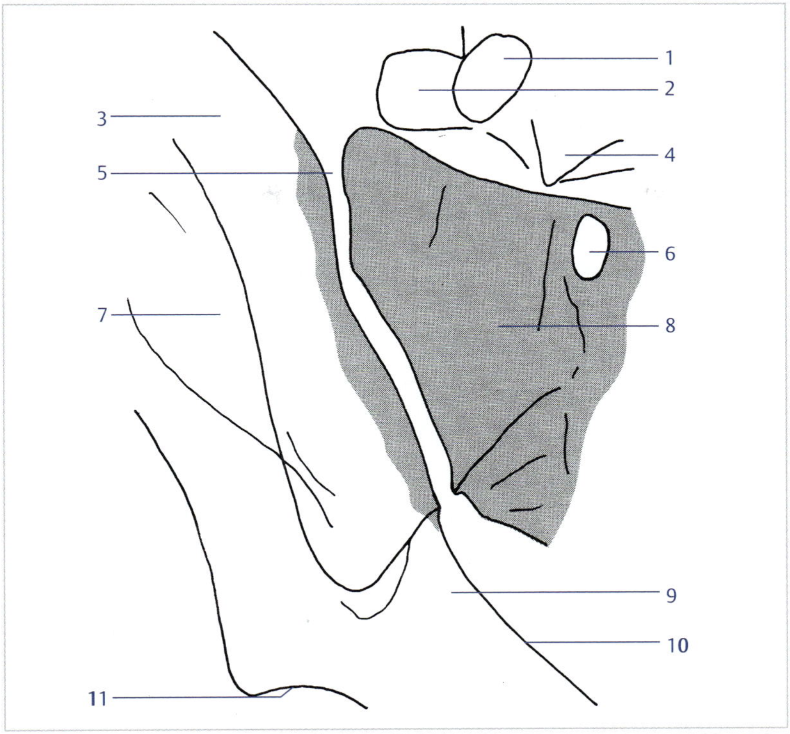

Abb. 2.17 Iliosakralgelenk a.-p., 30° ipsilateral angehoben

1 Bogenwurzel L V
2 Processus transversus (Querfortsatz) L V
3 Ala ossis ilii
4 Corpus vertebrae (Wirbelkörper) L V
5 Articulatio sacroiliaca (Iliosakralgelenk)
6 Foramen sacrale
7 Os ilium
8 Os sacrum, Pars lateralis
9 Corpus ossis ilii
10 Linea arcuata
11 Pfannendach des Hüftgelenkes

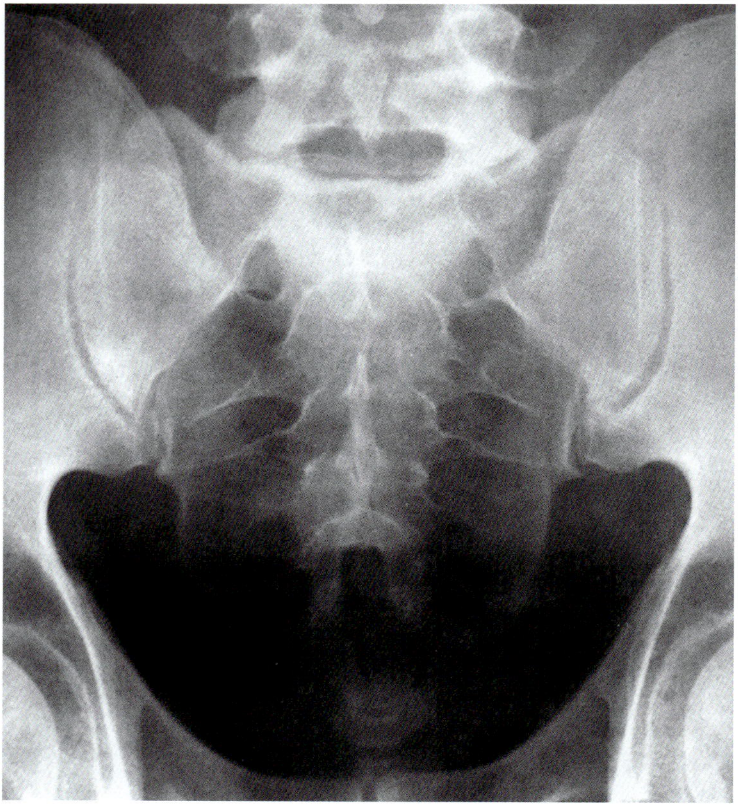

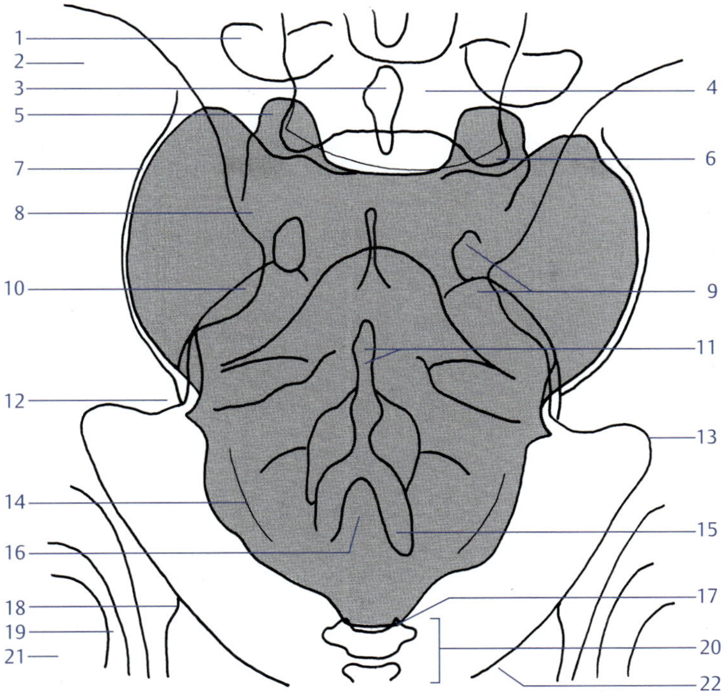

Abb. 2.18 Kreuzbein a.-p.

1 Processus transversus (Querfortsatz)
2 Ala ossis ilii (Beckenschaufel)
3 Processus spinosus
4 L V
5 Processus articularis superior
6 Processus articularis inferior (L V)
7 Articulatio sacroiliaca (Iliosakralgelenk)
8 Ala sacralis
9 Foramina sacralia
10 Spina iliaca posterior superior
11 Crista sacralis mediana
12 Spina iliaca posterior inferior
13 Incisura ischiadica major
14 Crista sacralis lateralis
15 Cornu sacrale
16 Hiatus sacralis
17 Cornu coccygeum
18 Spina ischiadica
19 Articulatio coxae (Hüftgelenk)
20 Os coccygis
21 Caput femoris (Femurkopf)
22 R. superior ossis pubis

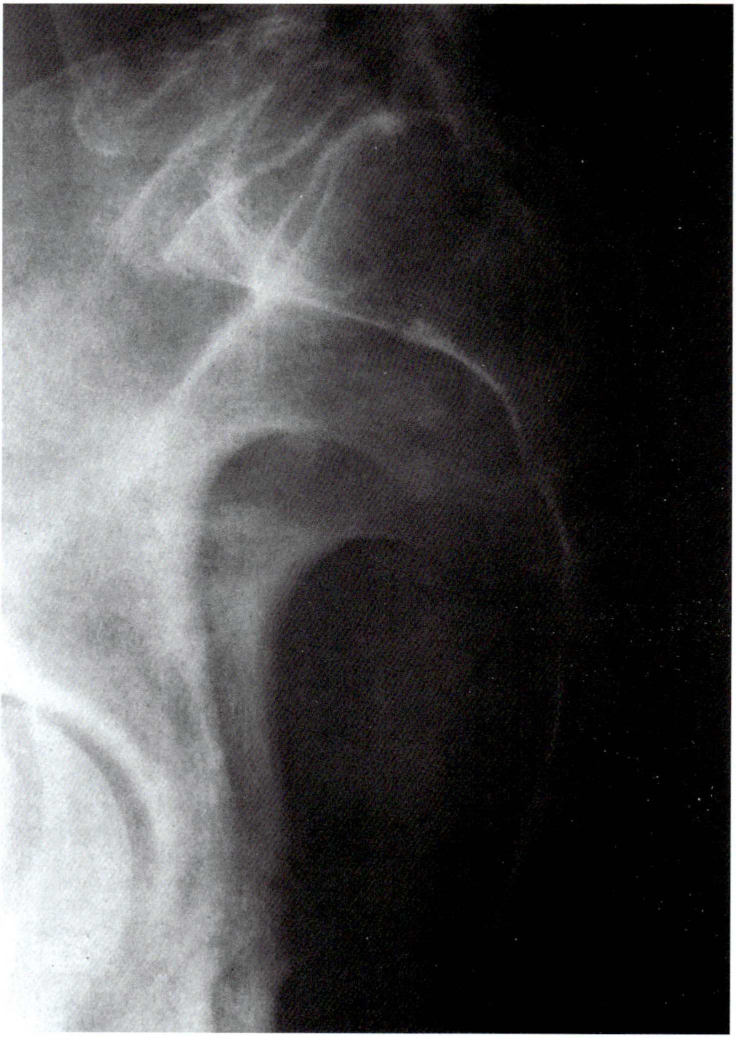

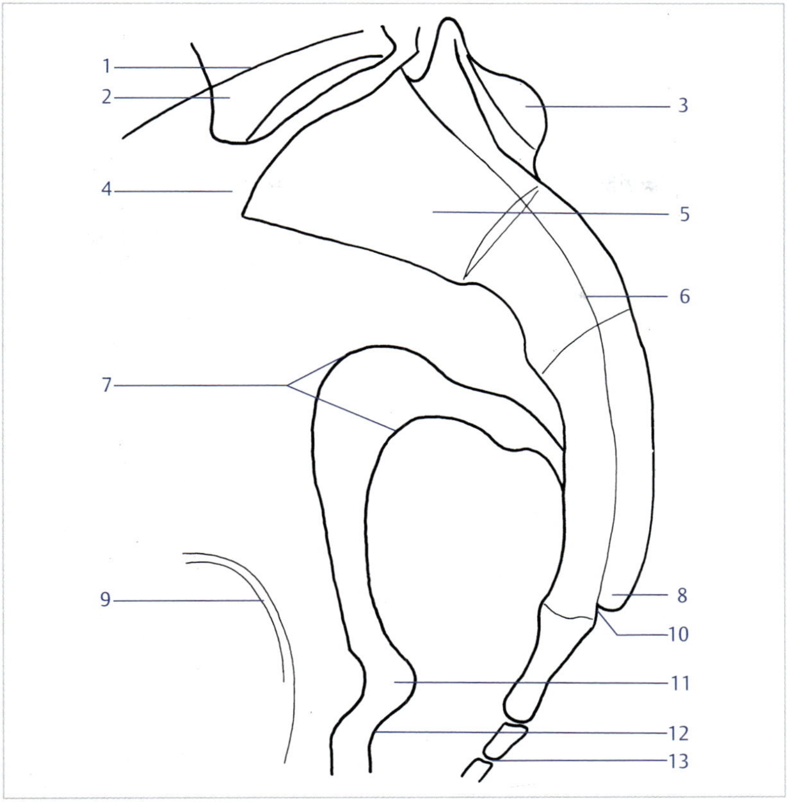

Abb. 2.19 Kreuzbein seitlich

1 Crista iliaca
2 L V
3 Crista sacralis mediana
4 Promontorium
5 Os sacrum
6 Canalis sacralis
7 Incisura ischiadica major
8 Cornu sacrale
9 Articulatio coxae (Hüftgelenk)
10 Hiatus (canalis) sacralis
11 Spina ischiadica
12 Incisura ischiadica minor
13 Os coccygis

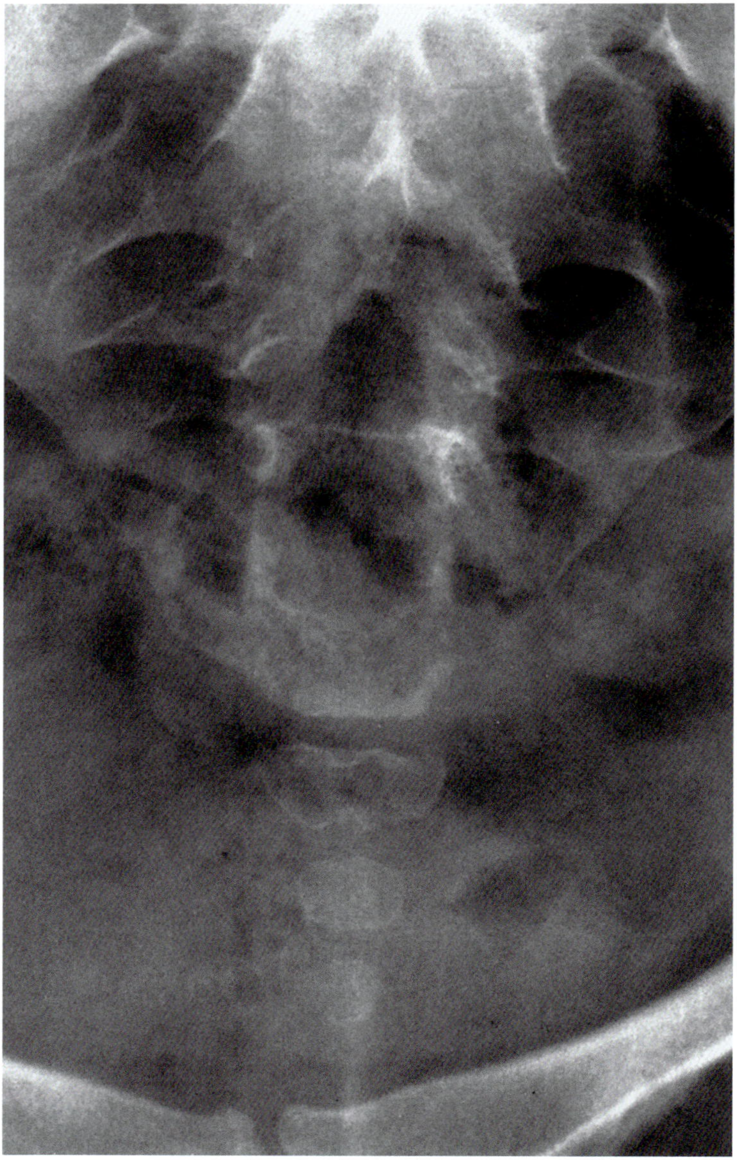

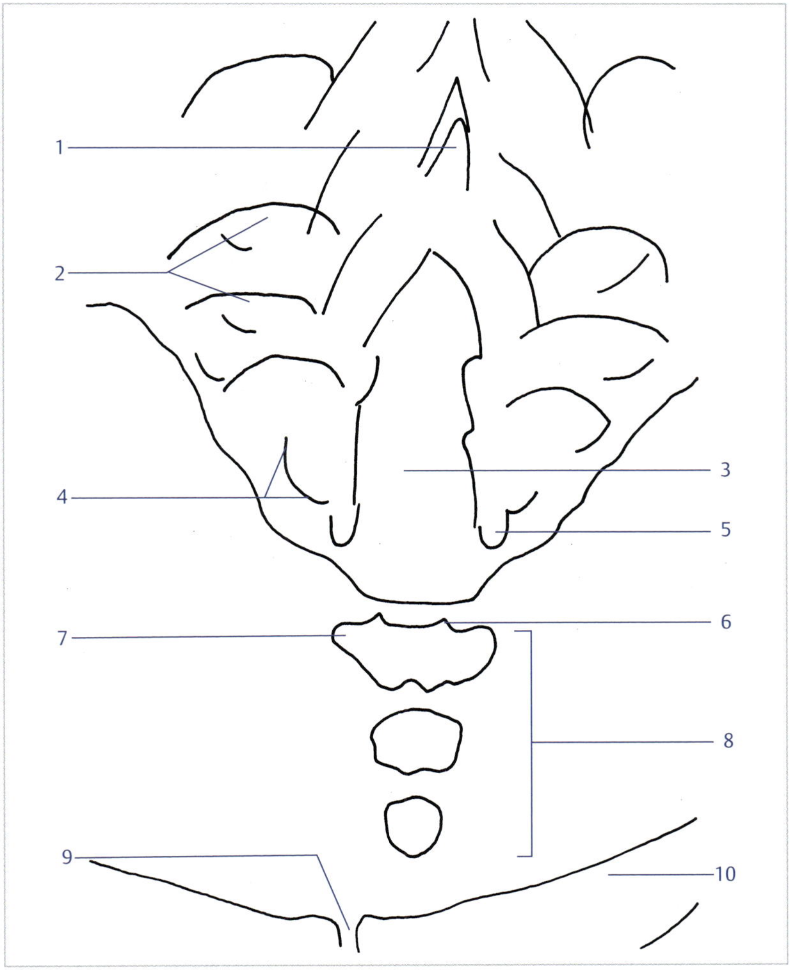

Abb. 2.20 Steißbein a.-p.

1 Crista sacralis mediana
2 Foramina sacralia
3 Hiatus sacralis
4 Crista sacralis lateralis
5 Cornu sacrale
6 Cornu coccygeum
7 Processus transversus
8 Os coccygis
9 Symphysis
10 R. superior ossis pubis

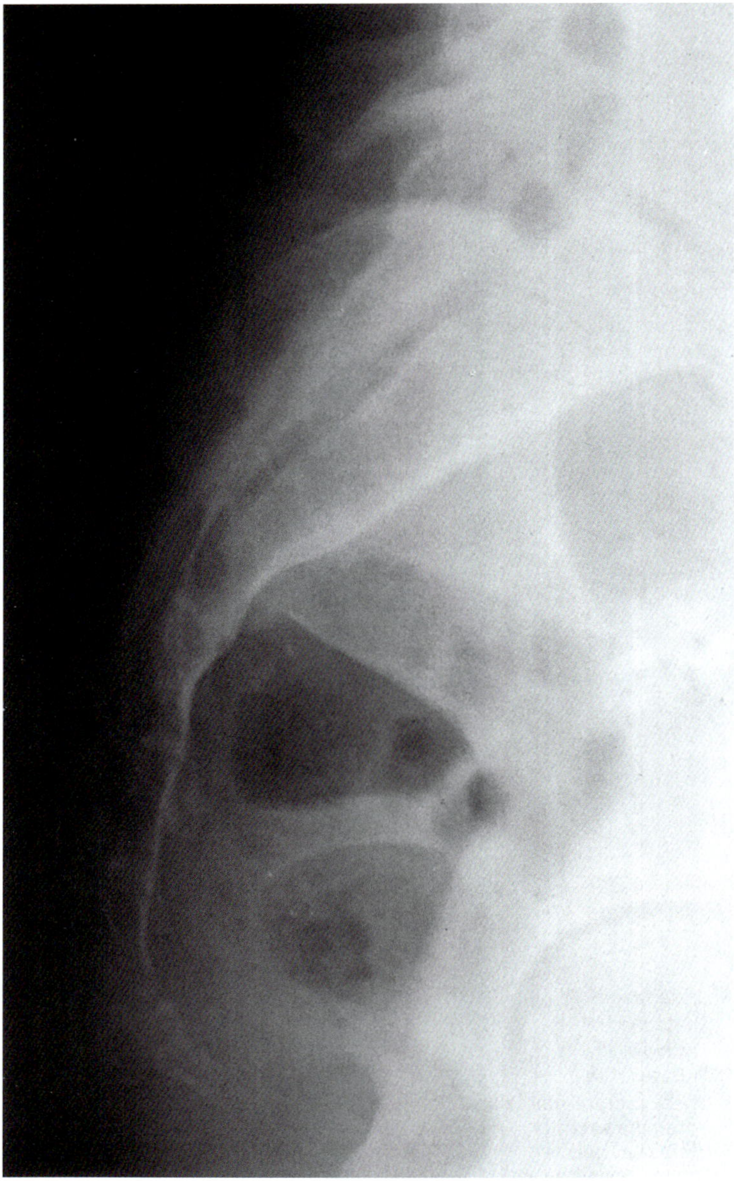

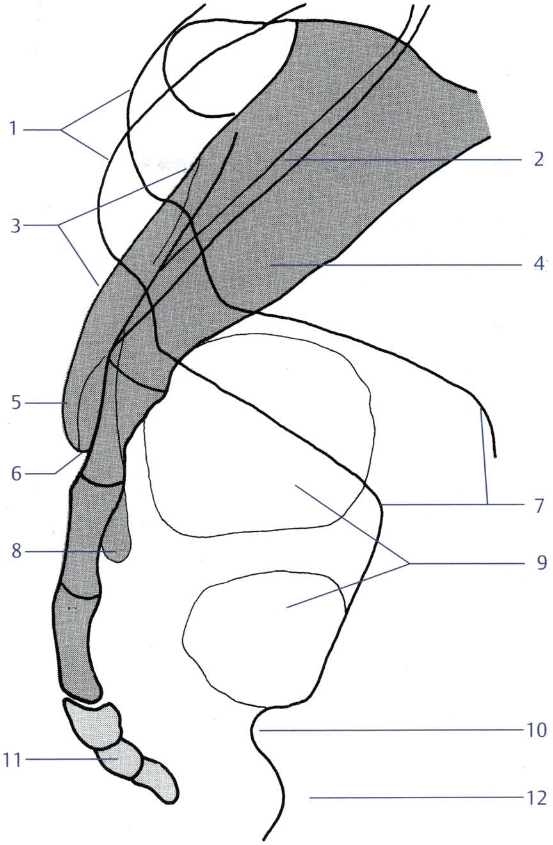

Abb. 2.21 Steißbein seitlich

1 Crista iliaca
2 Canalis sacralis
3 Crista sacralis mediana
4 Os sacrum
5 Cornu sacrale
6 Hiatus sacralis
7 Incisura ischiadica major
8 Crista sacralis lateralis
9 Rektumluft
10 Spina ischiadica
11 Os coccygis
12 Os ischii

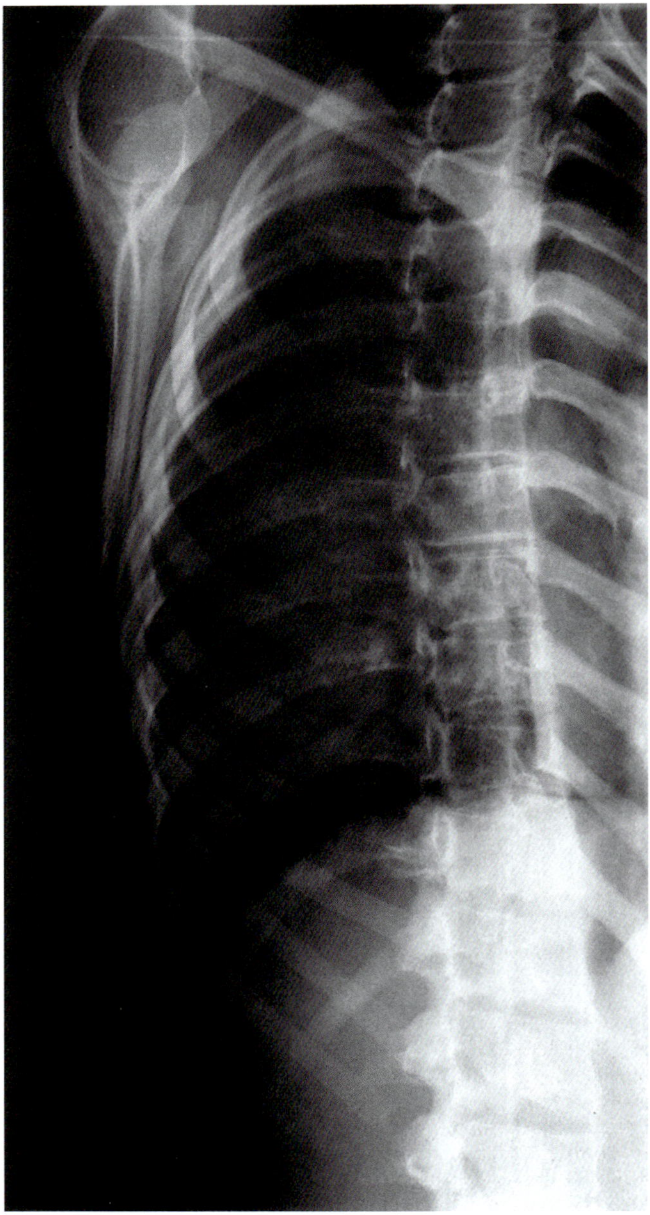

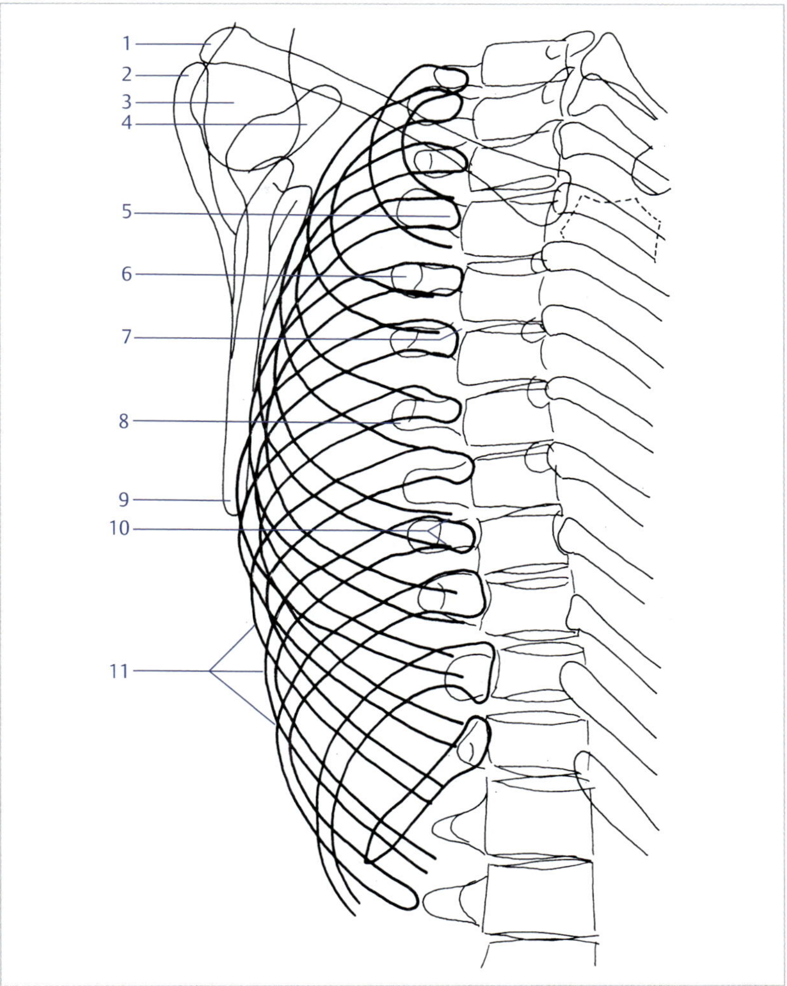

Abb. 3.1 Knöcherner Hemithorax

1 Klavikula (distales Ende)
2 Akromion
3 Caput humeri (Humeruskopf)
4 Processus coracoideus
5 Caput costae
6 Articulatio costotransversaria (Kostotransversalgelenk)
7 Articulatio costovertebralis (Kostovertebralgelenk)
8 Processus transversus
9 Angulus inferior scapulae
10 Collum costae
11 Arcus costalis (Rippenbogen)

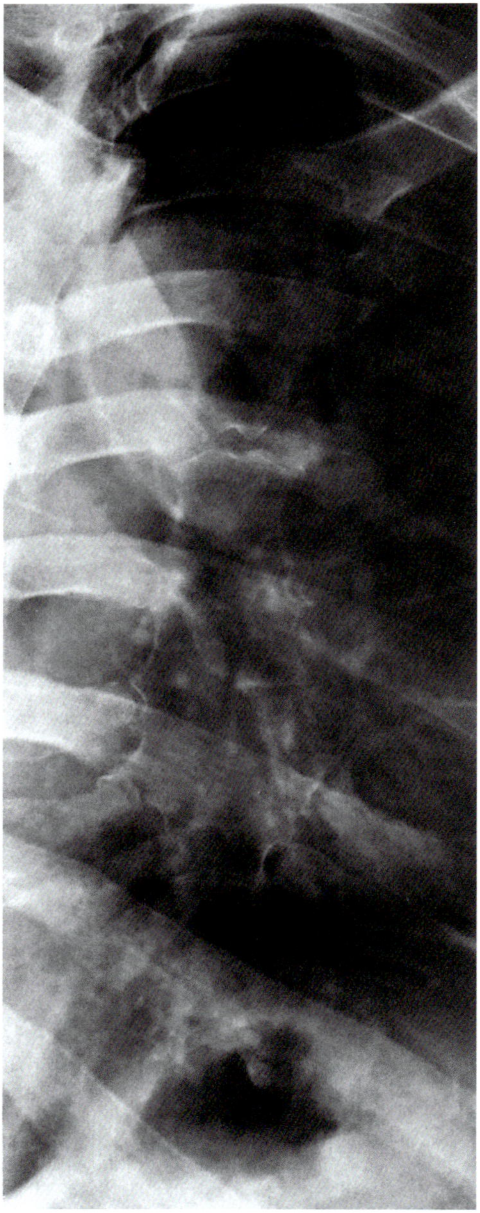

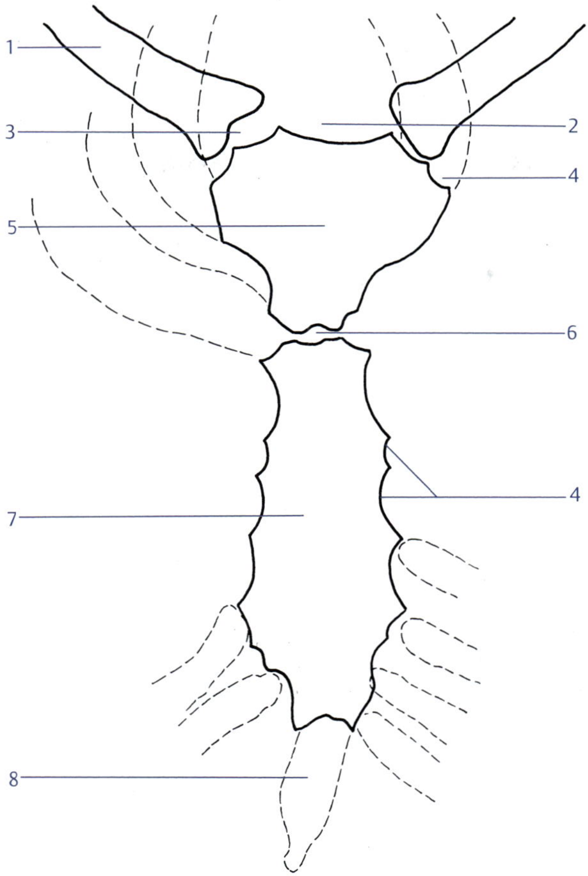

Abb. 3.2 Sternum a.-p.

1 Klavikula
2 Jugulum
3 Articulatio sternoclavicularis (Sternoklavikulargelenk)
4 Incisura costalis
5 Manubrium sterni
6 Angulus sterni
7 Corpus sterni
8 Processus xiphoideus

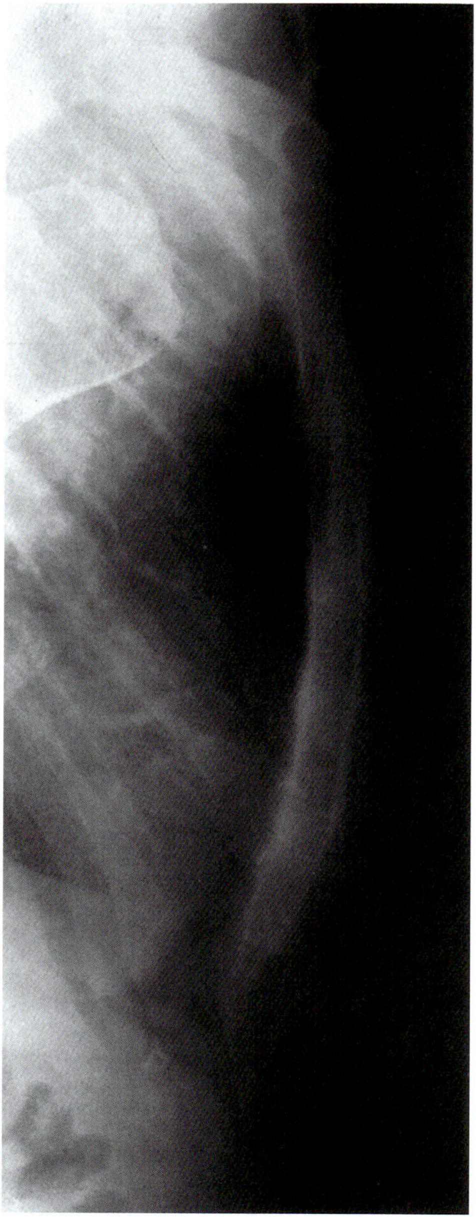

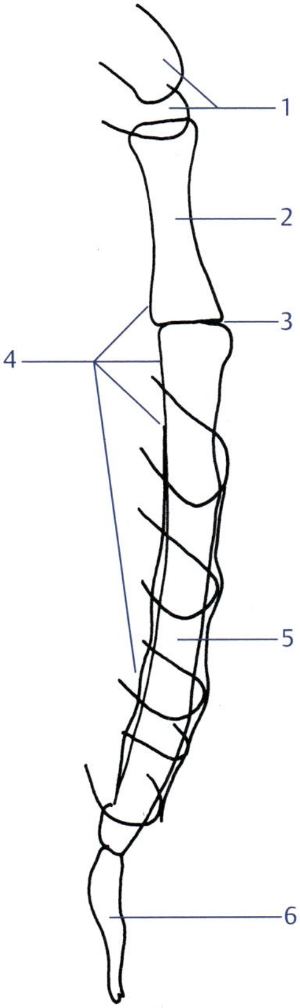

Abb. 3.3 Sternum seitlich

1 Klavikulae
2 Manubrium sterni
3 Angulus sterni
4 Retrosternalraum
5 Corpus sterni
6 Processus xiphoideus

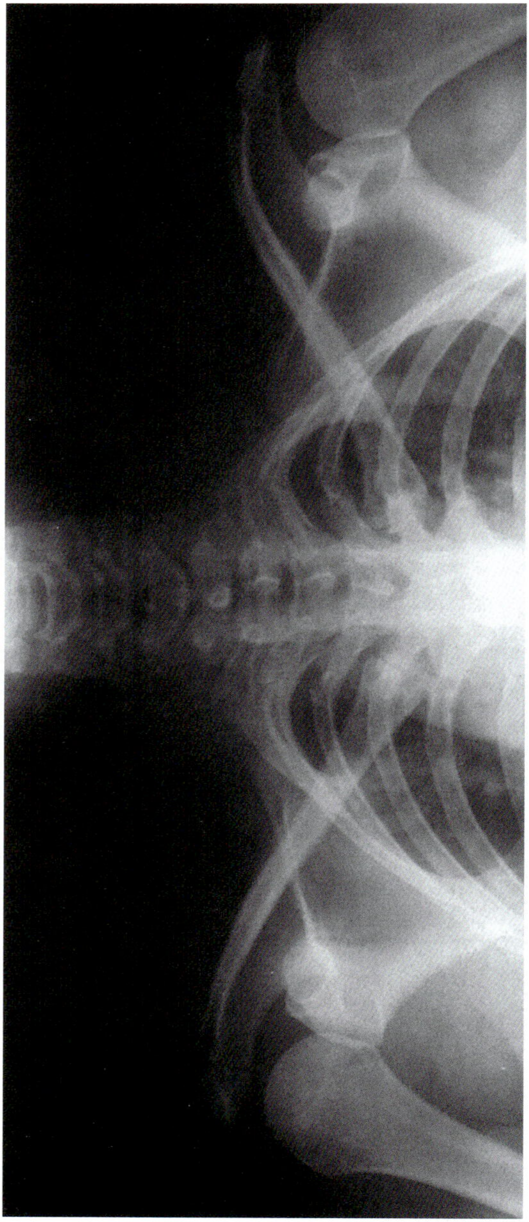

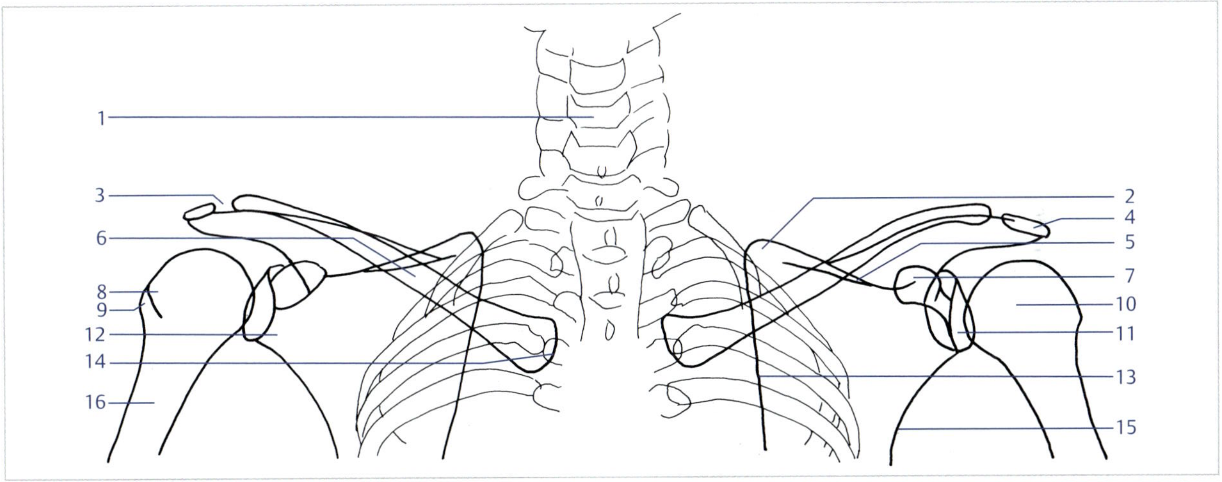

Abb. 3.4 Beide Schultern a.-p. unter Belastung

1 HWS
2 Angulus superior scapulae
3 Articulatio acromioclavicularis (Akromioklavikulargelenk)
4 Akromion
5 Spina scapulae
6 Klavikula
7 Korakoid
8 Tuberculum minus
9 Tuberculum majus
10 Caput humeri
11 Cavitas glenoidalis (Gelenkfläche)
12 Processus lateralis scapulae
13 Margo medialis scapulae
14 Extremitas sternalis (sternales Klavikulaende)
15 Margo lateralis scapulae
16 Humerus

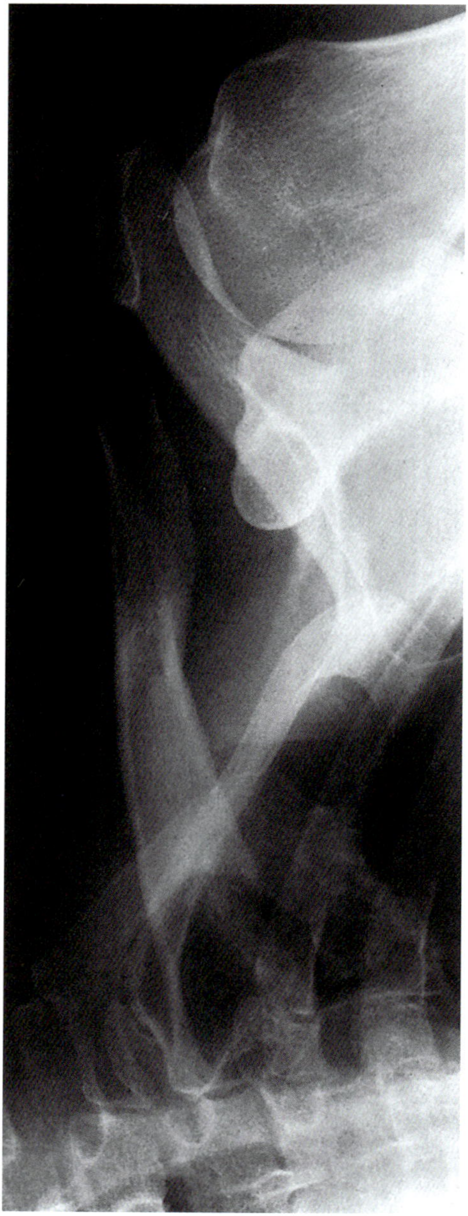

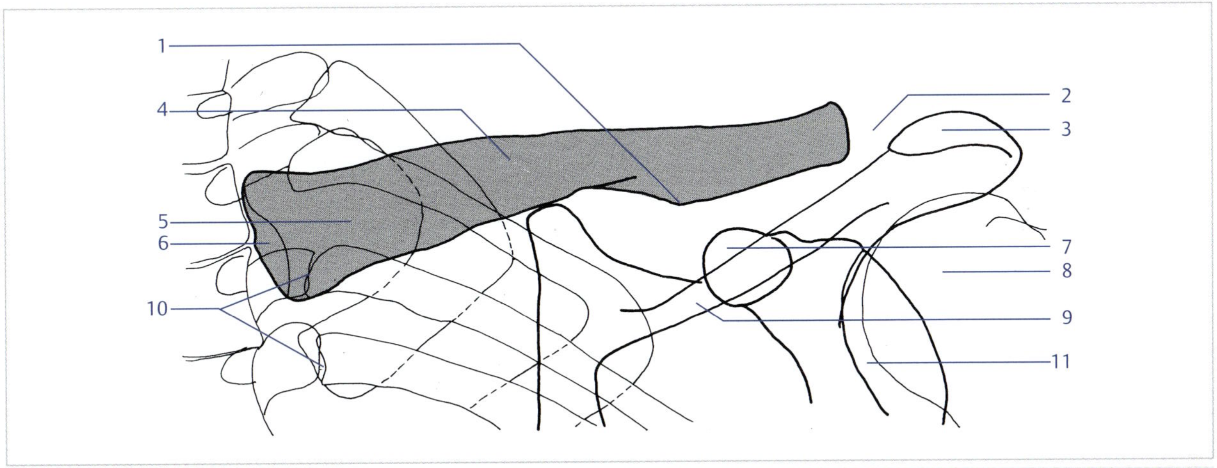

Abb. 3.5 Klavikula a.-p.

1 Tuberculum conoideum claviculae
2 Articulatio acromioclavicularis (Akromioklavikulargelenk)
3 Akromion
4 Klavikula
5 Angulus superior scapulae
6 Extremitas sternalis (sternales Klavikulaende)
7 Processus coracoideus
8 Caput humeri
9 Spina scapulae
10 Articulatio costotransversaria (Kostotransversalgelenk)
11 Cavitas glenoidalis

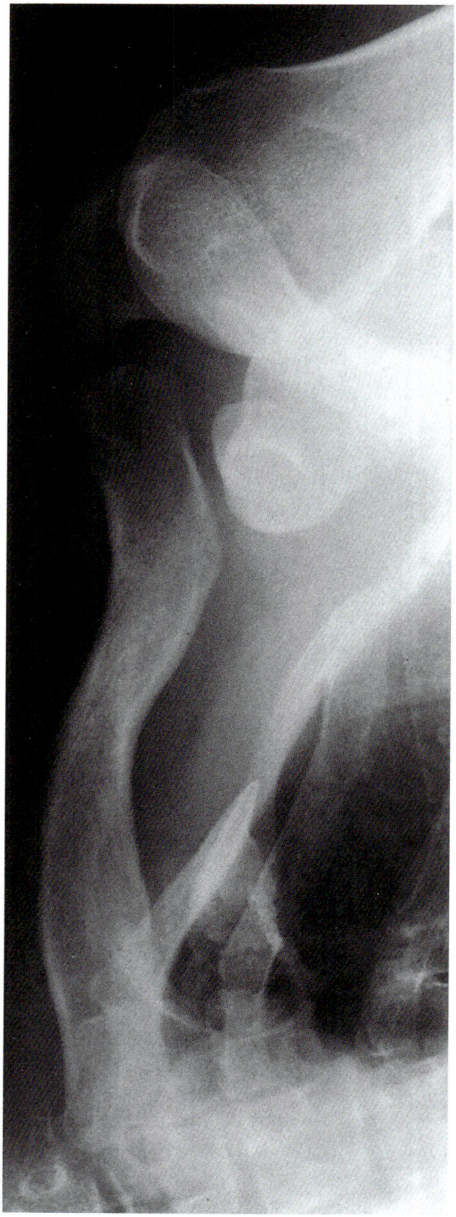

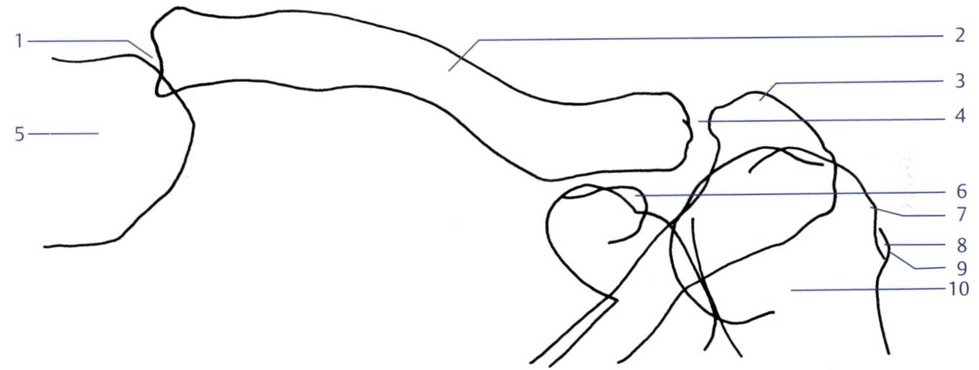

Abb. 3.6 Klavikula schräg

1 Klavikula
2 Akromion
3 Articulatio acromioclavicularis (Akromioklavikulargelenk)
4 Tuberculum conoideum claviculae
5 Processus coracoideus
6 Caput humeri (Humeruskopf)
7 Tuberculum majus
8 Sulcus intertubercularis
9 Tuberculum minus
10 Cavitas glenoidalis

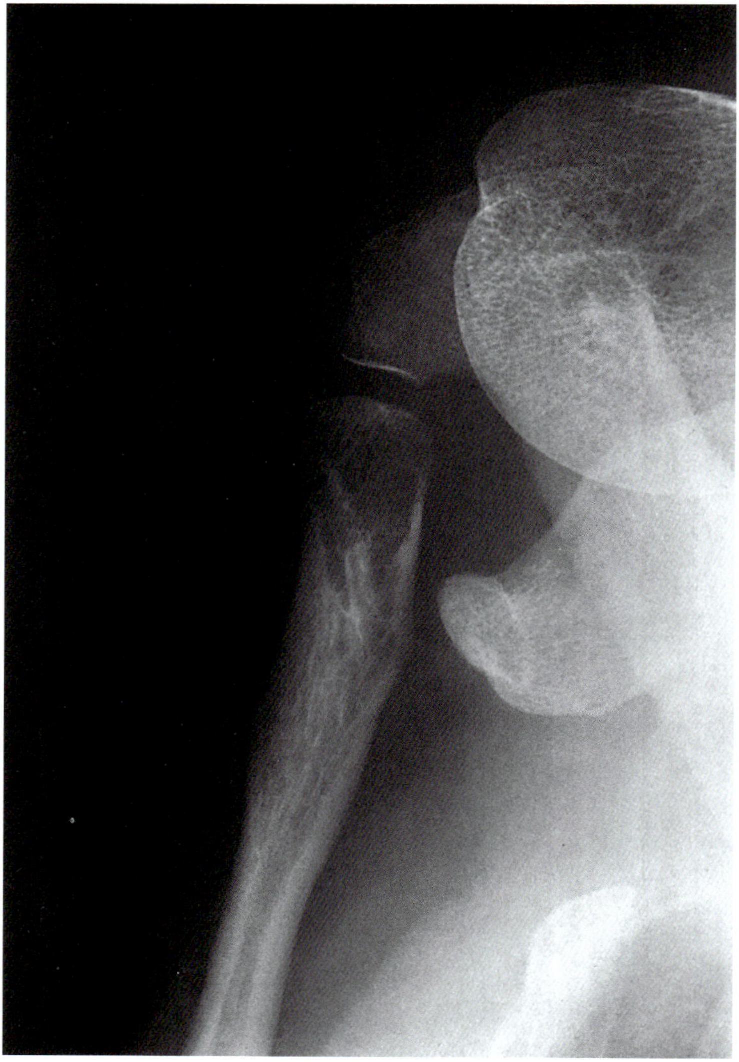

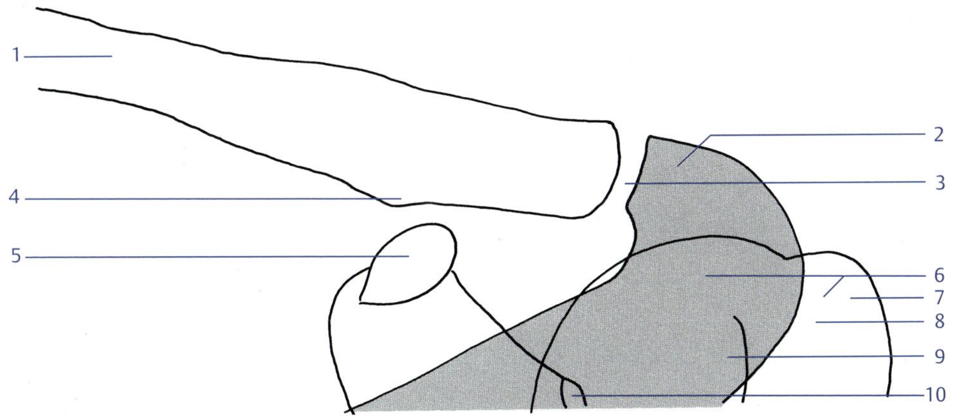

Abb. 3.7 Akromioklavikulargelenk

1 Articulatio sternoclavicularis (Sternoklavikulargelenk)
2 Klavikula (Schlüsselbein)
3 Akromion
4 Articulatio acromioclavicularis (Akromioklavikulargelenk)
5 Sternum (Manubrium sterni)
6 Processus coracoideus
7 Tuberculum majus
8 Sulcus intertubercularis
9 Tuberculum minus
10 Caput humeri

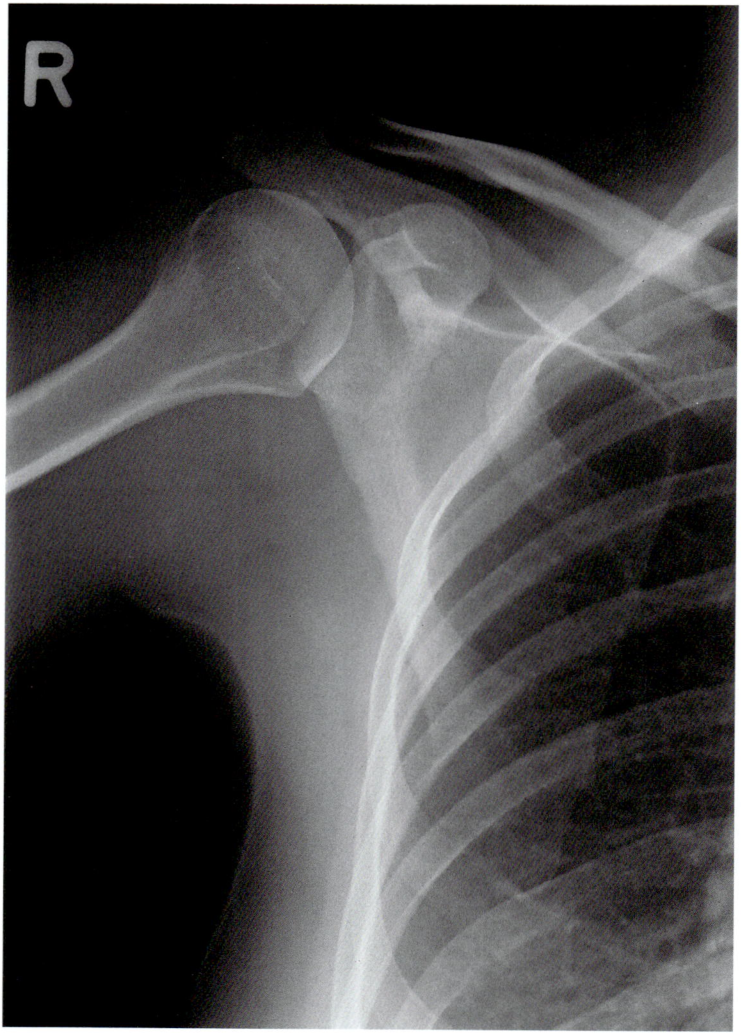
R

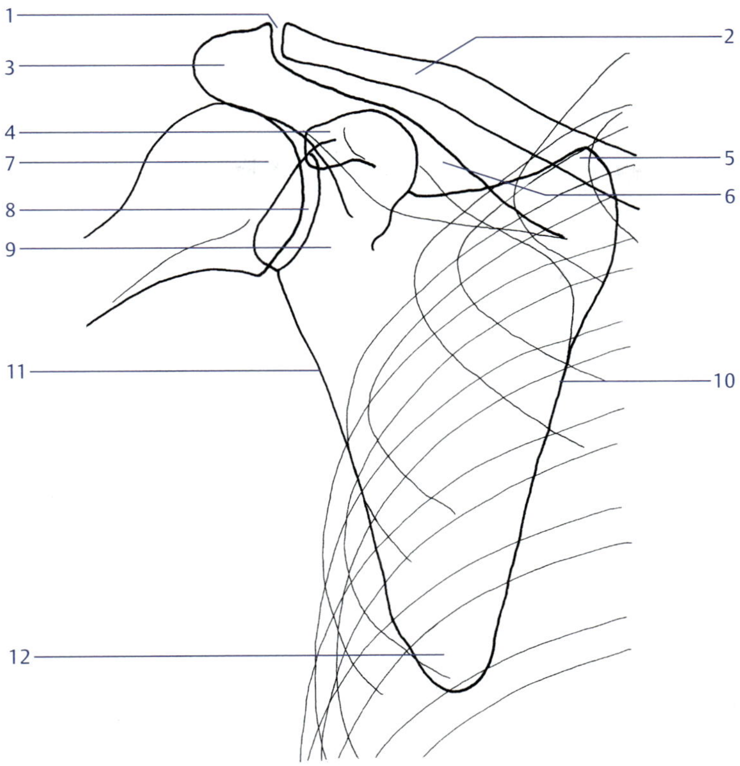

Abb. 3.8 Skapula a.-p.

1 Articulatio acromioclavicularis (Akromioklavikulargelenk)
2 Klavikula
3 Akromion
4 Processus coracoideus
5 Angulus superior
6 Spina scapulae
7 Caput humeri (Humeruskopf)
8 Gelenkfläche
9 Processus lateralis scapulae
10 Margo medialis
11 Margo lateralis
12 Angulus inferior

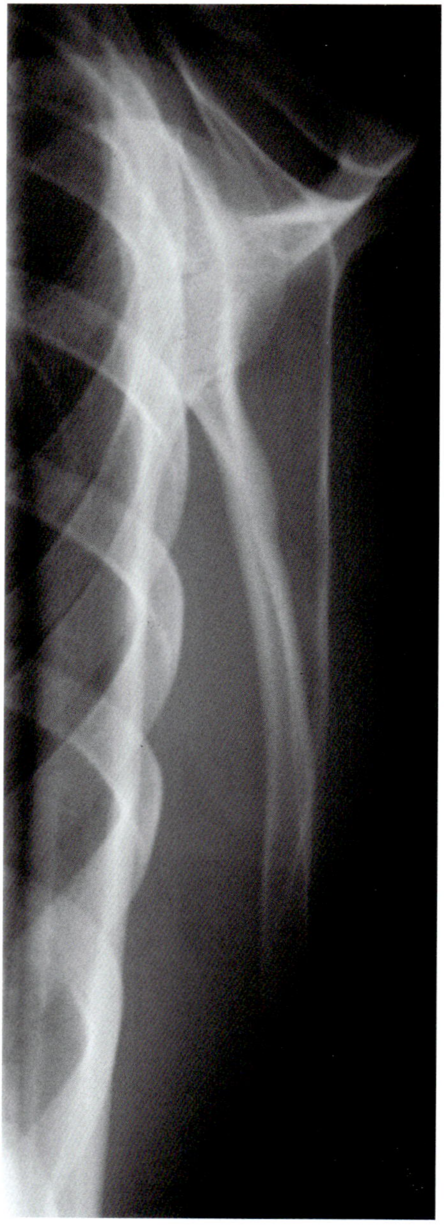

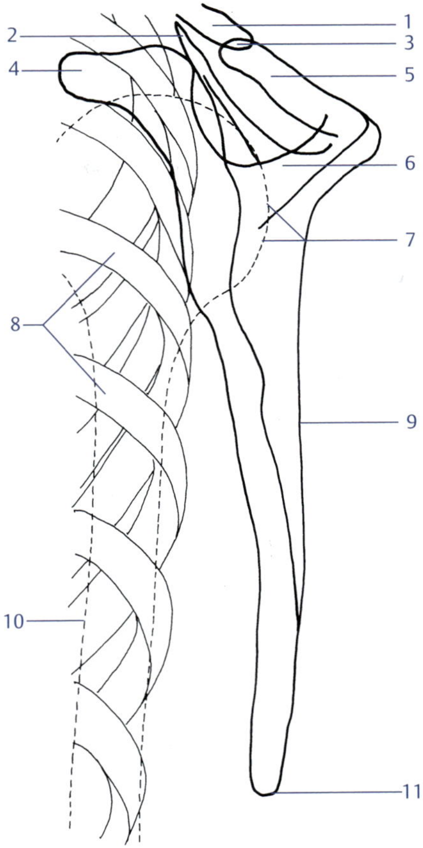

Abb. 3.9 Skapula seitlich

1 Extremitas acromialis (distales Ende der Klavikula)
2 Angulus superior scapulae
3 Articulatio acromioclavicularis (Akromioklavikulargelenk)
4 Processus coracoideus
5 Processus acromialis
6 Spina scapulae
7 Caput humeri (Humeruskopf)
8 Costae (Rippen)
9 Margo lateralis scapulae
10 Corpus humeri (Humerusschaft)
11 Angulus inferior scapulae

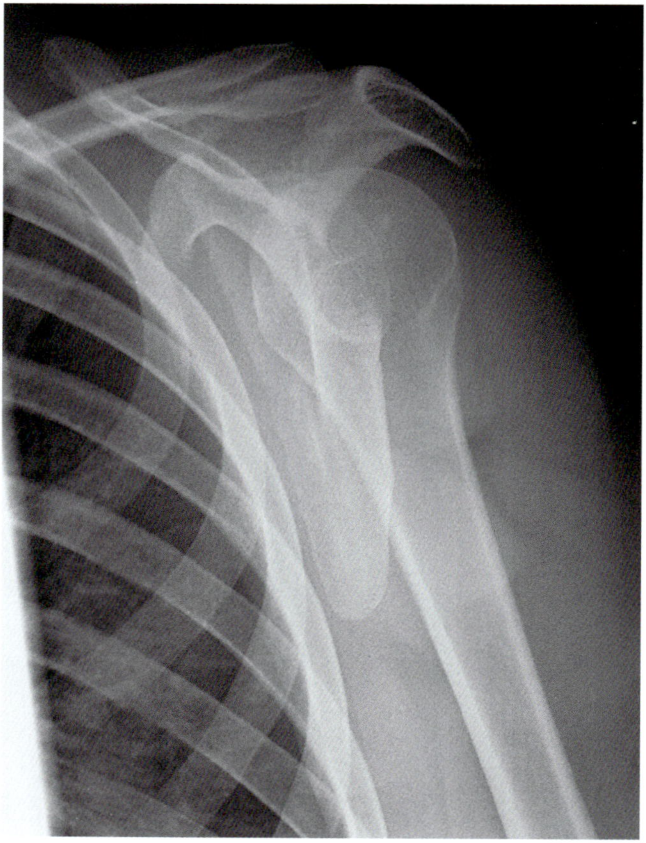

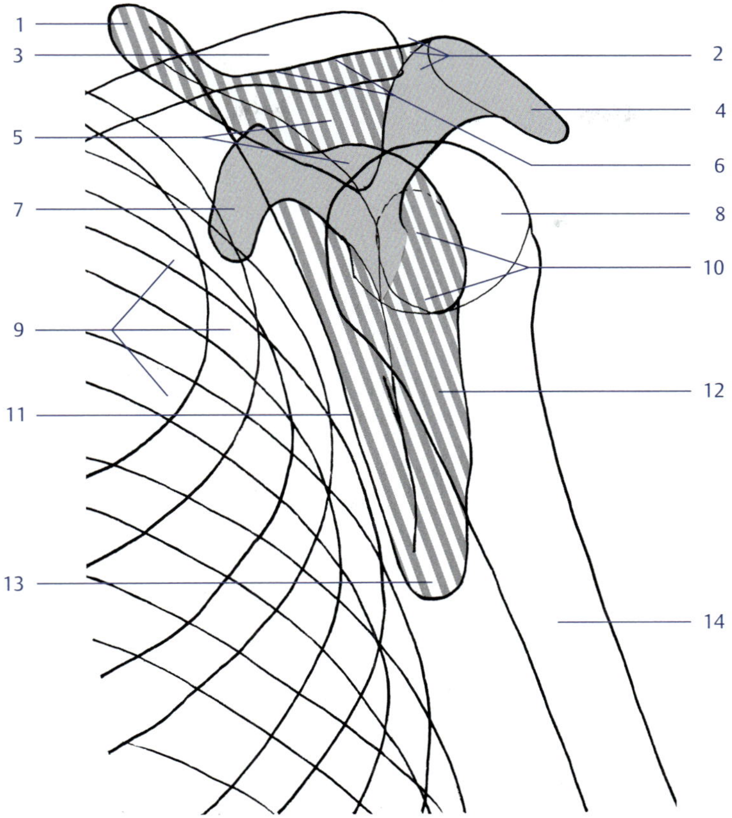

Abb. 3.10 „Y"-Aufnahme der Schulter (transskapulär)

1 Skapula (Schulterblatt), Angulus superior
2 Akromioklavikulargelenk
3 Klavikula (Schlüsselbein)
4 Akromion
5 Fossa supraspinata
6 Spina scapulae
7 Processus coracoideus
8 Caput humeri (Oberarmkopf)
9 Costae (Rippen)
10 Cavitas glenoidalis humeri (Schultergelenkpfanne)
11 Skapula, Facies costae
12 Skapula, Facies posterior
13 Skapula (Schulterblatt), Angulus inferior
14 Humerus, Korpus (Oberarmschaft)

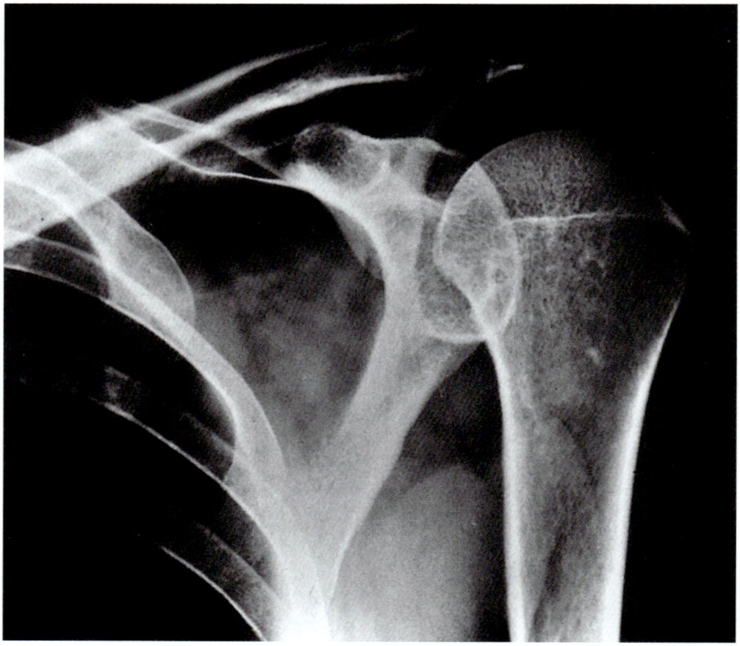

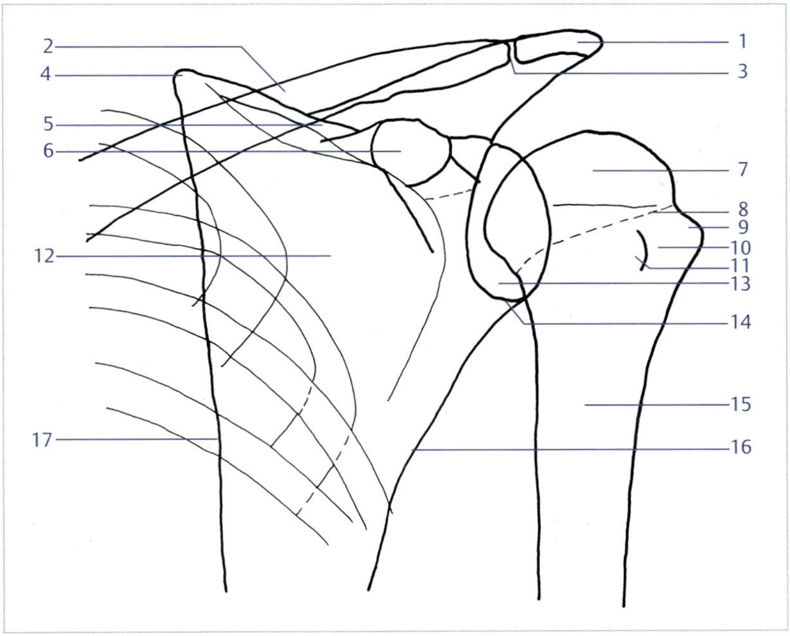

Abb. 3.11 Schultergelenk a.-p.

1 Akromion
2 Klavikula
3 Articulatio acromioclavicularis (Akromioklavikulargelenk)
4 Angulus superior scapulae
5 Spina scapulae
6 Processus coracoideus
7 Caput humeri (Humeruskopf)
8 Collum anatomicum
9 Tuberculum majus
10 Sulcus intertubercularis
11 Tuberculum minus
12 Skapula
13 Cavitas glenoidalis (Gelenkpfanne)
14 Labrum glenoidale (Pfannenrand)
15 Collum chirurgicum
16 Margo lateralis scapulae
17 Margo medialis scapulae

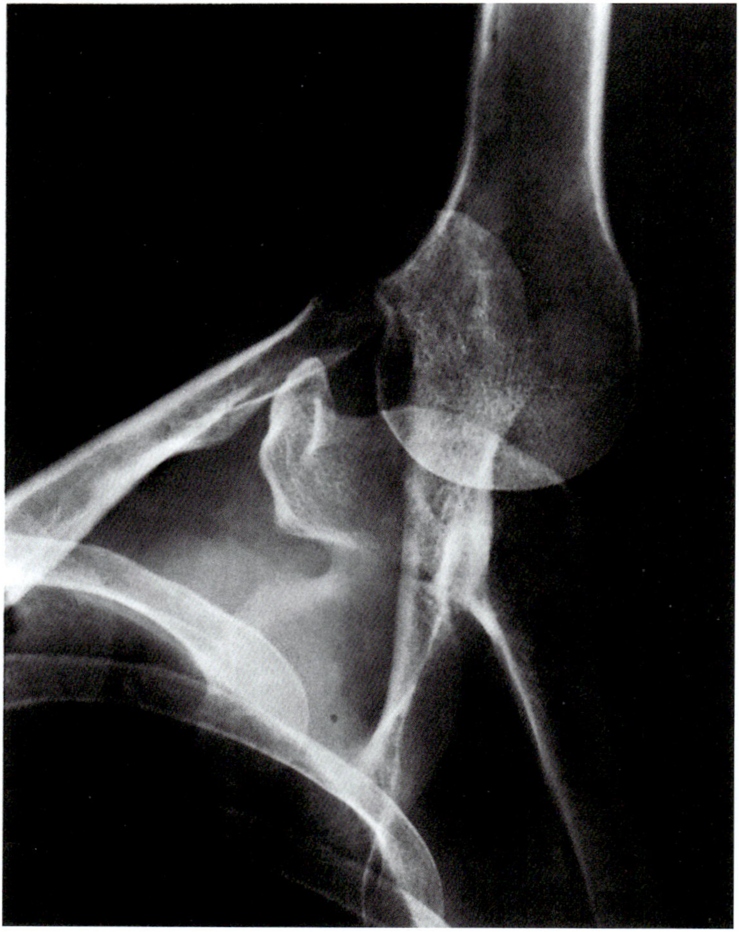

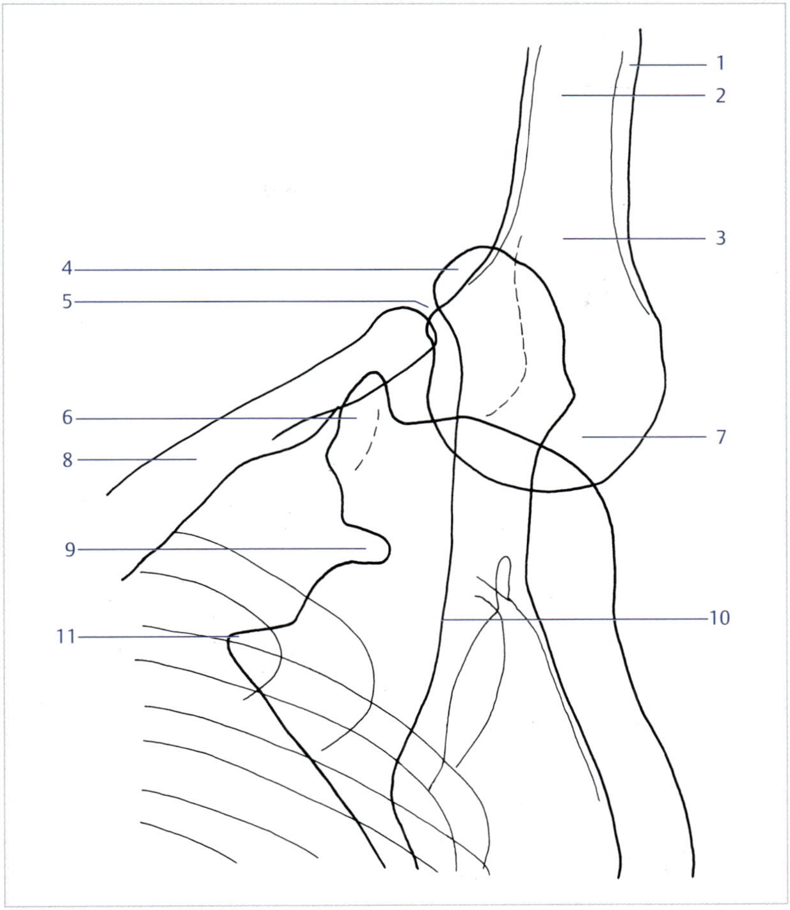

Abb. 3.12 Schultergelenk in Elevation

1 Kortikalis
2 Metaphysis
3 Collum chirurgicum
4 Akromion
5 Articulatio acromioclavicularis (Akromioklavikulargelenk)
6 Processus coracoideus
7 Caput humeri (Humeruskopf)
8 Klavikula (Schlüsselbein)
9 Incisura scapulae
10 Spina scapulae
11 Angulus superior scapulae

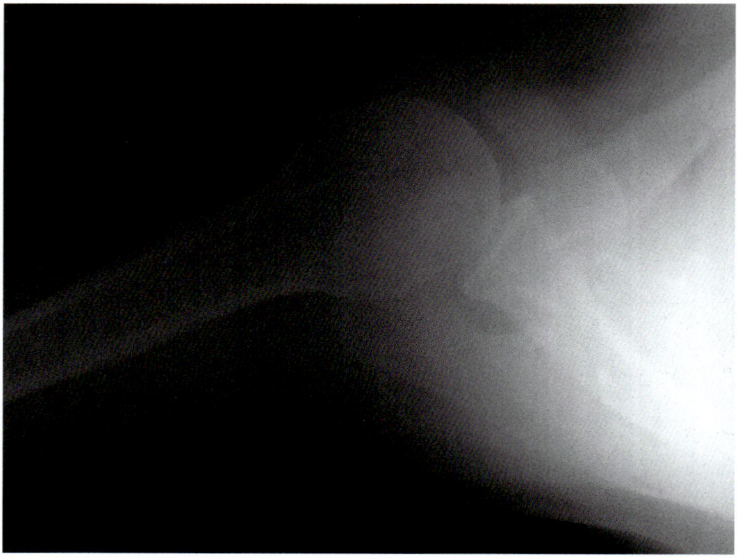

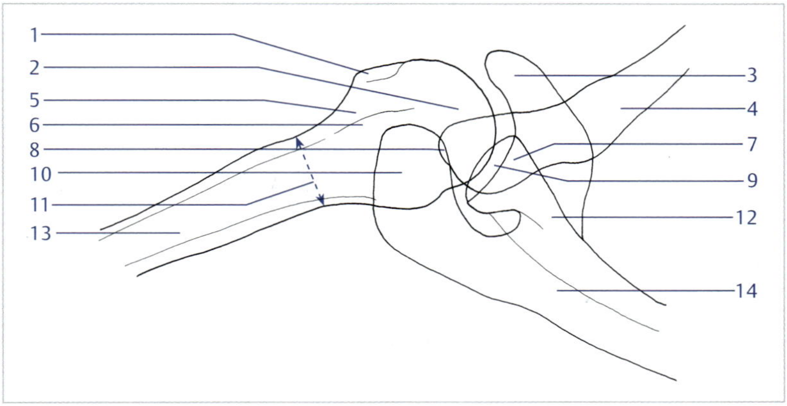

Abb. 3.13 Schulter axial

1 Tuberculum minus
2 Caput humeri
3 Processus coracoideus
4 Klavikula
5 Sulcus intertubercularis
6 Tuberculum majus
7 Cavitas glenoidalis
8 Akromioklavikulargelenk
9 Articulatio humeri
10 Akromion
11 Collum chirurgicum
12 Collum scapulae
13 Humerus
14 Skapula

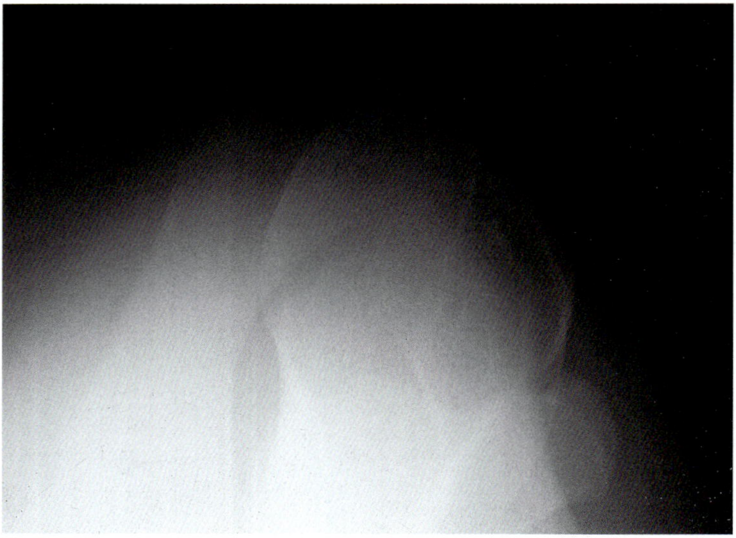

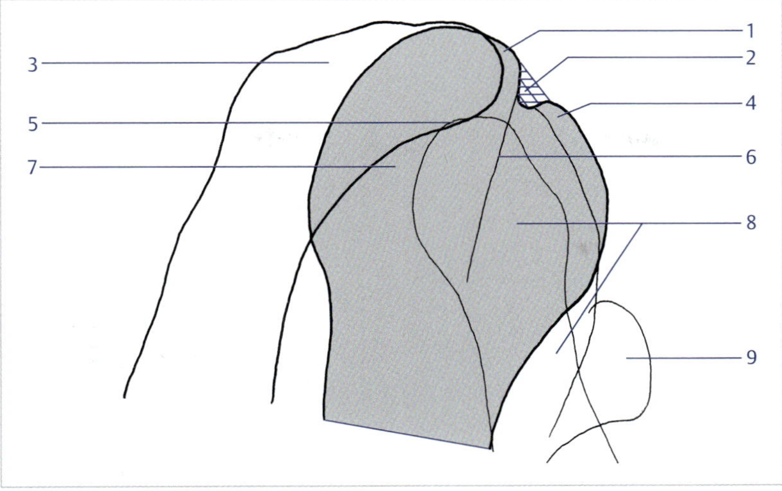

Abb. 3.14 Schulter tangential

1 Tuberculum majus
2 Sulcus intertubercularis
3 Akromion
4 Tuberculum minus
5 Akromioklavikulargelenk
6 Crista tuberculi majoris
7 Caput humeri
8 Klavikula
9 Processus coracoideus

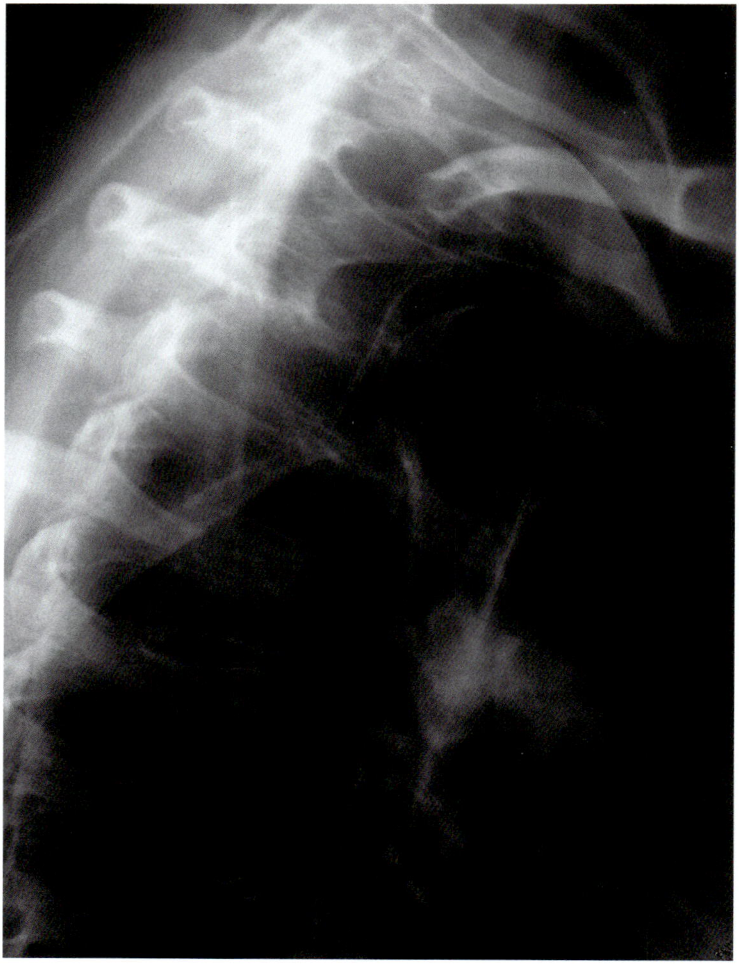

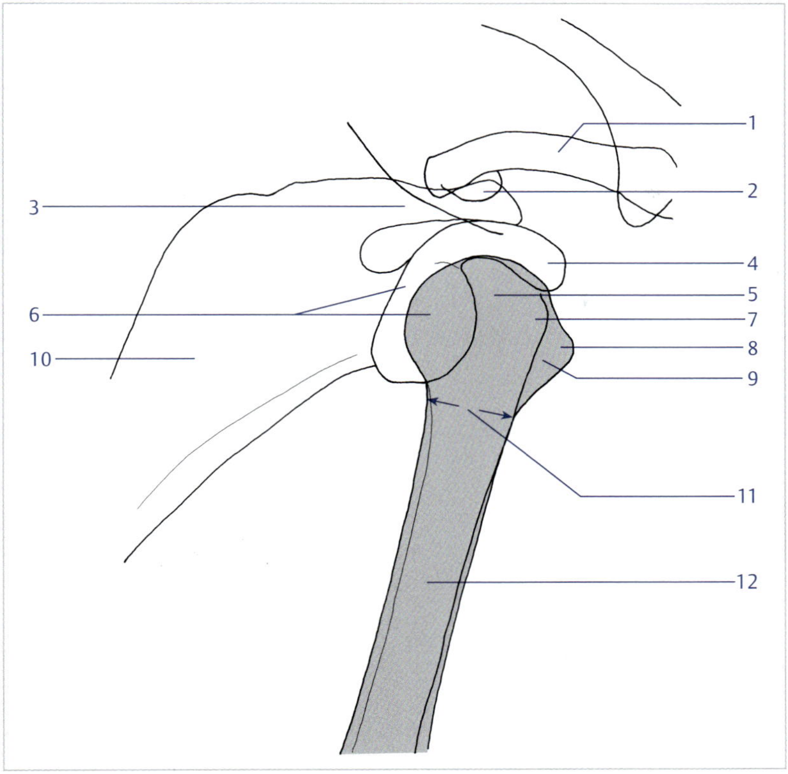

Abb. 3.15 Schulter transthorakal

1 Klavikula
2 Akromioklavikulargelenk
3 Akromion
4 Processus coracoideus
5 Caput humeri
6 Cavitas glenoidalis
7 Tuberculum majus
8 Tuberculum minus
9 Sulcus intertubercularis
10 Skapula
11 Collum chirurgicum
12 Humerus

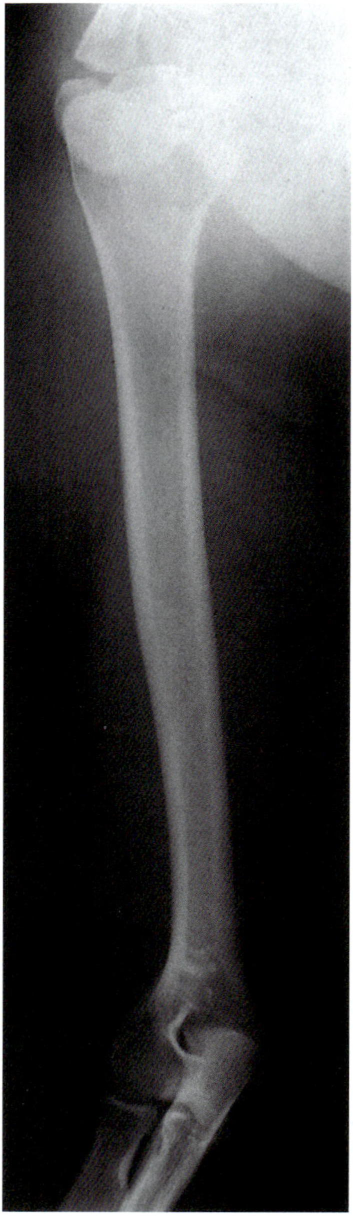

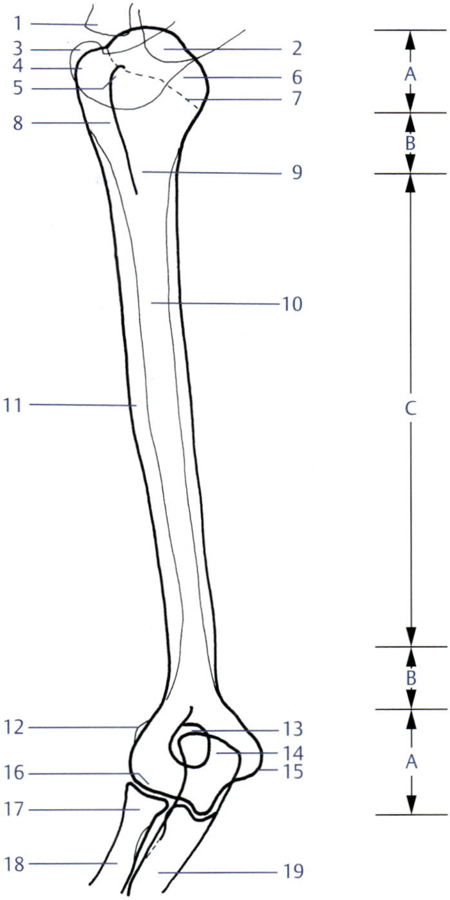

Abb. 3.16 Oberarm a.-p.

1 Klavikula
2 Processus lateralis scapulae
3 Akromion
4 Tuberculum majus
5 Tuberculum minus
6 Caput humeri (Humeruskopf)
7 Collum anatomicum
8 Sulcus intertubercularis
9 Collum chirurgicum
10 Humerus
11 Tuberositas deltoidea
12 Epicondylus lateralis
13 Fossa olecrani
14 Olekranon
15 Epicondylus medialis
16 Trochlea humeri
17 Caput radii (Radiuskopf)
18 Radius
19 Ulna
A Epiphyse (proximal und distal)
B Metaphyse (proximal und distal)
C Diaphyse

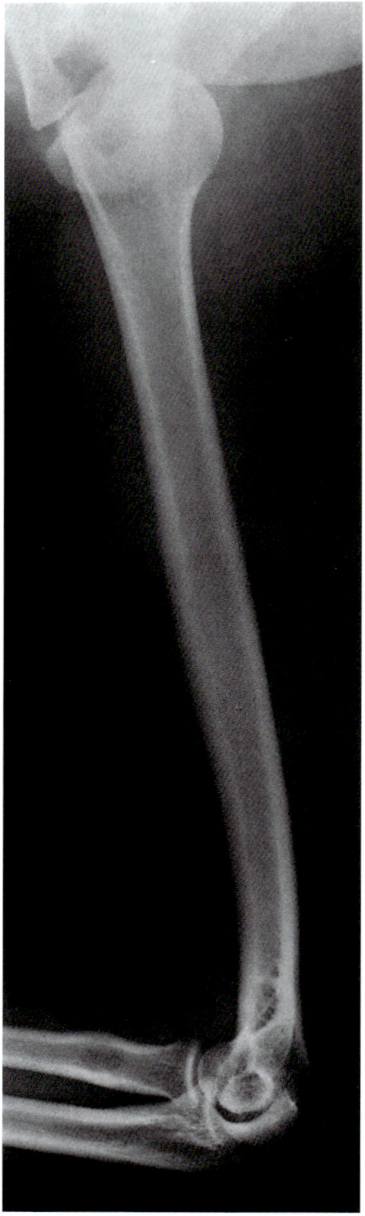

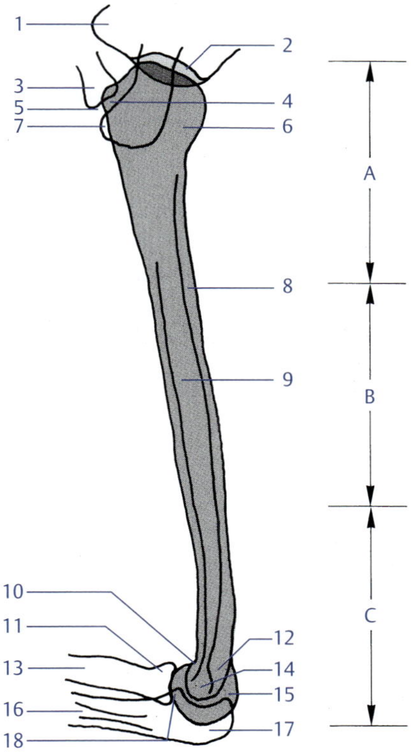

Abb. 3.17 Oberarm seitlich

A proximales Humerusdrittel
B mittleres Humerusdrittel
C distales Humerusdrittel
1 Processus coracoideus (Korakoid)
2 Cavitas glenoidalis
3 Klavikula (Schlüsselbein)
4 Tuberculum minus
5 Articulatio acromioclavicularis (Akromioklavikulargelenk)
6 Caput humeri (Humeruskopf)
7 Akromion
8 Kompakta
9 Corpus humeri (Humerusschaft)
10 Fossa coronoidea
11 Caput radii (Radiusköpfchen)
12 Fossa olecrani
13 Radius
14 Trochlea humeri
15 Capitulum humeri
16 Ulna
17 Olekranon
18 Processus coronoideus

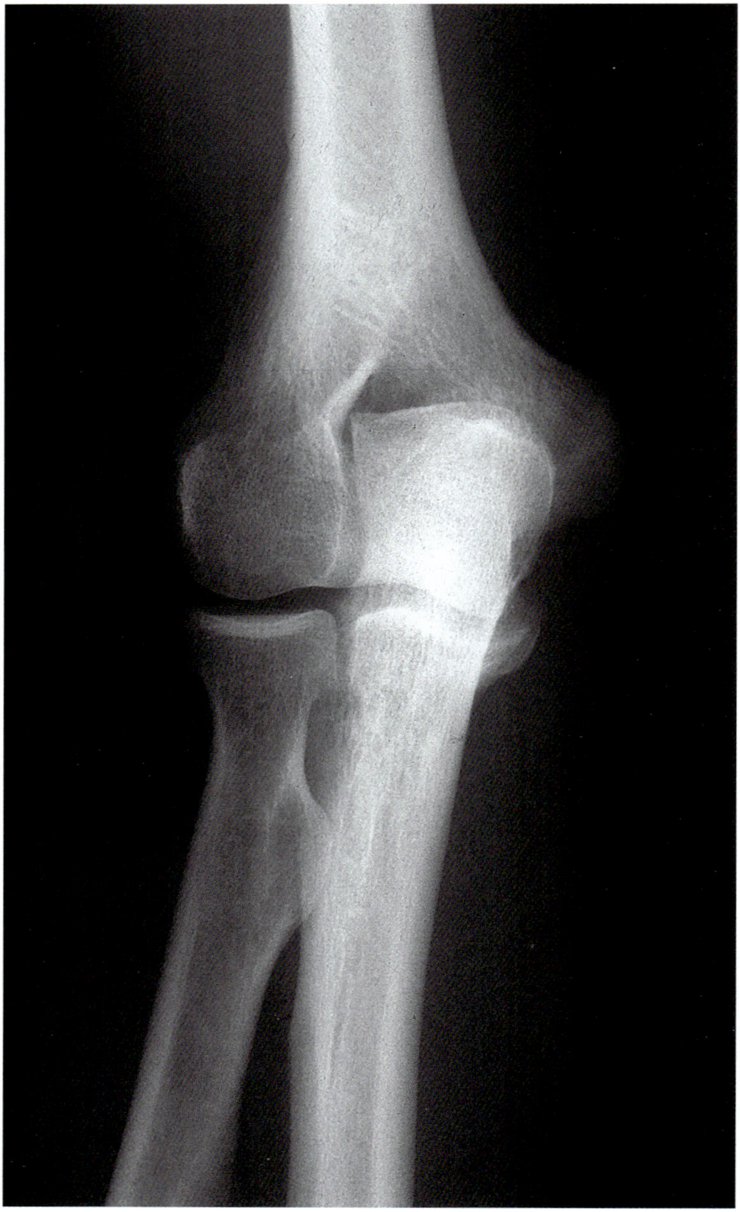

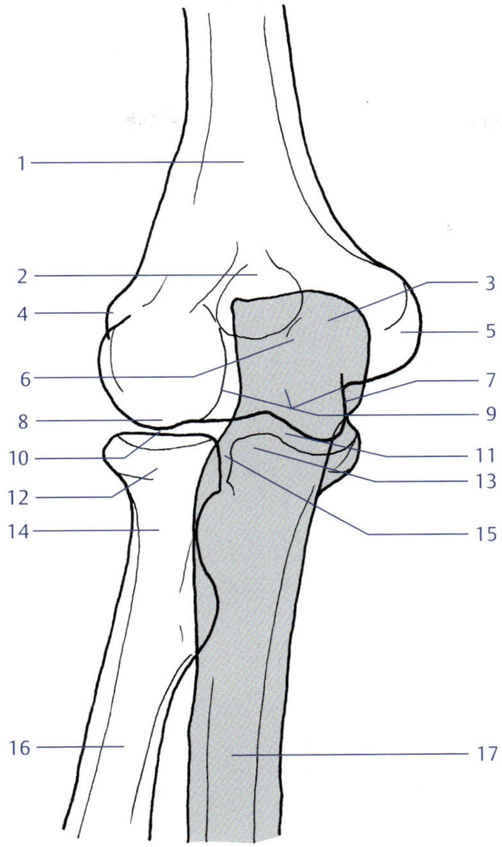

Abb. 3.18 Ellenbogengelenk a.-p.

1 Humerus
2 Fossa olecrani
3 Olekranon
4 Epicondylus lateralis humeri
5 Epicondylus medialis humeri
6 lateraler Rand der Trochlea
7 medialer Rand der Trochlea
8 Capitulum humeri
9 Trochlea
10 Articulatio humeroradialis
11 Articulatio humeroulnaris
12 Caput radii
13 Processus coronoideus
14 Collum radii
15 Articulatio radioulnaris proximalis
16 Radius
17 Ulna

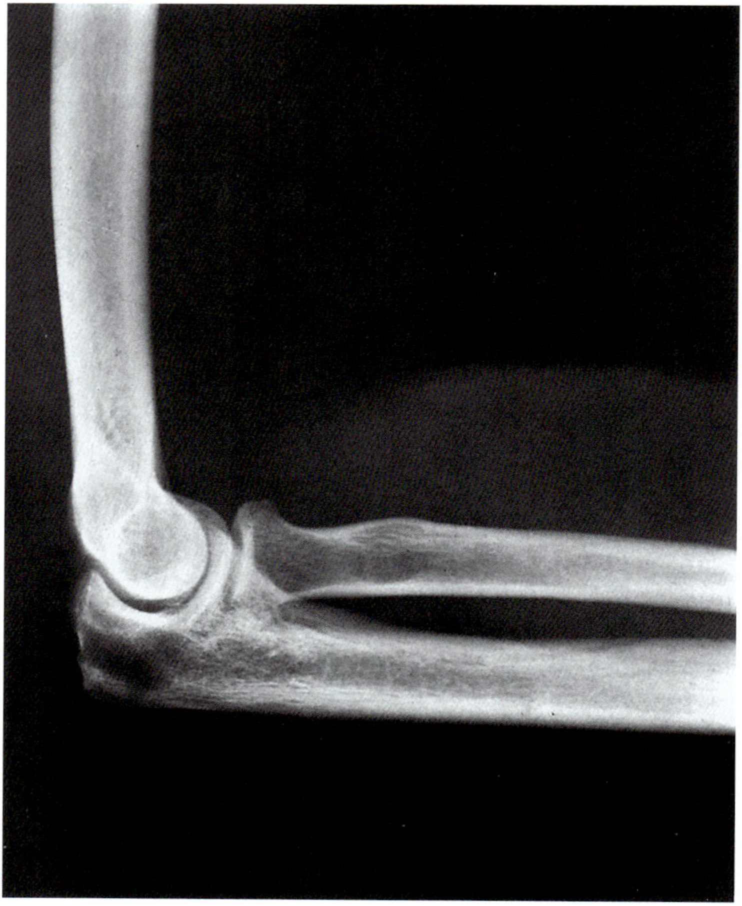

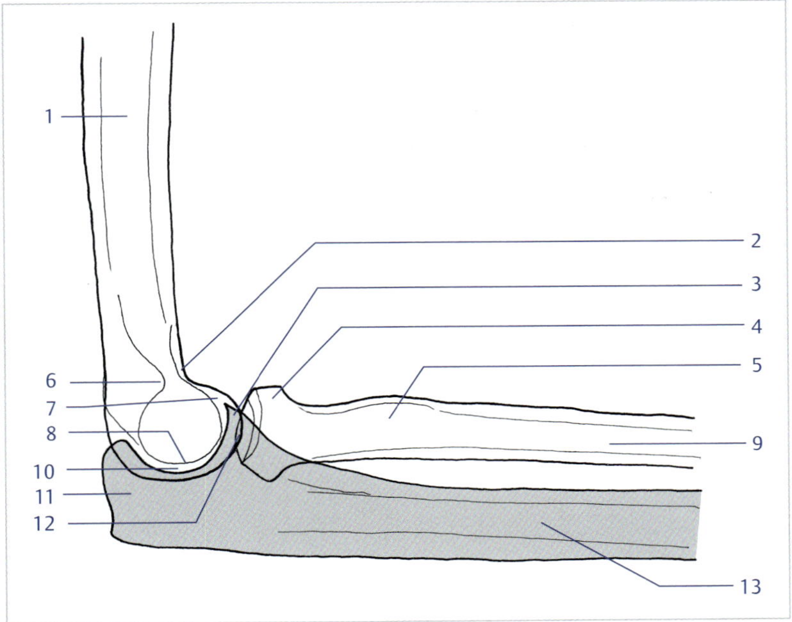

Abb. 3.19 Ellenbogengelenk seitlich

1 Humerus
2 Fossa coronoidea
3 Processus coronoideus
4 Caput radii
5 Tuberositas radii
6 Fossa olecrani
7 Epicondylus lateralis
8 Epicondylus medialis
9 Radius
10 Articulatio humeroulnaris
11 Olekranon
12 Articulatio humeroradialis
13 Ulna

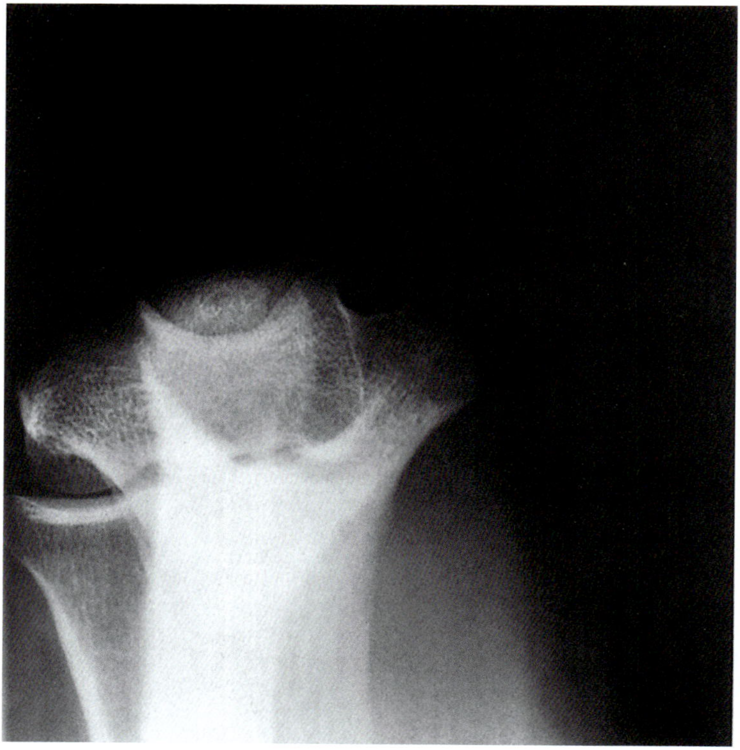

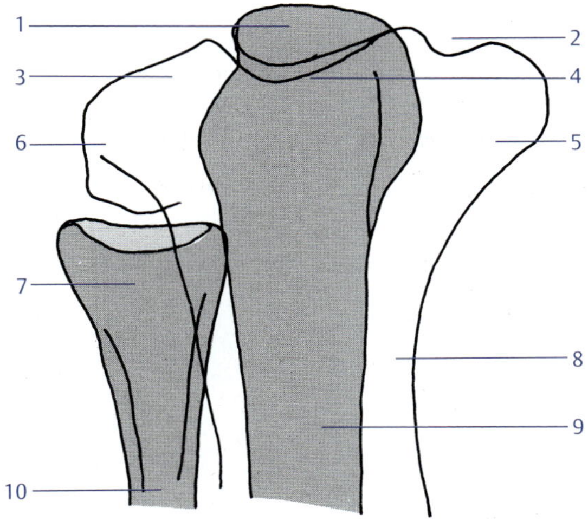

Abb. 3.20 Axialaufnahme des Ellenbogens

1 Olekranon
2 Kubitaltunnel
3 Capitulum humeri
4 Trochlea
5 Epicondylus medialis
6 Epicondylus lateralis
7 Caput radii (Radiusköpfchen)
8 Humerus
9 Ulna
10 Radius

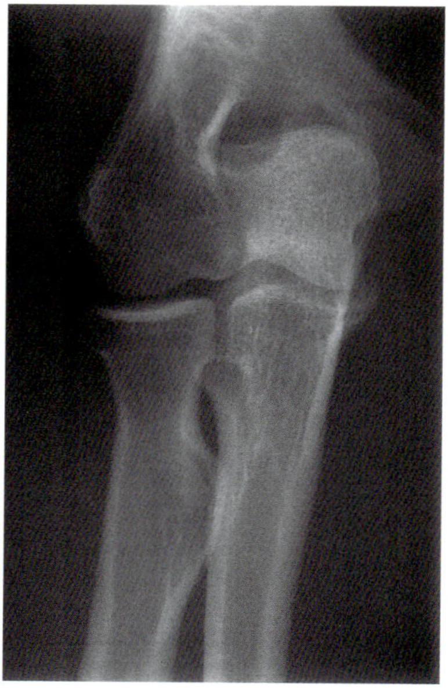

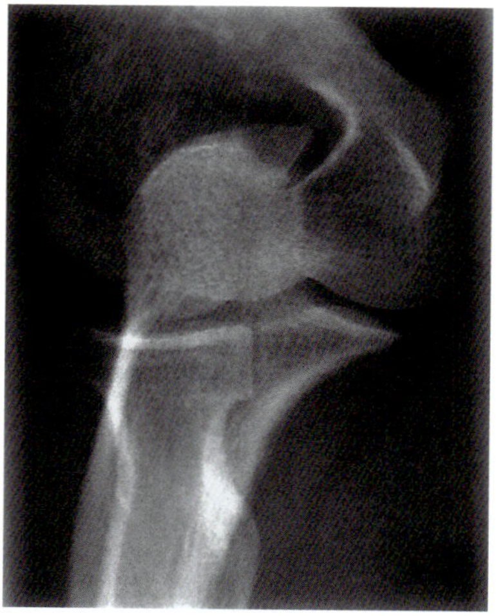

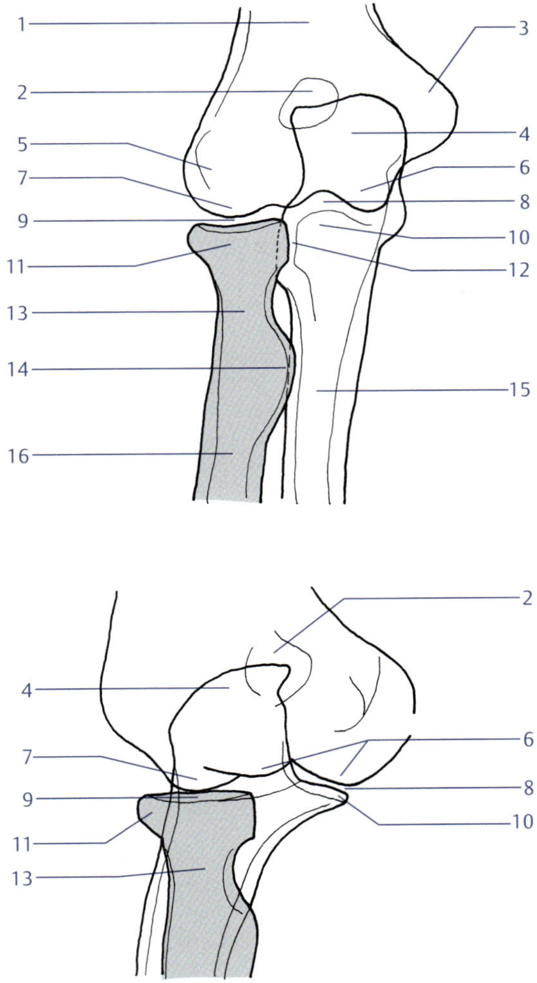

Abb. 3.21 Radius schräg

1 Humerus
2 Fossa olecrani
3 Epicondylus medialis
4 Olekranon
5 Epicondylus lateralis
6 Trochlea humeri
7 Capitulum humeri
8 Articulatio humeroulnaris
9 Articulatio humeroradialis
10 Processus coronoideus
11 Caput radii
12 Articulatio radioulnaris proximalis
13 Collum radii
14 Tuberositas radii
15 Ulna
16 Radius

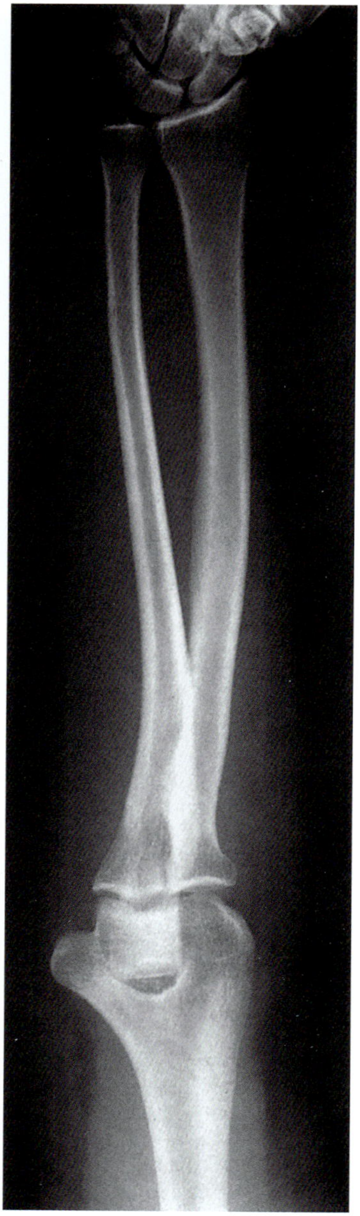

Abb. 3.22 Unterarm a.-p.

A Ossa carpalia (Handwurzelknochen)
B distales Unterarmdrittel
C mittleres Unterarmdrittel
D proximales Unterarmdrittel
1 Os pisiforme
2 Os scaphoideum
3 Os triquetrum
4 Os lunatum, 1–4 Ossa carpalia proximales (proximale Handwurzelknochen)
5 Processus styloideus radii
6 Processus styloideus ulnae
7 proximales Handgelenk
8 Articulatio radioulnaris distalis
9 Radius
10 Membrana interossea
11 Ulna
12 Tuberositas radii
13 Articulatio radioulnaris proximalis
14 Collum radii
15 Processus coronoideus
16 Caput radii
17 Articulatio humeroulnaris
18 Articulatio humeroradialis
19 Trochlea
20 Capitulum humeri
21 Olekranon
22 Epicondylus lateralis humeri
23 Epicondylus medialis humeri
24 Fossa olecrani
25 Humerus

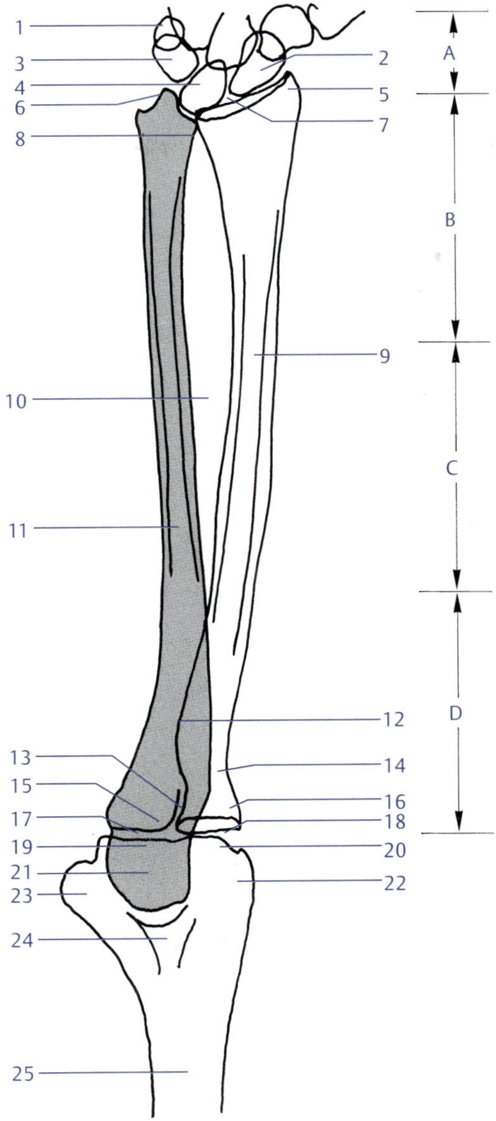
1
3
4
6
8
2
5
7
A
B
C
D
9
10
11
12
13
14
15
16
17
18
19
20
21
22
23
24
25

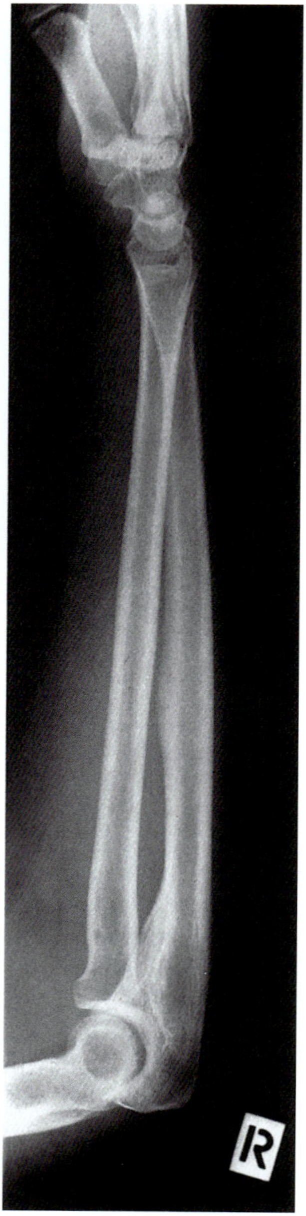

Abb. 3.23 Unterarm seitlich

A Ossa carpalia (Handwurzelknochen)
B distales Unterarmdrittel
C mittleres Unterarmdrittel
D proximales Unterarmdrittel
1 Os triquetrum
2 Os scaphoideum
3 Os pisiforme
4 Os lunatum, 1–4 Ossa carpalia proximales (proximale Handwurzelknochen)
5 proximales Handgelenk
6 Processus styloideus ulnae
7 Ulna
8 Radius
9 Membrana interossea
10 Collum radii
11 Caput radii
12 Processus coronoideus
13 Fossa coronoidea
14 Trochlea humeri
15 Humerus
16 Olekranon
17 Fossa olecrani

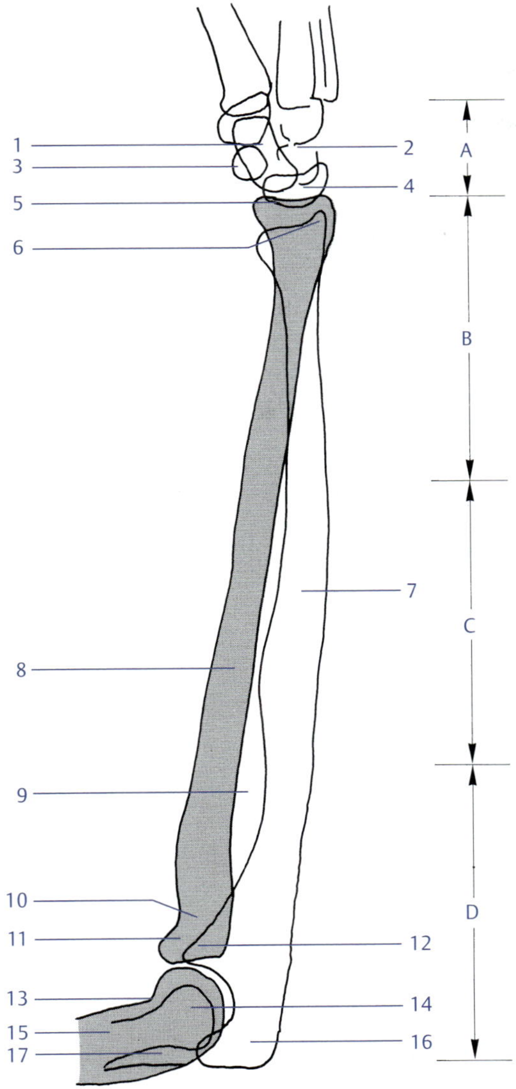
1
2
3
4
5
6
7
8
9
10
11
12
13
14
15
16
17
A
B
C
D

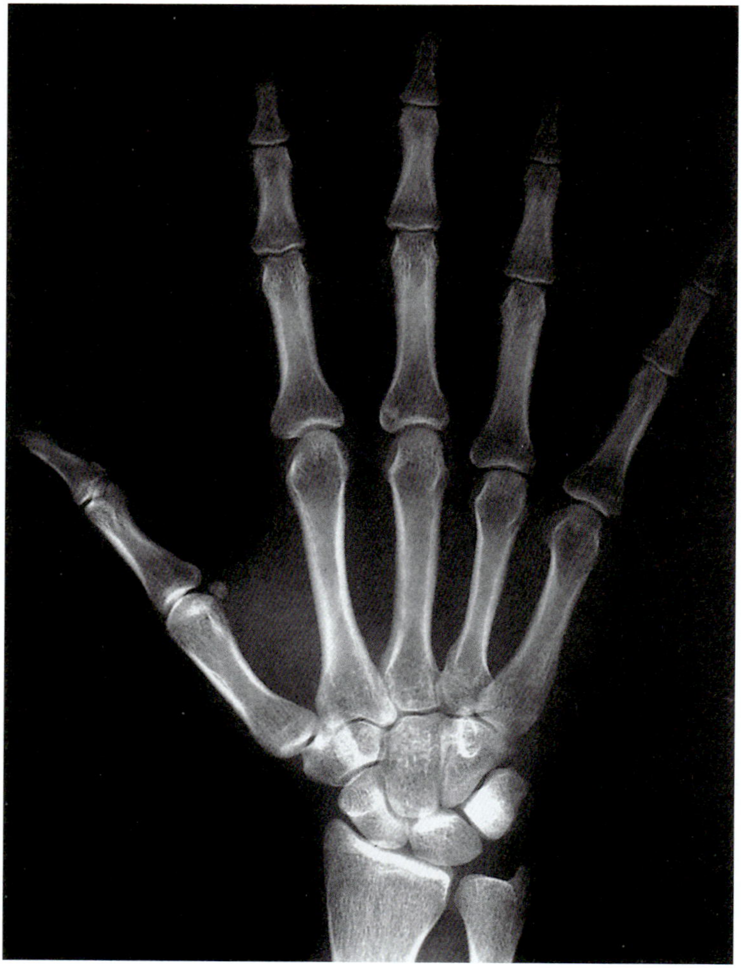

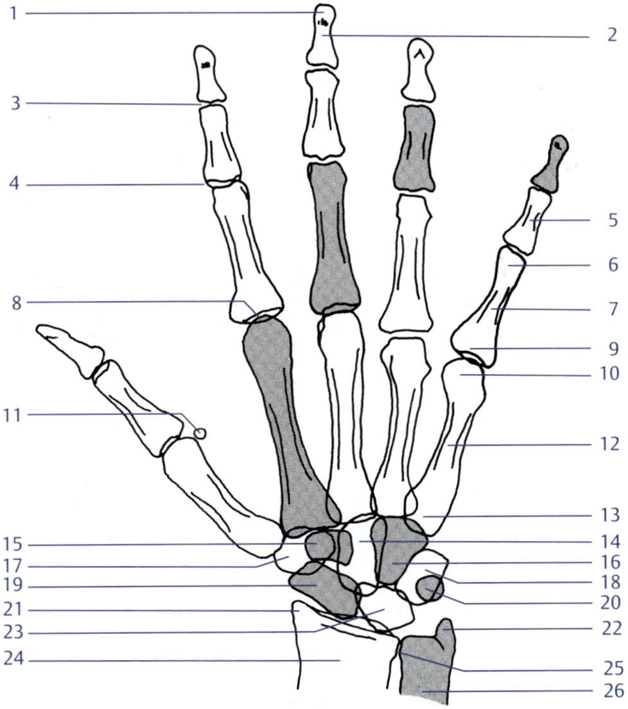

Abb. 3.24 Hand a.-p.

1 Tuberositas phalangis distalis (Nagelkranz)
2 Phalanx distalis (Endglied)
3 Articulatio interphalangealis distalis (Fingerendgelenk)
4 Articulatio interphalangealis proximalis (Fingermittelgelenk)
5 Phalanx media (Fingermittelglied)
6 Caput phalangis proximalis (Grundgliedköpfchen)
7 Phalanx proximalis (Fingergrundglied)
8 Articulatio metacarpophalangealis (Fingergrundgelenk)
9 Basis phalangis proximalis (Fingergrundgliedbasis)
10 Caput ossis metacarpalis (Köpfchen des Mittelhandknochens)
11 Os sesamoideum (Sesambein)
12 Os metacarpale (Mittelhandknochen)
13 Basis metacarpalis
14 Os capitatum
15 Os trapezoideum (Os multangulum minus)
16 Os hamatum
17 Os trapezium (Os multangulum majus)
18 Os triquetrum
19 Os scaphoideum (Kahnbein)
20 Os pisiforme
21 Processus styloideus radii
22 Processus styloideus ulnae
23 Os lunatum (Mondbein)
24 distaler Radius
25 Articulatio radioulnaris distalis (distales Radioulnargelenk)
26 distale Ulna

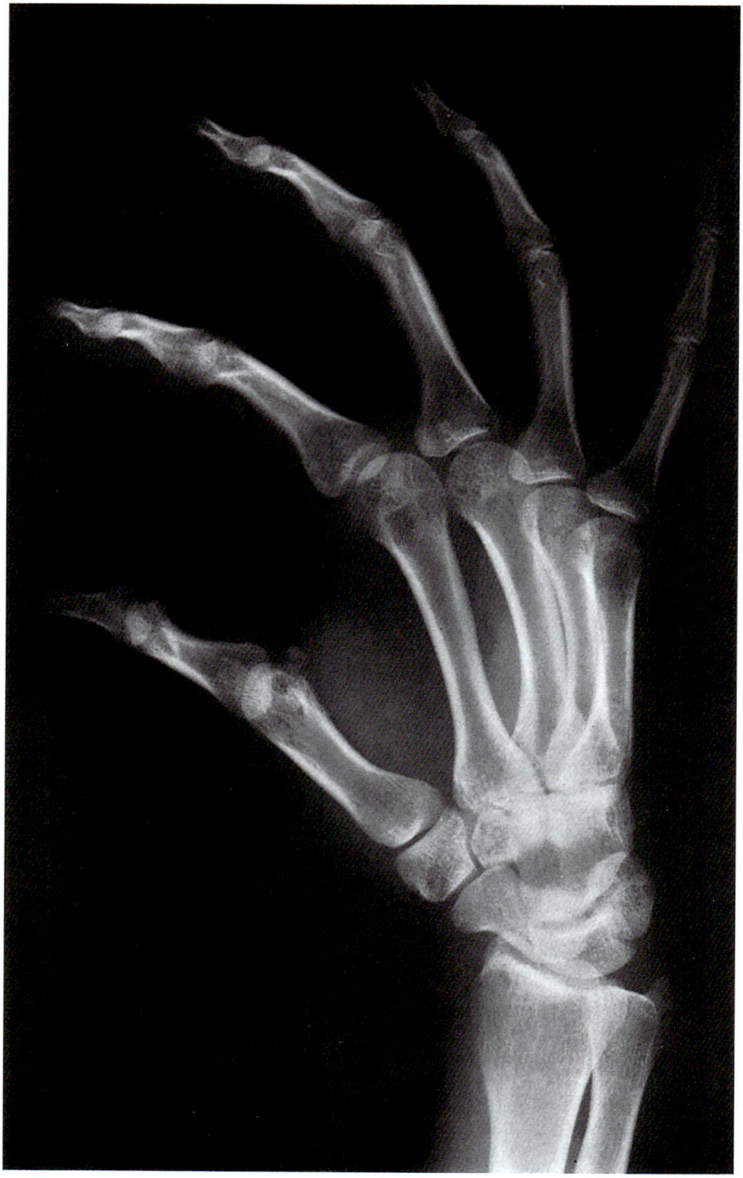

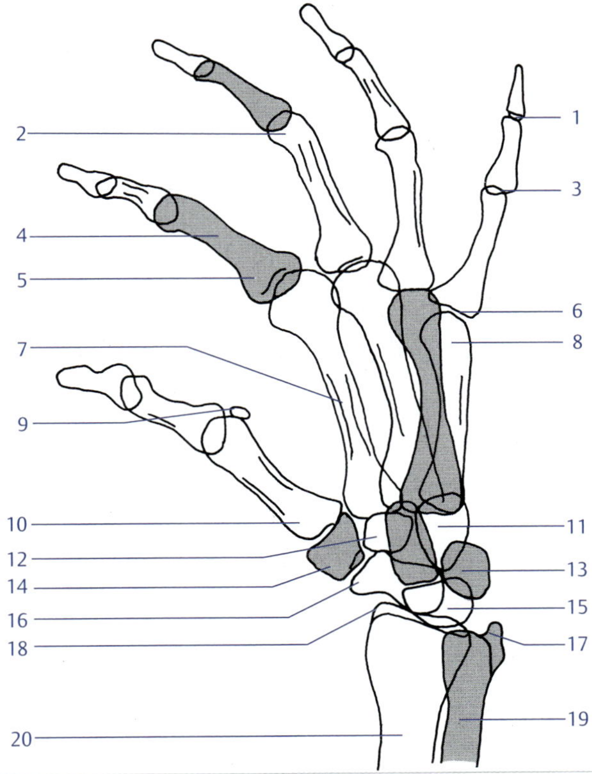

Abb. 3.25 Hand halbschräg

1 Articulatio interphalangealis distalis (distales Interphalangealgelenk, Fingerendgelenk)
2 Caput phalangis proximalis (Grundgliedköpfchen)
3 Articulatio interphalangealis proximalis (proximales Interphalangealgelenk, Fingermittelgelenk)
4 Phalanx proximalis (Fingergrundglied)
5 Basis phalangis proximalis (Fingergrundgliedbasis)
6 Articulatio metacarpophalangealis (Metakarpophalangealgelenk, Fingergrundgelenk)
7 Os metacarpale (Mittelhandknochen)
8 Caput ossis metacarpalis (Köpfchen des Mittelhandknochens)
9 Os sesamoideum (Sesambein)
10 Basis metacarpalis (Basis des Mittelhandknochens)
11 Os capitatum/Os hamatum
12 Os trapezoideum (Os multangulum minus)
13 Os triquetrum
14 Os trapezium (Os multangulum majus)
15 Os lunatum (Mondbein)
16 Os scaphoideum (Kahnbein)
17 Processus styloideus ulnae
18 Processus styloideus radii
19 distale Ulna
20 distaler Radius

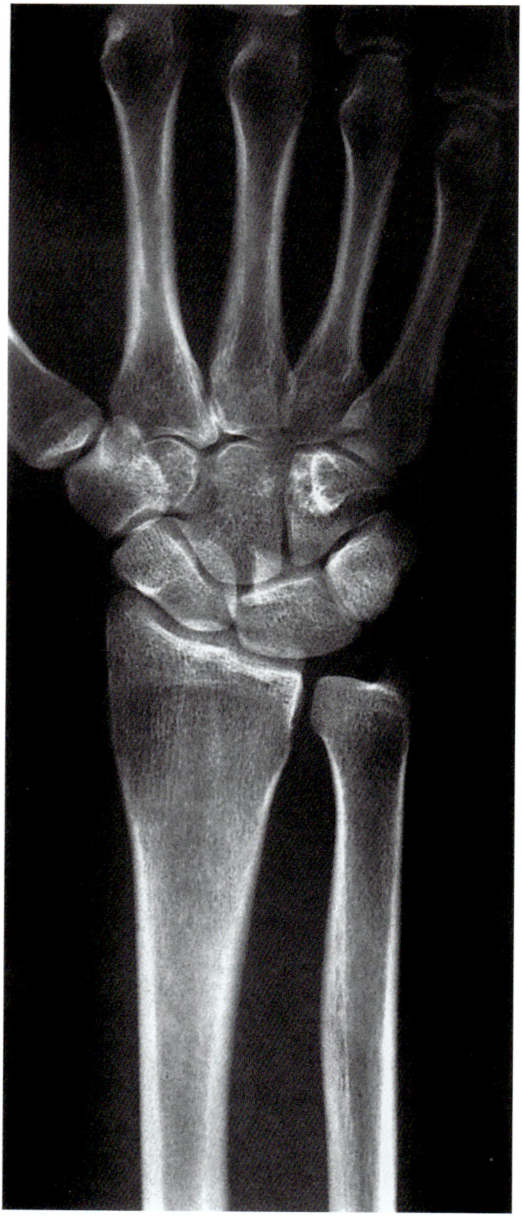

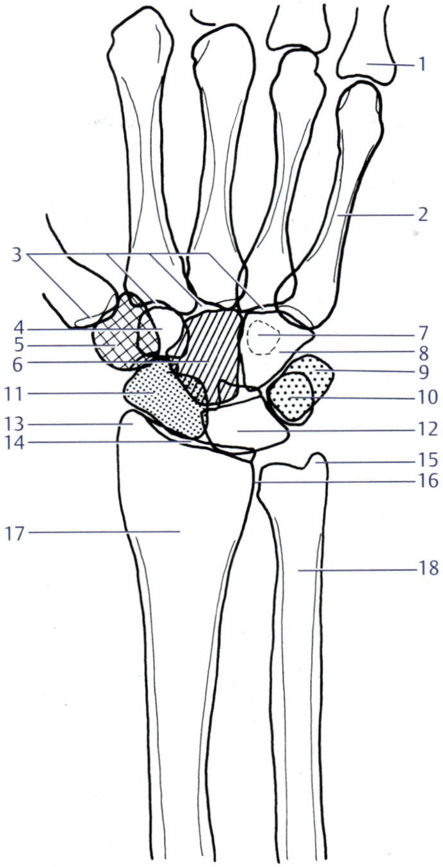

Abb. 3.26 Handgelenk a.-p.

1 Phalanx proximalis (Fingergrundglied)
2 Os metacarpale V
3 Articulatio carpometacarpalia (Karpometakarpalgelenk)
4 Os trapezoideum (Os multangulum minus)
5 Os trapezium (Os multangulum majus)
6 Os capitatum
7 Hamulus ossis hamati
8 Os hamatum
9 Os triquetrum
10 Os pisiforme
11 Os scaphoideum (Kahnbein)
12 Os lunatum (Mondbein)
13 Processus styloideus radii
14 Articulatio radiocarpalis (Radiokarpalgelenk)
15 Processus styloideus ulnae
16 Articulatio radioulnaris (Radioulnargelenk)
17 Radius
18 Ulna

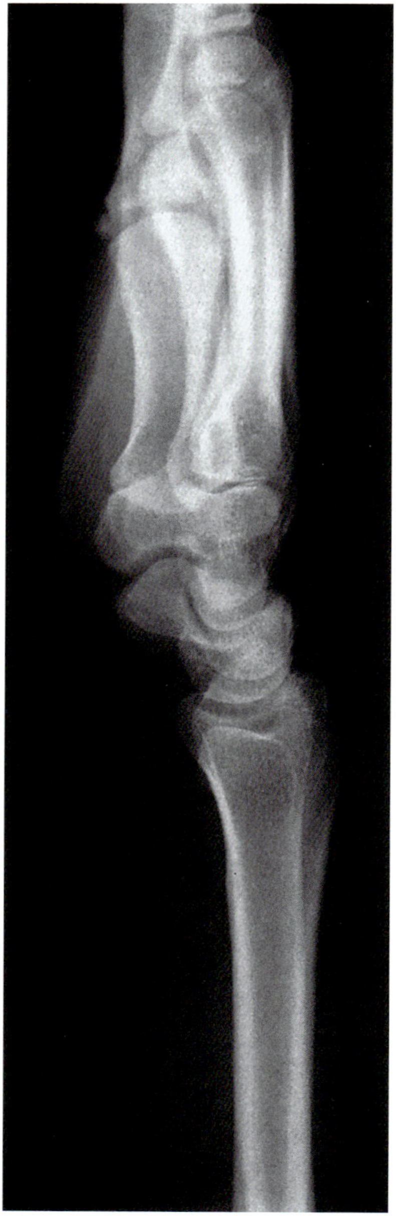

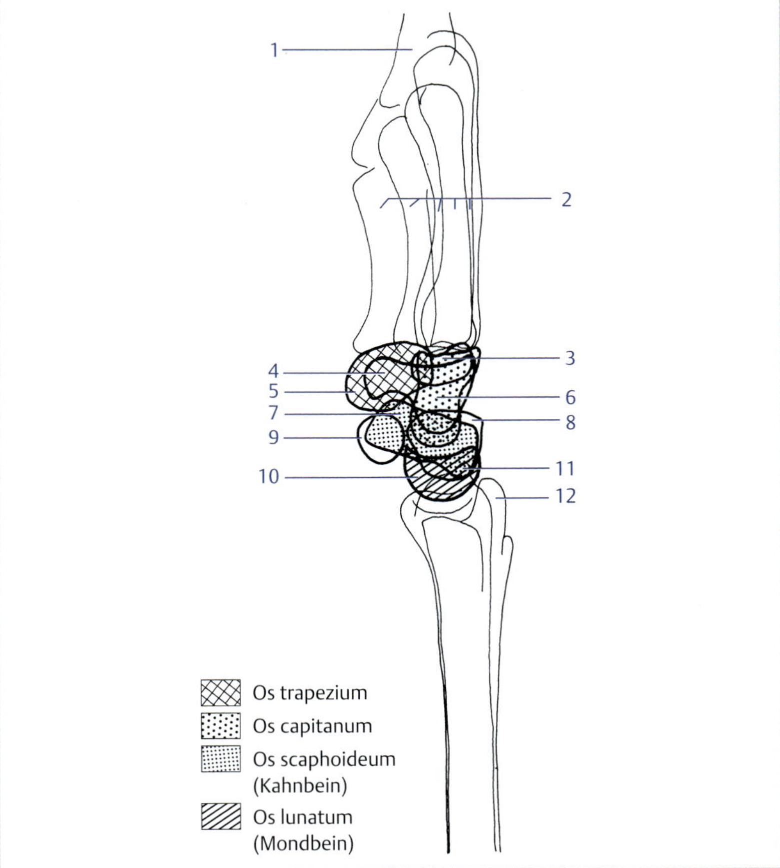

Abb. 3.27 Handgelenk seitlich

1 Phalanx proximalis (Fingergrundglied)
2 Ossa metacarpalia (Mittelhandknochen)
3 Os trapezium (Os multangulum majus)
4 Hamulus ossis hamati
5 Os trapezium
6 Os capitatum
7 Os scaphoideum (Kahnbein)
8 Os triquetrum
9 Os pisiforme
10 Os lunatum (Mondbein)
11 Processus styloideus radii
12 Processus styloideus ulnae

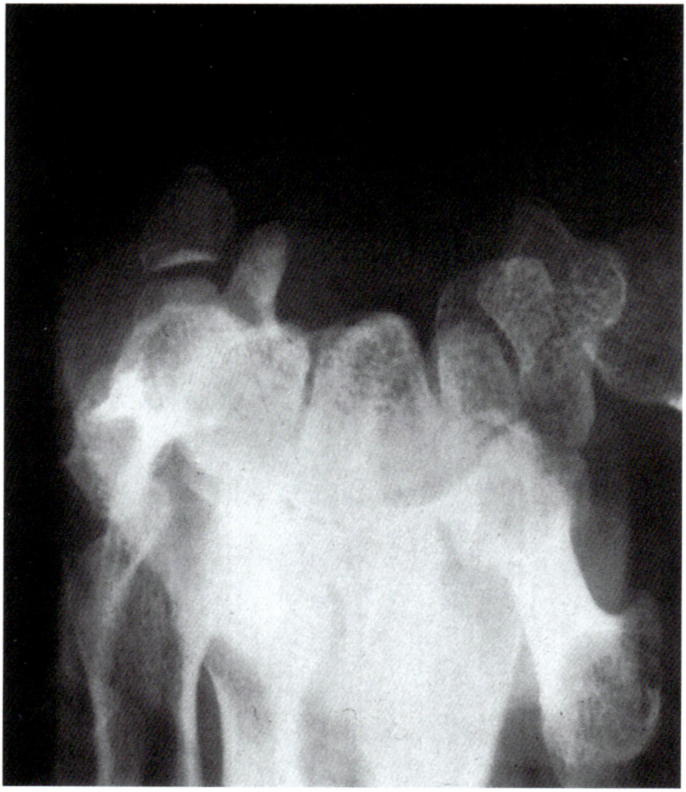

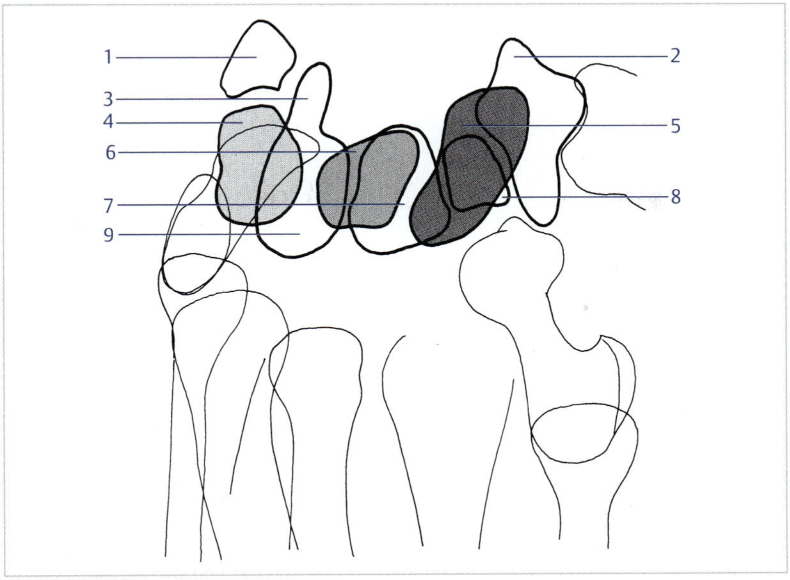

Abb. 3.28 Karpaltunnel

1 Os pisiforme
2 Os trapezium (Os multangulum majus)
3 Hamulus ossis hamati
4 Os triquetrum
5 Os scaphoideum (Kahnbein)
6 Os lunatum (Mondbein)
7 Os capitatum
8 Os trapezoideum (Os multangulum minus)
9 Os hamatum

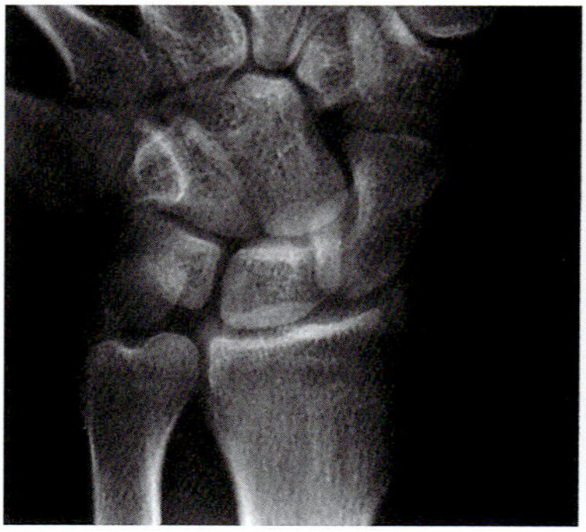

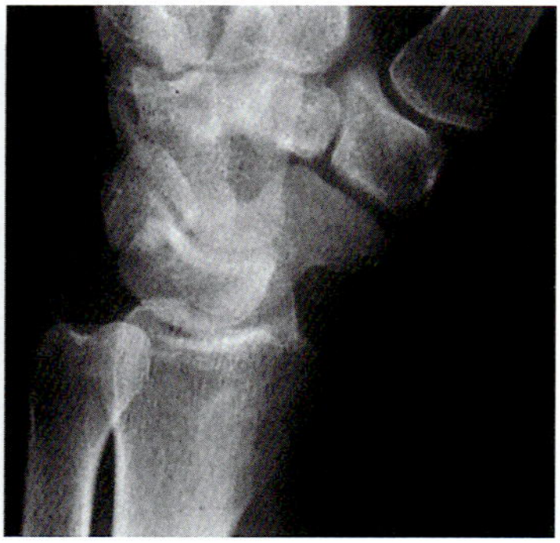

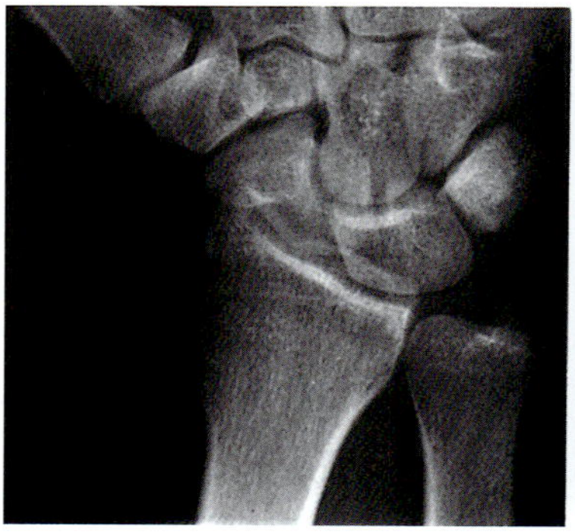

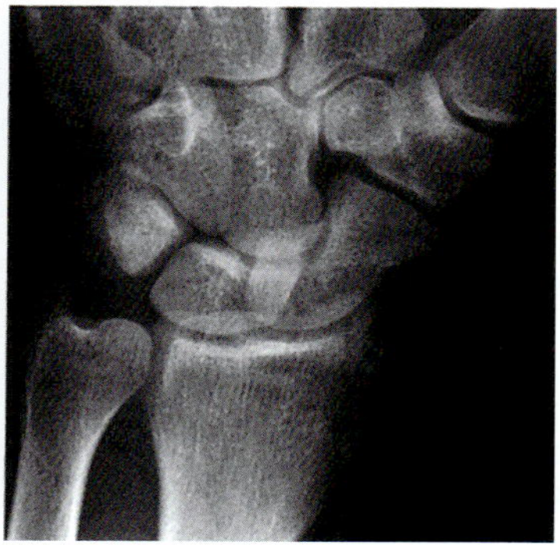

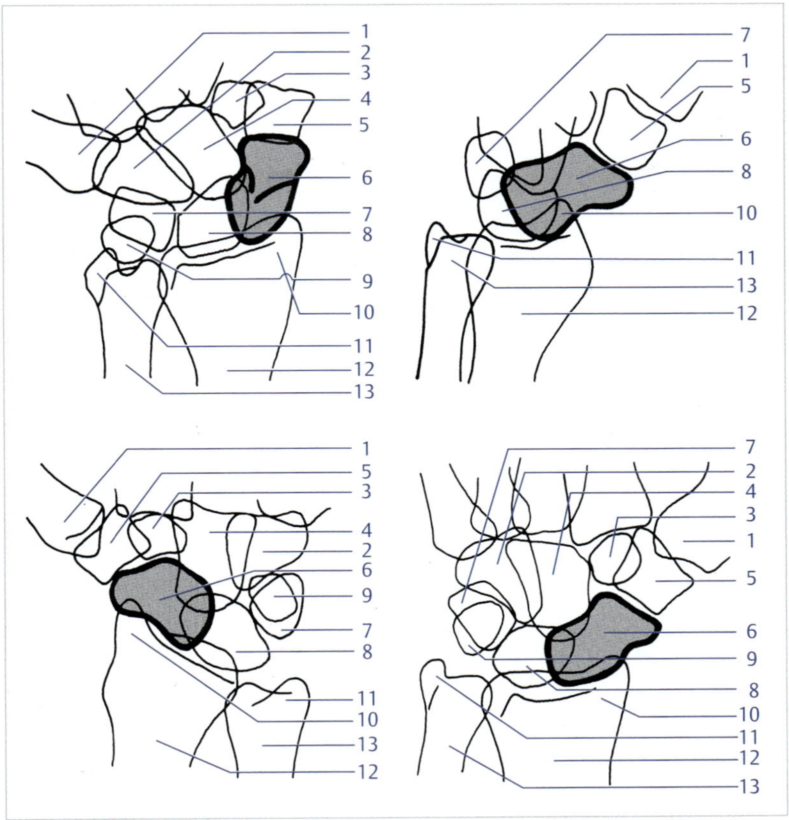

Abb. 3.29 Skaphoidaufnahmen

- **1** Os metacarpale (Mittelhandknochen)
- **2** Os hamatum
- **3** Os trapezoideum (Os multangulum minus)
- **4** Os capitatum
- **5** Os trapezium (Os multangulum majus)
- **6** Os scaphoideum (Kahnbein)
- **7** Os triquetrum
- **8** Os lunatum (Mondbein)
- **9** Os pisiforme
- **10** Processus styloideus radii
- **11** Processus styloideus ulnae
- **12** Radius
- **13** Ulna

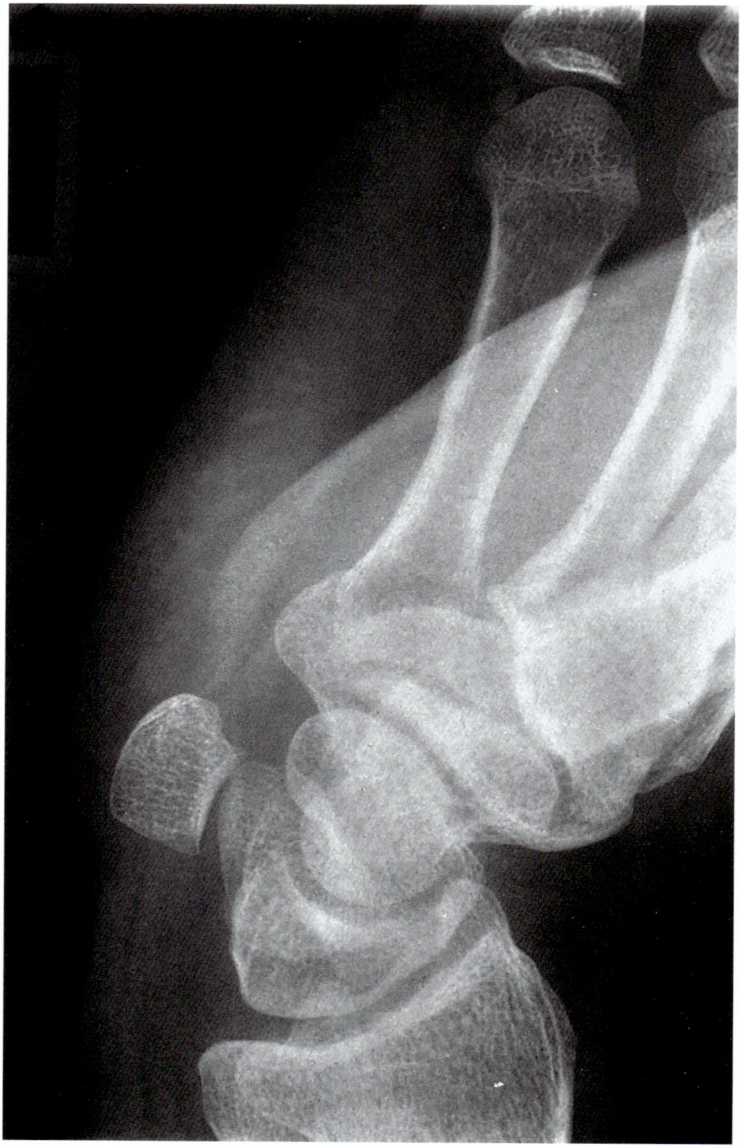

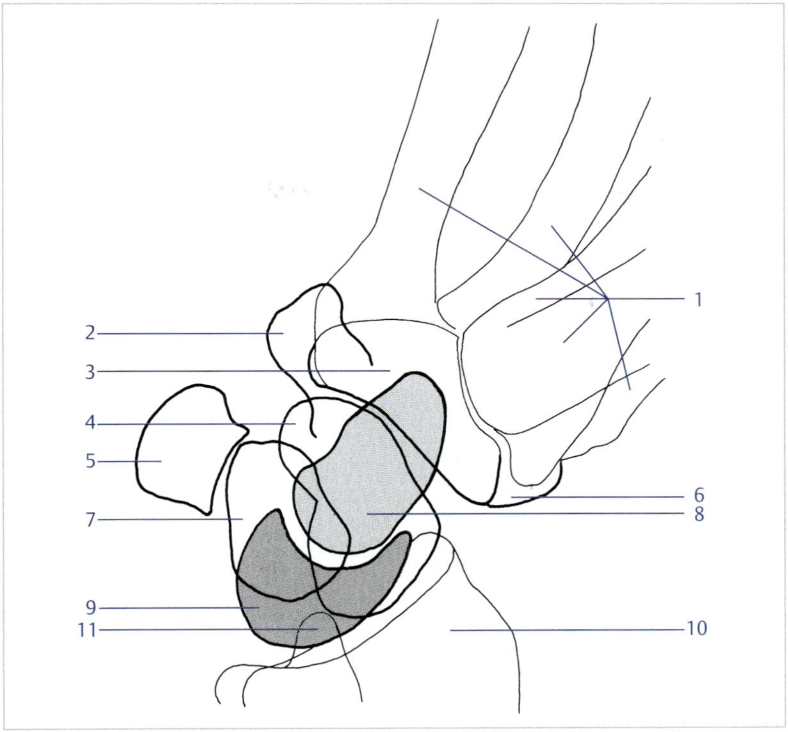

Abb. 3.30 Spezialaufnahme des Os pisiforme

1 Ossa metacarpalia (Mittelhandknochen)
2 Os hamatum
3 Os trapezoideum (Os multangulum minus)
4 Os scaphoideum (Kahnbein)
5 Os pisiforme
6 Os trapezium (Os multangulum majus)
7 Os triquetrum
8 Os capitatum
9 Os lunatum (Mondbein)
10 Radius
11 Processus styloideus ulnae

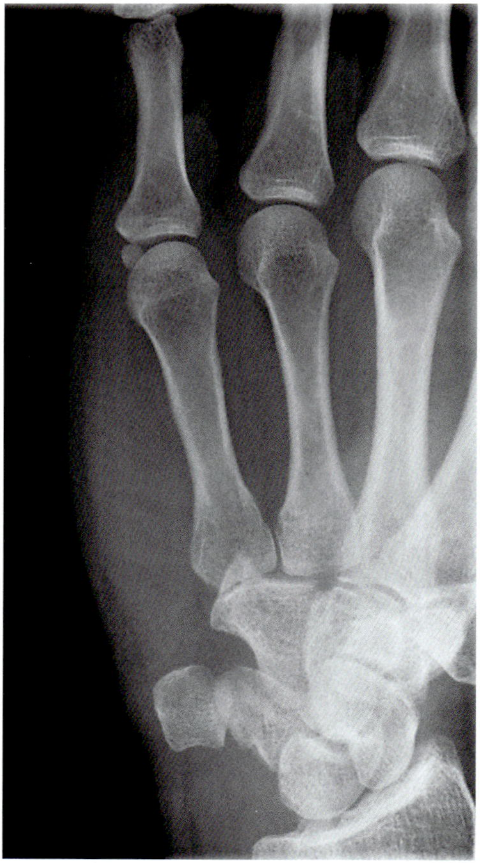

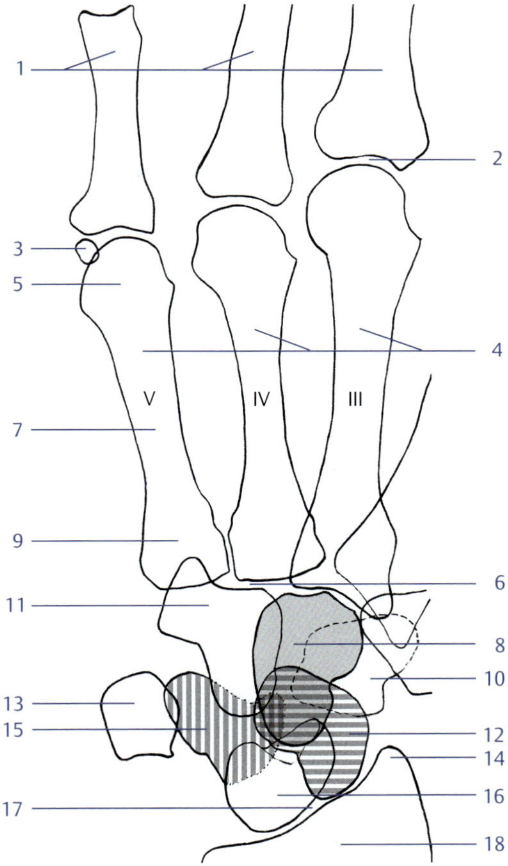

Abb. 3.31 Mittelhand schräg

1 Grundphalangen (Phalanx basalis)
2 Articulatio metacarpophalangealis
3 Os sesamoideum (Sesambein)
4 Ossa metacarpalia 3–5 (Mittelhandknochen)
5 Os metacarpale 5, Caput (Köpfchen)
6 Articulatio carpometacarpale
7 Os metacarpale 5, Korpus (Schaft)
8 Os capitatum
9 Os metacarpale 5, Basis (Basis)
10 Os trapezium und Os trapezoideum (übereinanderprojiziert)
11 Os hamatum
12 Os scaphoideum
13 Os pisiforme
14 Processus styloideus radii
15 Os triquetrum
16 Os lunatum (Mondbein)
17 Radiocarpalgelenk (Articulatio radiocarpalis)
18 Radius

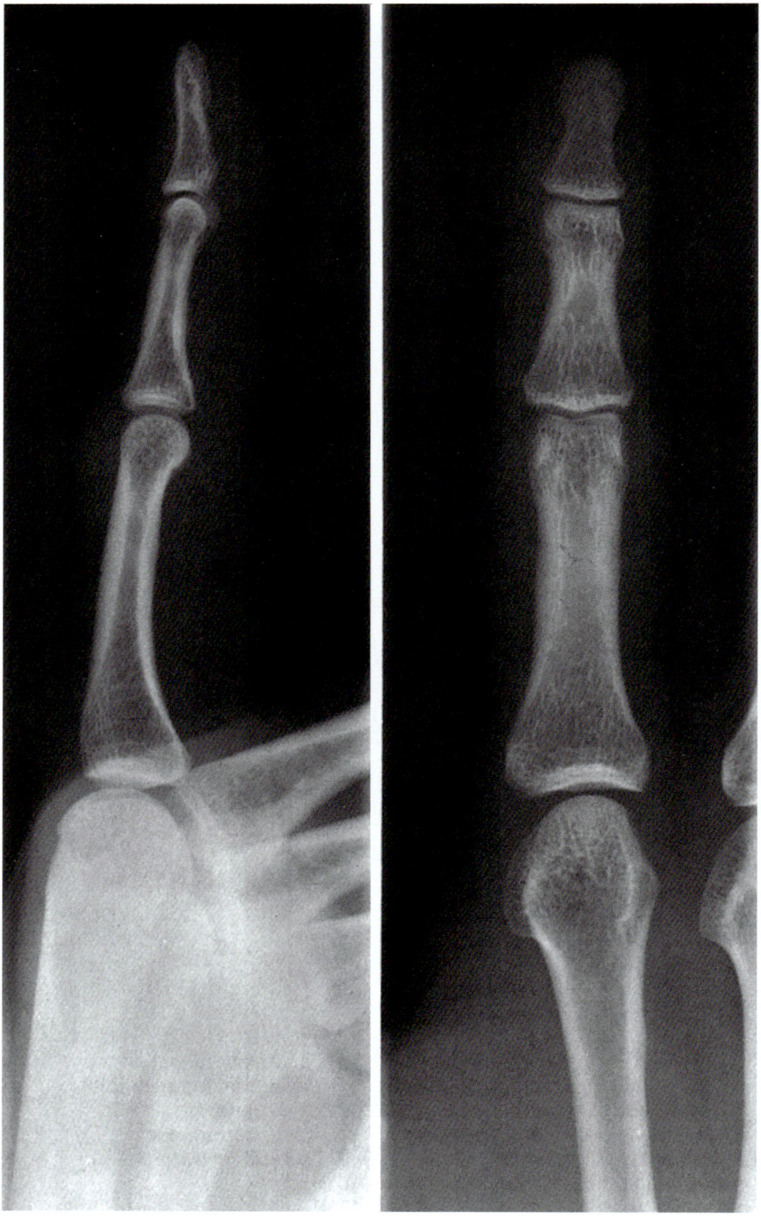

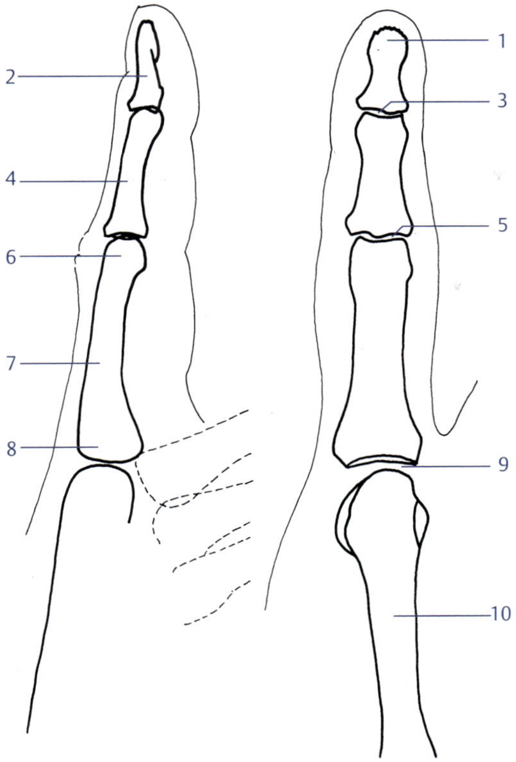

Abb. 3.32 Finger in 2 Ebenen

1 Tuberositas phalangis distalis (Nagelkranz)
2 Phalanx distalis (Endphalanx, Fingerendglied)
3 Articulatio interphalangealis distalis (Fingerendgelenk, distales Interphalangealgelenk)
4 Phalanx media (Mittelphalanx)
5 Articulatio interphalangealis proximalis (Fingermittelgelenk, proximales Interphalangealgelenk)
6 Caput phalangis proximalis (Grundgliedköpfchen)
7 Phalanx proximalis (Grundphalanx)
8 Basis phalangis proximalis (Grundphalangenbasis)
9 Articulatio metacarpophalangealis (Metakarpophalangealgelenk)
10 Os metacarpale

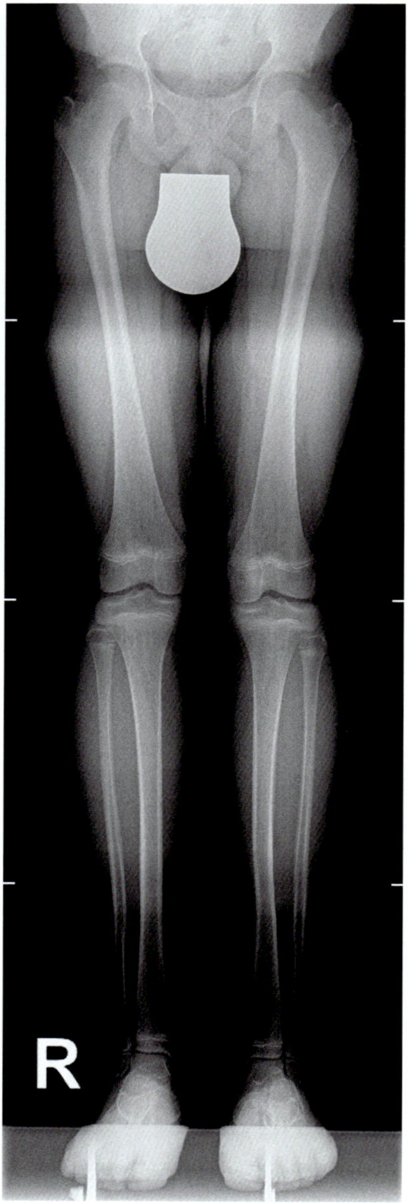

Abb. 4.1 Ganzbeinaufnahme im Stand

1 Os ilium (Beckenschaufel)
2 Os sacrum
3 Caput femoris (Hüftkopf)
4 Articulatio coxae (Hüftgelenk)
5 Collum femoris
6 Os pubis (Schambein)
7 Trochanter major
8 Symphyse
9 Trochanter minor
10 Os ischiadicum (Sitzbein, Tuber)
11 Os femoris
12 Condylus medialis (femoris)
13 Epicondylus medialis
14 Patella (Kniescheibe)
15 Epicondylus lateralis
16 Condylus lateralis (femoris)
17 Articulatio genus
18 Eminentia intercondylaris (Interkondylenhöcker)
19 Tibiaplateau
20 Tibiakopf
21 Caput fibulae
22 Tibia (Schaft)
23 Fibula (Schaft)
24 Malleolengabel
25 Malleolus medialis
26 Tarsus
27 Articulatio talocruralis (Sprunggelenk)
28 Metatarsus
29 Malleolus lateralis
30 Digiti

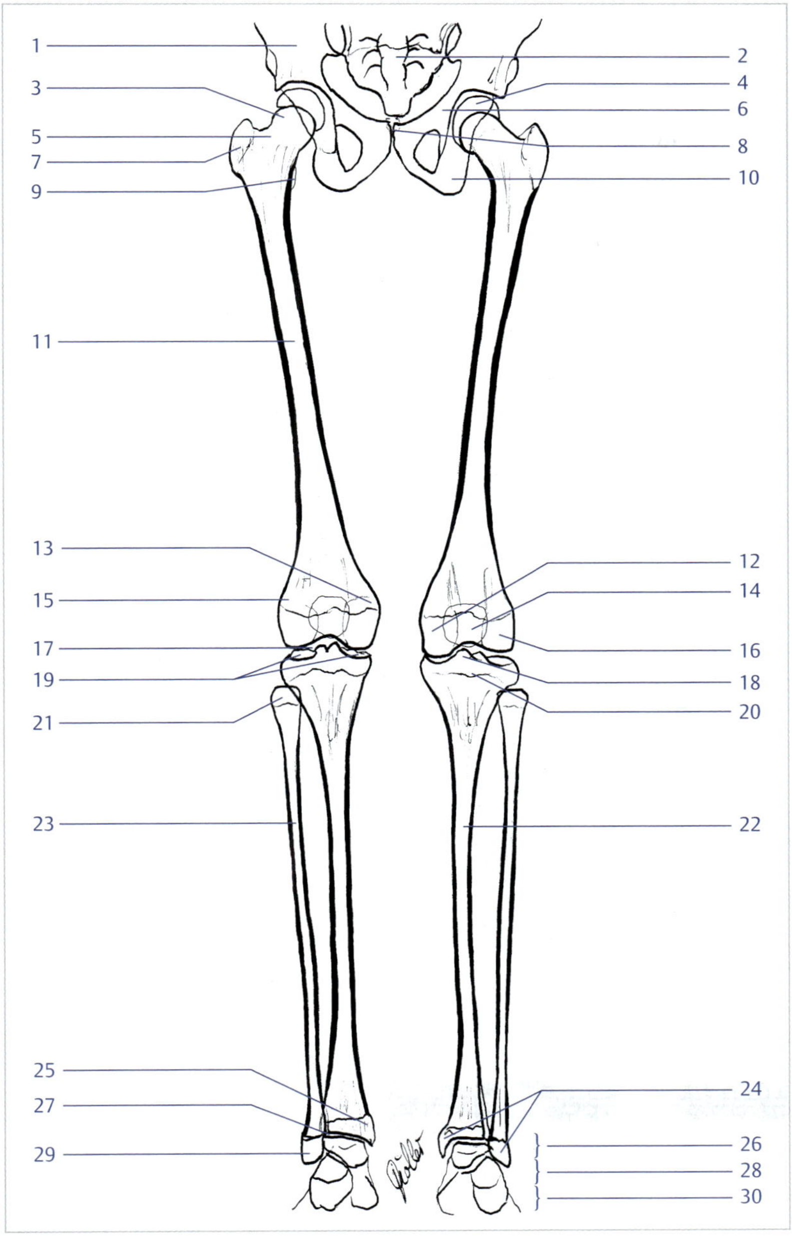
1
2
3
4
5
6
7
8
9
10
11
13
12
15
14
17
16
19
18
21
20
23
22
25
24
27
29
26
28
30

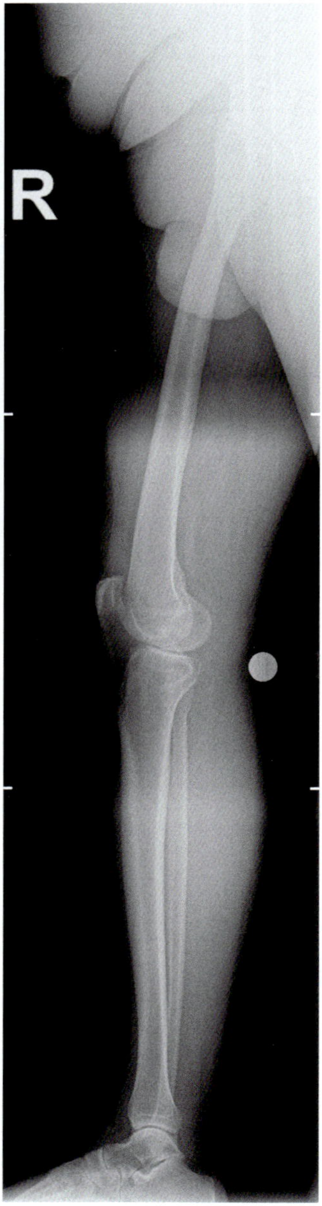

Abb. 4.2 Ganzbeinaufnahme seitlich

1 Trochanter major
2 Trochanter minor
3 Os femoris (Schaft)
4 Condyli lateralis und medialis
5 Articulatio femoropatellaris
6 Articulatio genus (Kniegelenk)
7 Patella
8 Tibiakondylus mit Tibiaplateau
9 Tuberositas tibiae
10 Caput fibulae
11 Tibia (Schaft)
12 Fibula (Schaft)
13 Talus
14 Articulatio talocruralis
15 Os naviculare
16 Malleolus lateralis
17 Os cuneiforme mediale
18 Articulatio subtalaris
19 Ossa metatarsalia
20 Kalkaneus

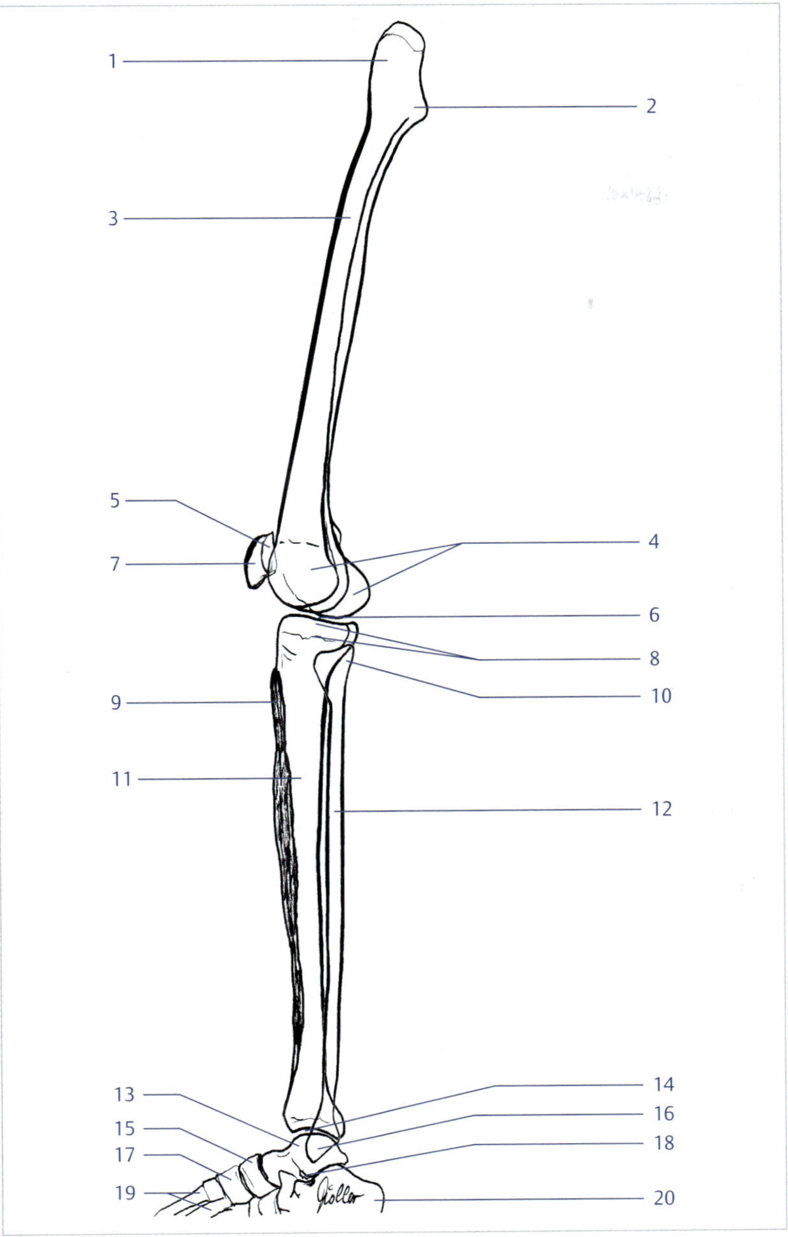

1
2
3
5
4
7
6
8
9
10
11
12
13
14
15
16
17
18
19
20

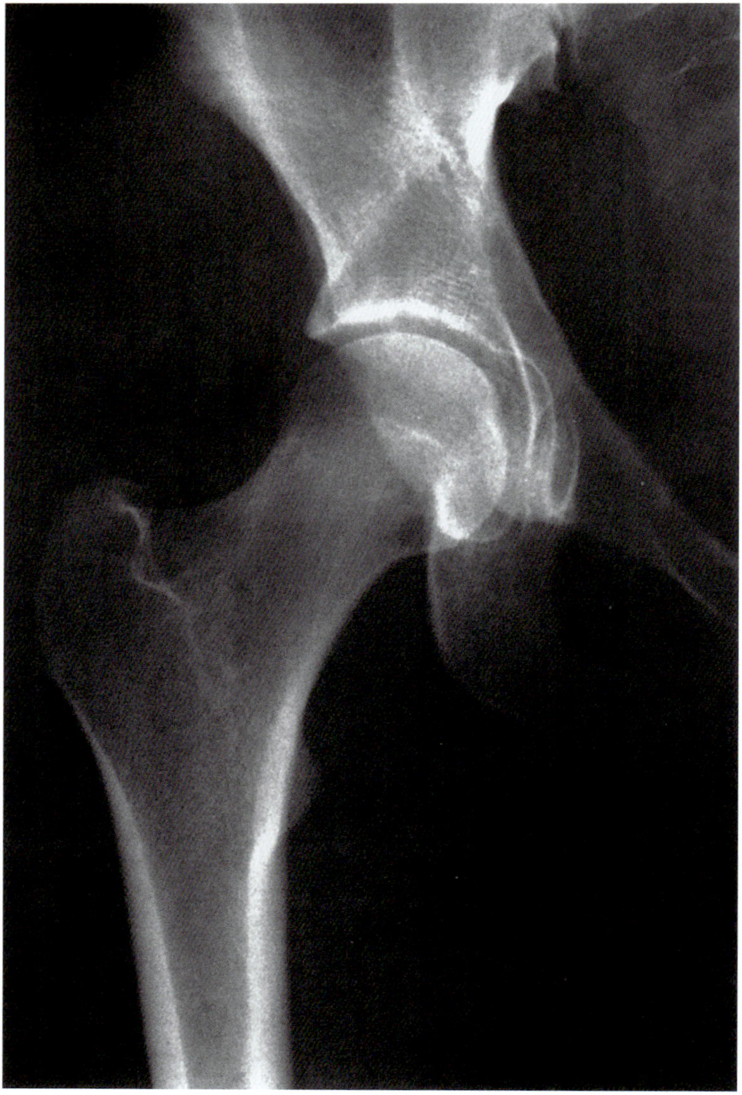

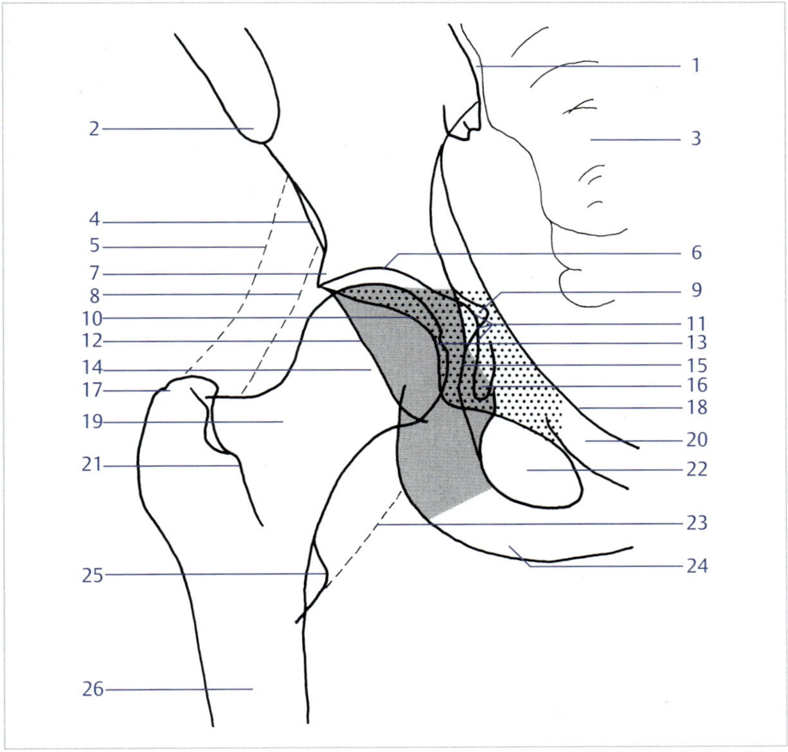

Abb. 4.3 Hüftgelenk a.-p.

1 Articulatio sacroiliaca (Iliosakralgelenk)
2 Spina iliaca anterior superior
3 Os sacrum (Kreuzbein)
4 Spina iliaca anterior inferior
5 Fettstreifen (zwischen Mm. glutaei)
6 Pfannendach
7 Pfannenerker
8 Fettstreifen (medial vom M. glutaeus minimus)
9 Spina ischiadica
10 ventraler Pfannenrand
11 medialer Pfannengrund
12 dorsaler Pfannenrand
13 Fovea capitis femoris
14 Caput femoris (Femurkopf)
15 Linea ilioischiadica
16 Köhler-Tränenfigur
17 Trochanter major
18 Linea terminalis
19 Collum femoris (Schenkelhals)
20 R. superior ossis pubis (Schambein)
21 Crista intertrochanterica
22 Foramen obturatum
23 Fettstreifen (medial vom M. iliopsoas)
24 Tuber ischiadicum
25 Trochanter minor
26 Femur (Oberschenkel), Corpus ossis ischii (hinterer Gelenkpfeiler), Corpus ossis pubis (vorderer Gelenkpfeiler)

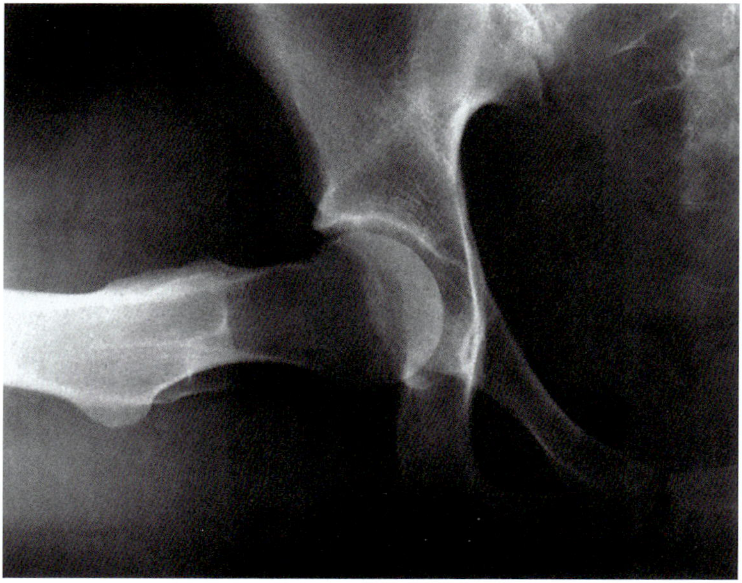

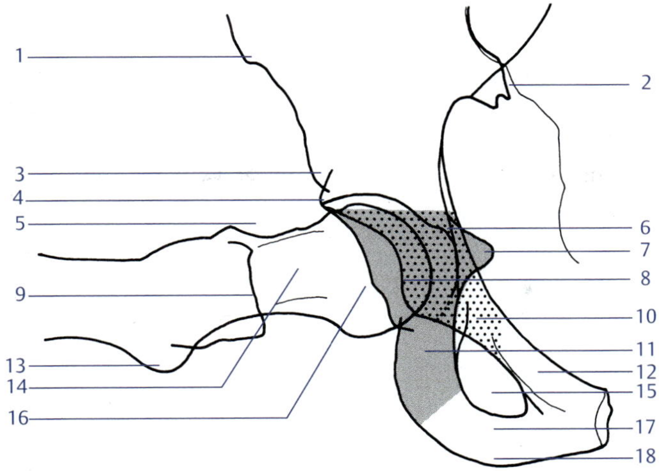

Abb. 4.4 Hüfte nach Lauenstein

1 Spina iliaca anterior superior
2 Articulatio sacroiliaca (Iliosakralgelenk)
3 Spina iliaca anterior inferior
4 Pfannenerker
5 hinterer Pfannenrand
6 Pfannengrund
7 Spina ischiadica
8 vorderer Pfannenrand
9 Trochanter major
10 Corpus ossis pubis (Schambein, vorderer Gelenkpfeiler)
11 Corpus ossis ischii (hinterer Gelenkpfeiler)
12 R. superior ossis pubis
13 Trochanter minor
14 Collum femoris (Schenkelhals)
15 Foramen obturatum
16 Caput femoris (Hüftkopf)
17 R. inferior ossis pubis
18 Tuber ischiadicum

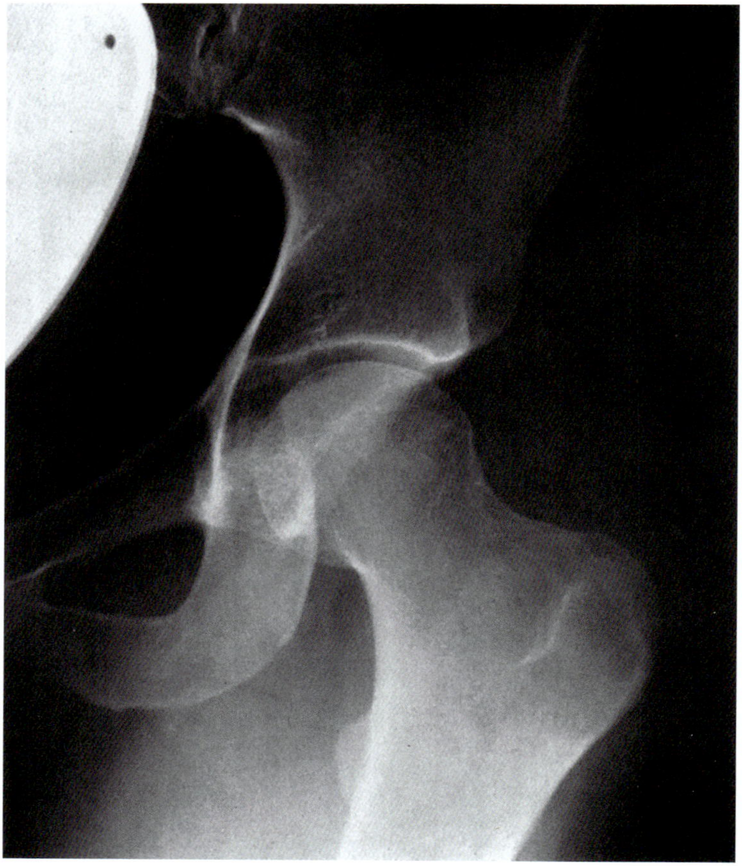

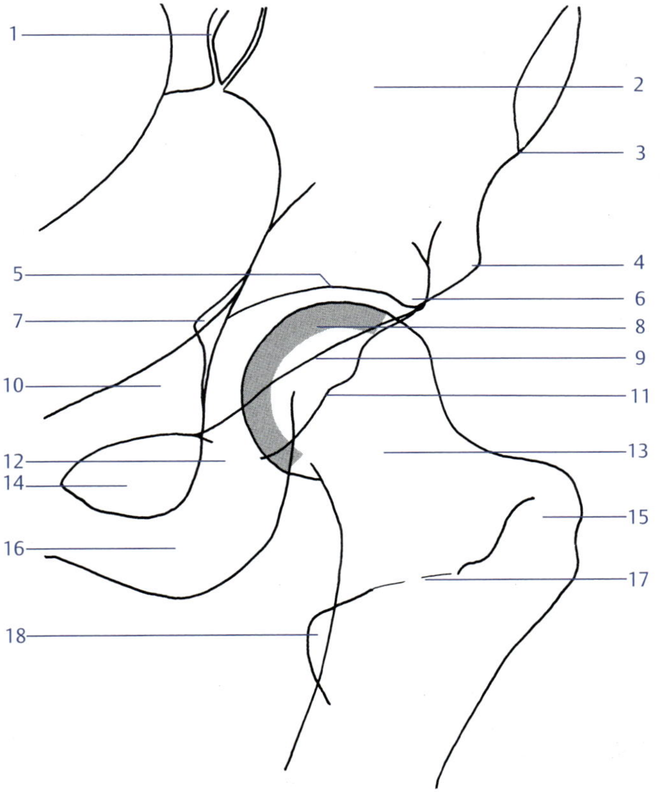

Abb. 4.5 Konturaufnahme des Femurkopfes (Schneider I)

1 Articulatio sacroiliaca (Iliosakralgelenk)
2 Os ilii
3 Spina iliaca anterior superior
4 Spina iliaca anterior inferior
5 Pfannendach
6 Pfannenerker
7 Spina ischiadica
8 Vorderfläche des Caput femoris (Femurkopfes)
9 vorderer Pfannenrand
10 Corpus ossis pubis (vorderer Gelenkpfeiler)
11 hinterer Pfannenrand
12 Os ischii
13 Collum femoris (Schenkelhals)
14 Foramen obturatum
15 Trochanter major
16 Tuber ischiadicum
17 Linea intertrochanterica
18 Trochanter minor

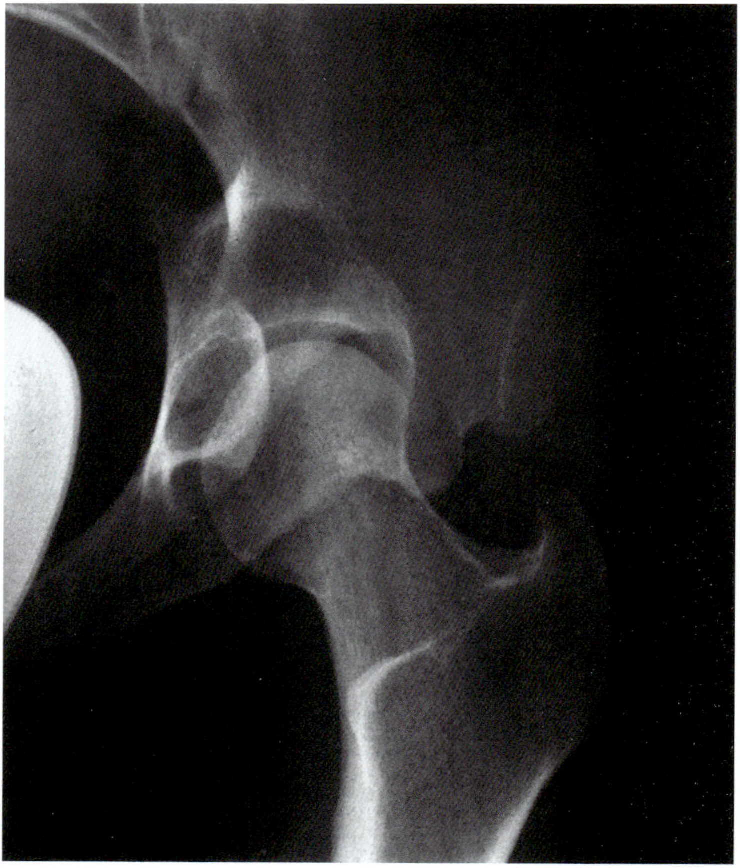

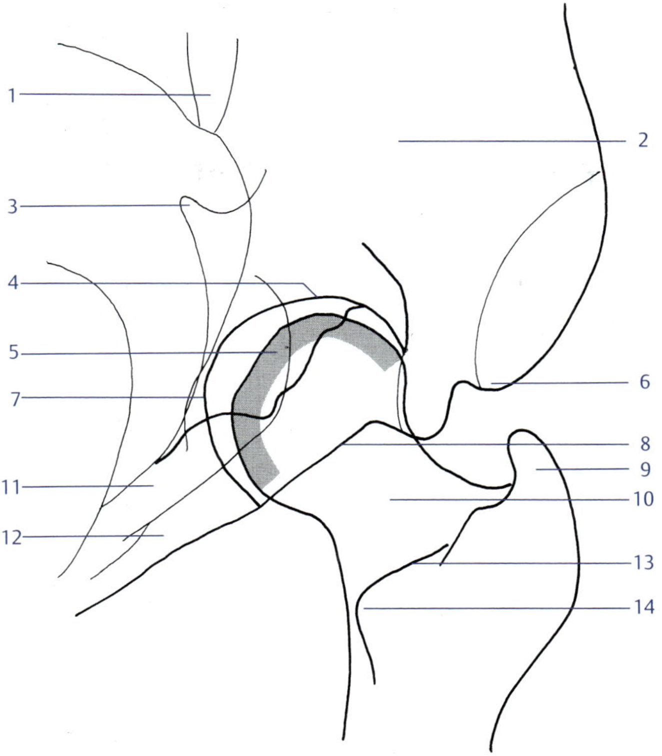

Abb. 4.6 Konturaufnahme des Femurkopfes (Schneider II)

1 Articulatio sacroiliaca (Iliosakralgelenk)
2 Os ilii
3 Spina ischiadica
4 Pfannendach
5 dorsale Gelenkfläche des Caput femoris (Femurkopfes)
6 Spina iliaca anterior superior
7 Pfannengrund
8 vorderer Pfannenrand
9 Trochanter major
10 Collum femoris (Schenkelhals)
11 Os ischiadicum
12 Os pubis
13 Linea intertrochanterica
14 Trochanter minor

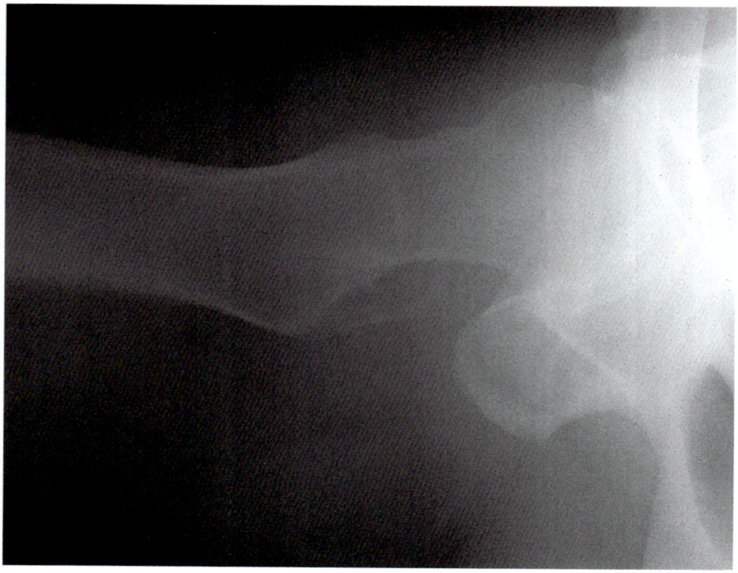

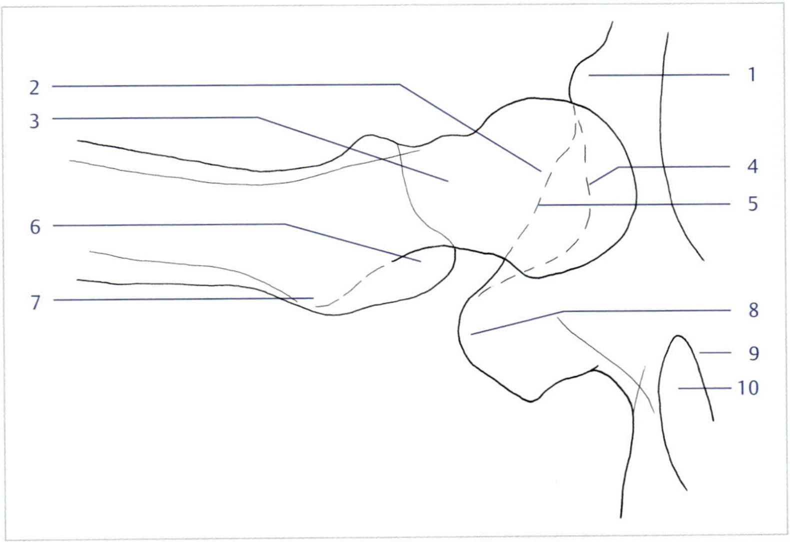

Abb. 4.7 Hüfte axial

1 Spina iliaca anterior inferior
2 Caput femoris
3 Collum femoris
4 vorderer Pfannenrand
5 hinterer Pfannenrand
6 Trochanter major
7 Trochanter minor
8 Tuber ischiadicum
9 Os pubis
10 Foramen obturatum

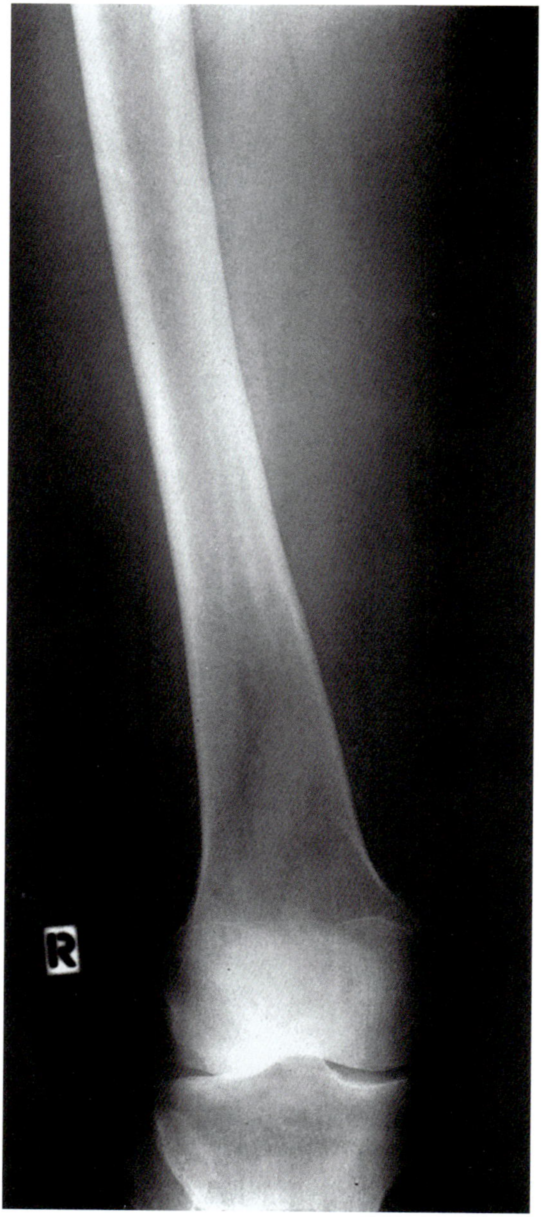
R

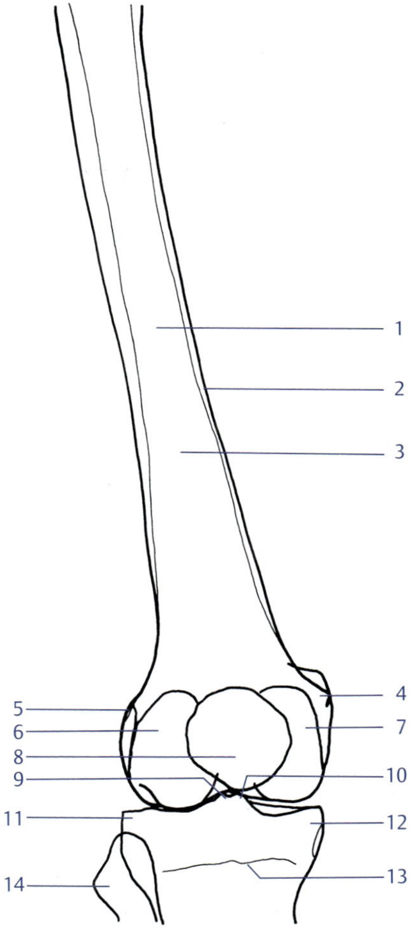

Abb. 4.8 Oberschenkel a.-p.

1 Corpus femoris (Femurschaft)
2 Kortikalis
3 Markraum
4 Epicondylus medialis femoris
5 Epicondylus lateralis femoris
6 Condylus lateralis femoris
7 Condylus medialis femoris
8 Patella (Kniescheibe)
9 Eminentia intercondylaris lateralis (lateraler Interkondylenhöcker)
10 Eminentia intercondylaris medialis (medialer Interkondylenhöcker)
11 Condylus lateralis tibiae
12 Condylus medialis tibiae
13 Linea epiphysialis (Epiphysenlinie)
14 Caput fibulae (Fibulaköpfchen)

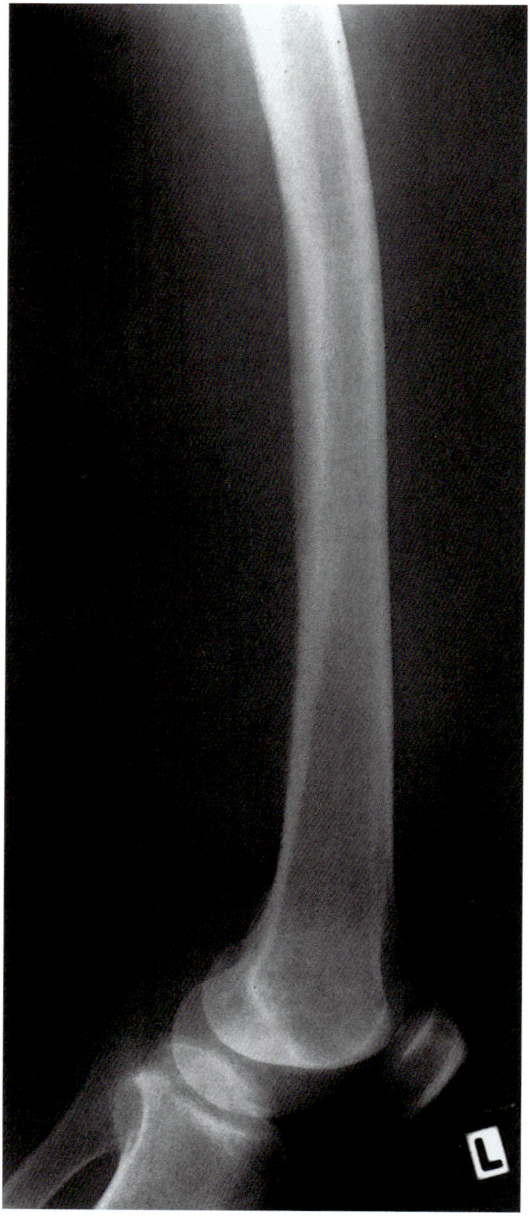
L

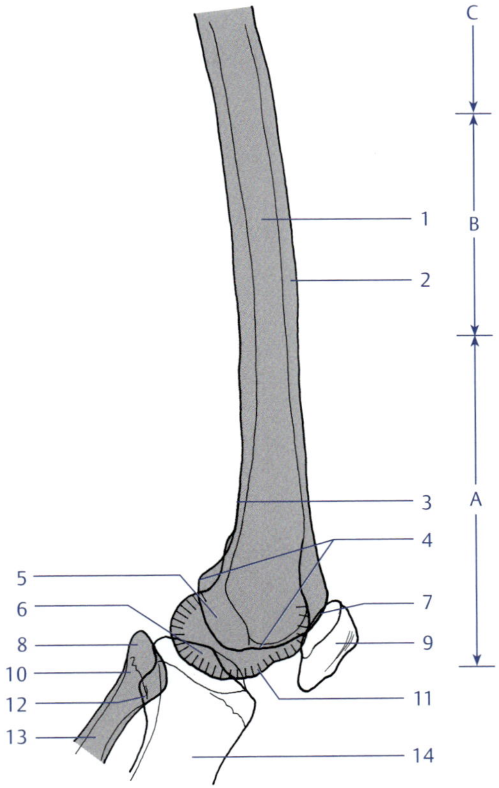

Abb. 4.9 Oberschenkel seitlich

A distales Femurdrittel
B mittleres Femurdrittel
C proximales Femurdrittel
1 Femur
2 Kompakta
3 Facies poplitea
4 Condylus medialis femoris (medialer Femurkondylus)
5 Fossa intercondylaris
6 Eminentia intercondylaris
7 Retropatellargelenk
8 Apex capitis fibulae
9 Patella
10 Caput fibulae (Fibulaköpfchen)
11 Condylus lateralis femoris (lateraler Femurkondylus)
12 Articulatio tibiofibularis
13 Fibula (Wadenbein)
14 Tibia (Schienbein)

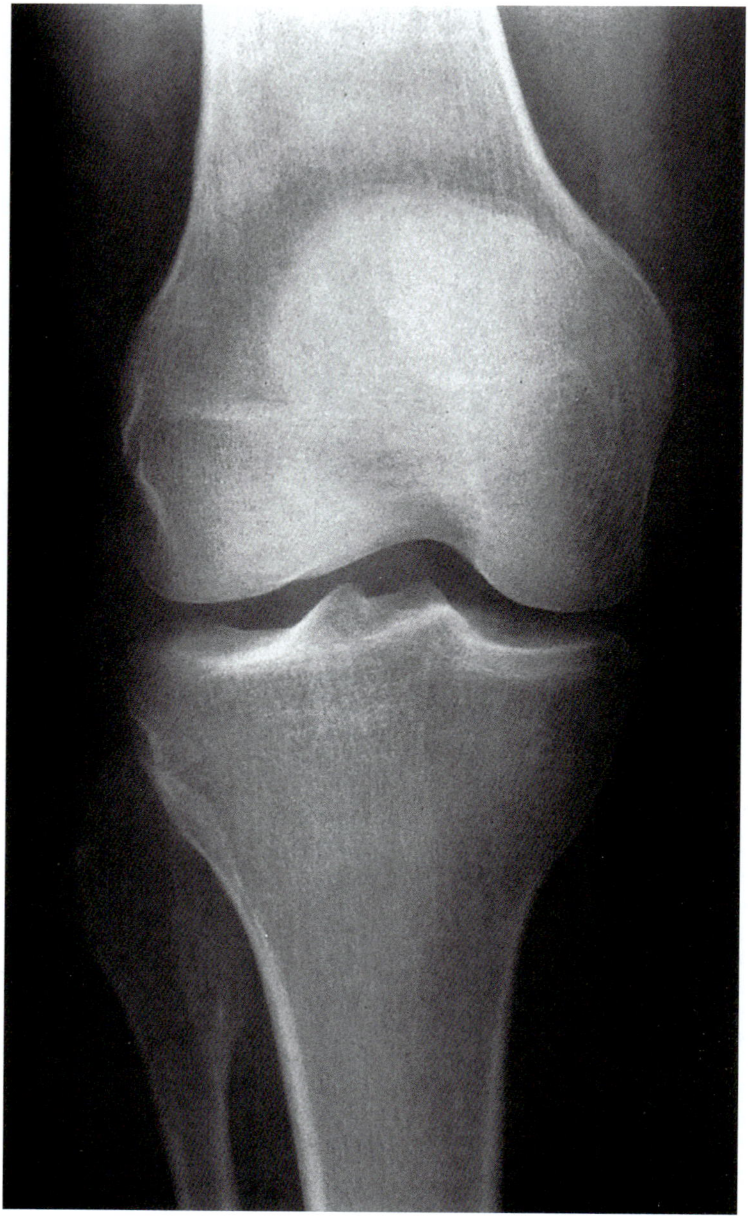

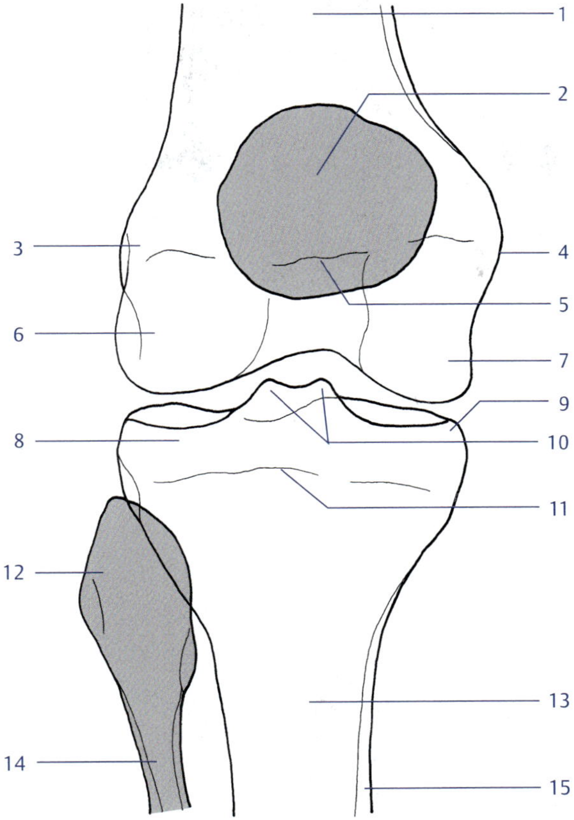

Abb. 4.10 Kniegelenk a.-p.

- **1** Femur
- **2** Patella (Kniescheibe)
- **3** Epicondylus lateralis femoris
- **4** Epicondylus medialis femoris
- **5** Epiphysenfuge
- **6** Condylus lateralis femoris (lateraler Femurkondylus)
- **7** Condylus medialis femoris (medialer Femurkondylus)
- **8** Condylus lateralis tibiae (laterale Tibiakopfkonsole)
- **9** Condylus medialis tibiae (mediale Tibiakopfkonsole)
- **10** Tuberculum intercondylare mediale und laterale (medialer und lateraler Interkondylenhöcker)
- **11** Epiphysenfuge
- **12** Caput fibulae (Fibulaköpfchen)
- **13** Tibia (Schienbein)
- **14** Fibula (Wadenbein)
- **15** Kompakta

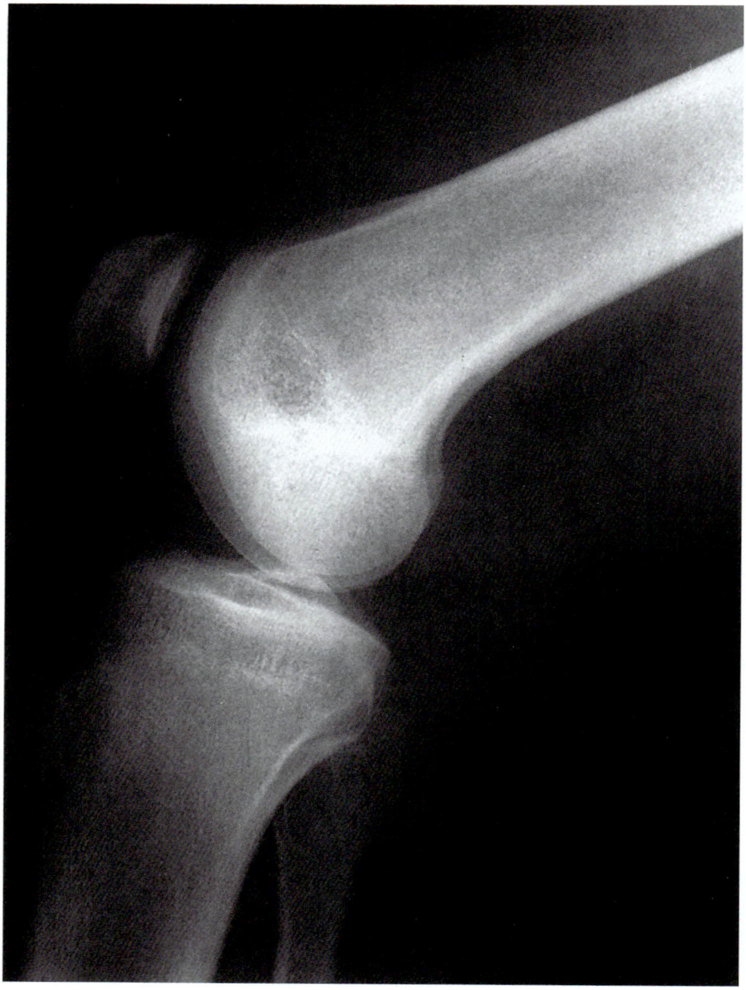

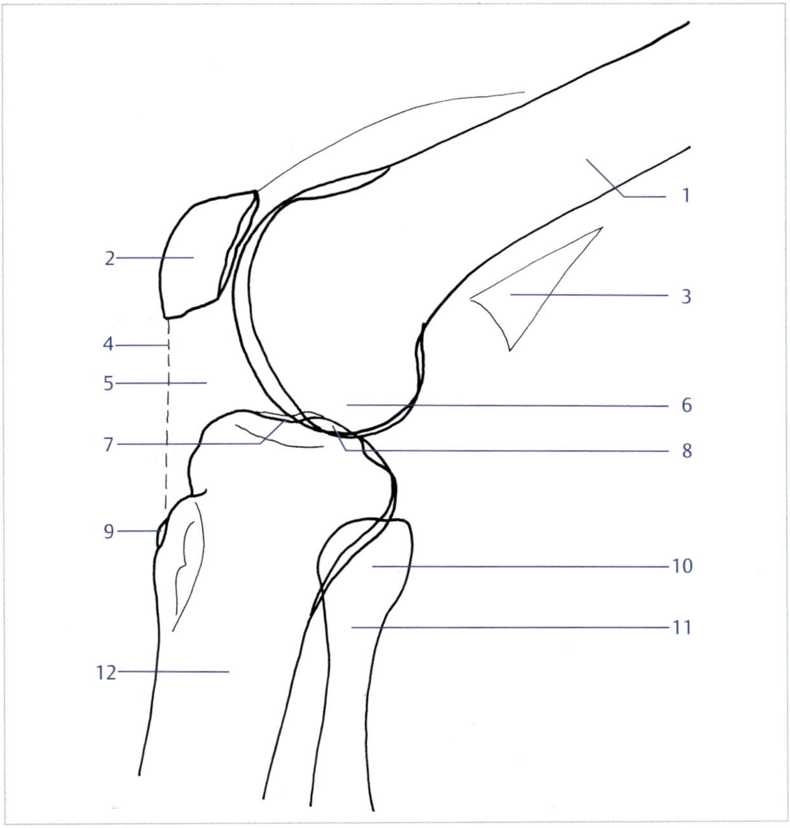

Abb. 4.11 Kniegelenk seitlich

1 Femur
2 Patella (Kniescheibe)
3 dorsales Fettdreieck
4 Lig. patellae
5 infrapatellarer Fettkörper (Hoffa)
6 Condylus lateralis femoris
7 Facies articularis superior tibiae (Tibiaplateau)
8 Eminentia intercondylaris
9 Tuberositas tibiae
10 Caput fibulae (Fibulaköpfchen)
11 Collum fibulae (Fibulahals)
12 Tibia (Schienbein)

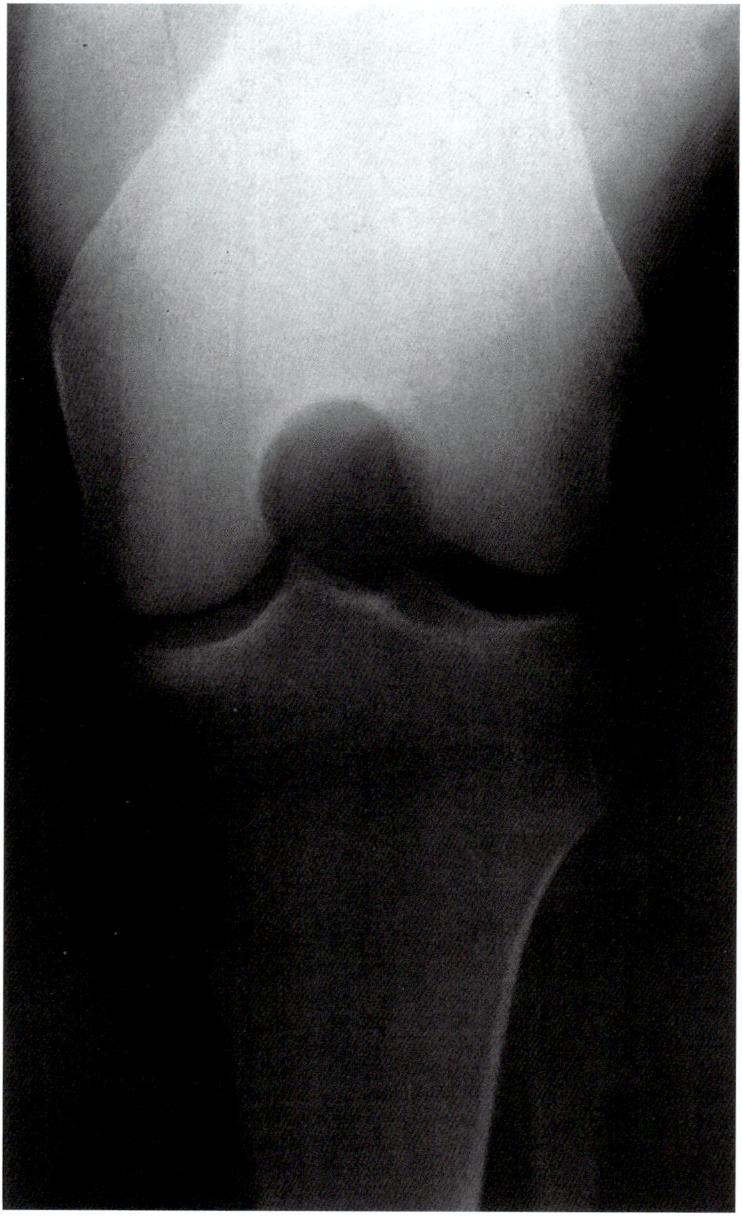

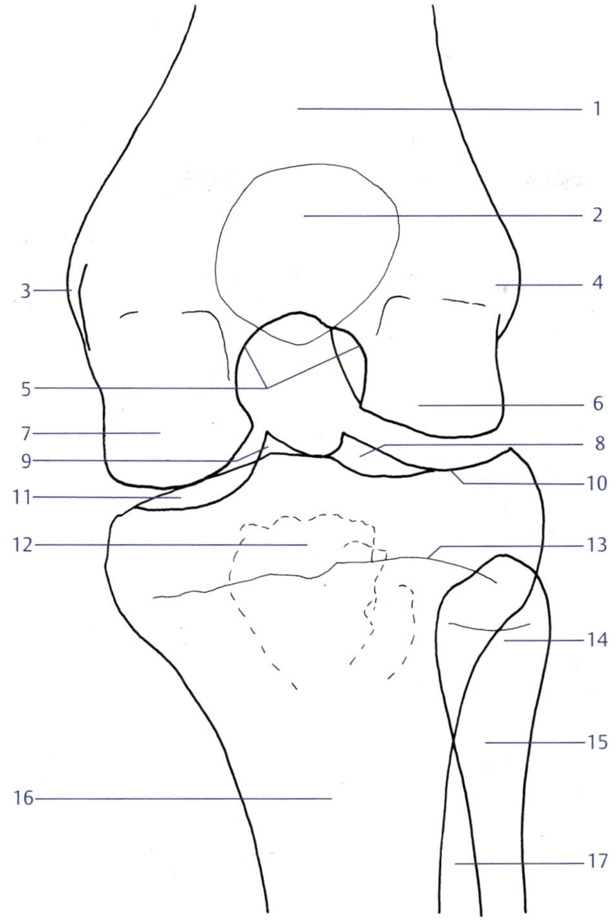

Abb. 4.12 Tunnelaufnahme des Kniegelenks nach Frik

1 Femur
2 Patella (Kniescheibe)
3 Epicondylus medialis femoris
4 Epicondylus lateralis femoris
5 Fossa intercondylaris
6 Condylus lateralis femoris
7 Condylus medialis femoris
8 Tuberculum intercondylare laterale (lateraler Interkondylenhöcker)
9 Tuberculum intercondylare mediale (medialer Interkondylenhöcker)
10 laterales Tibiaplateau
11 mediales Tibiaplateau
12 Tuberositas tibiae
13 Epiphysenfuge
14 Caput fibulae (Fibulaköpfchen)
15 Collum fibulae
16 Tibia (Schienbein)
17 Membrana interossea cruris

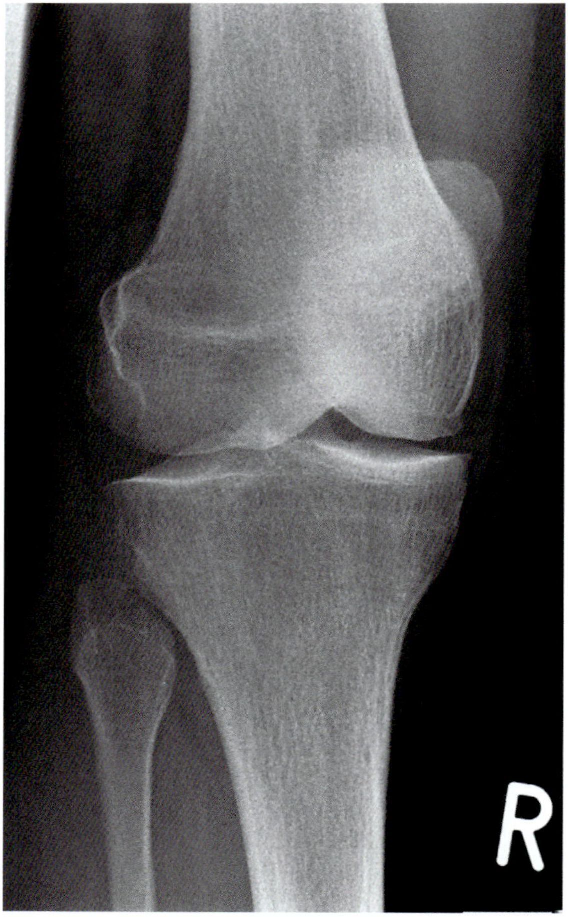
R

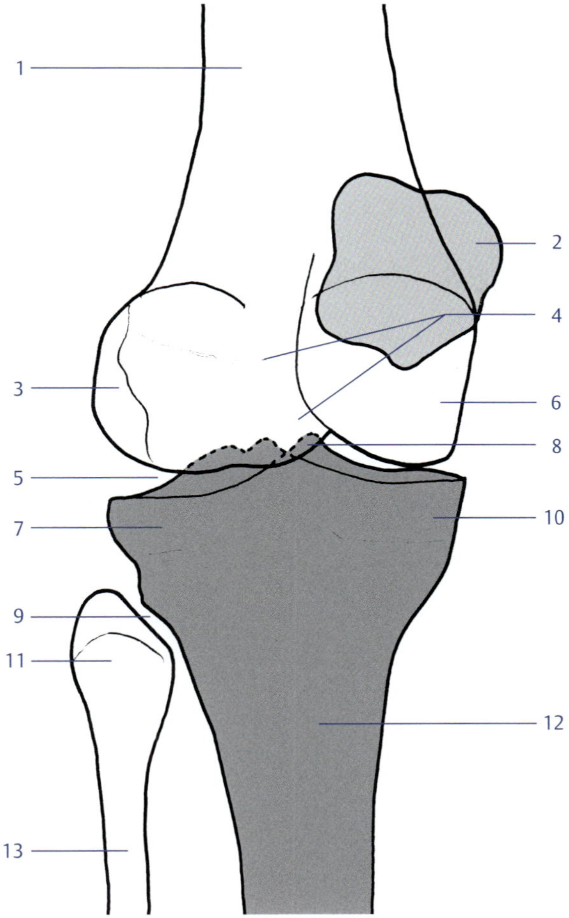

Abb. 4.13 Kniegelenk in 45°-Innenrotation

1 Femur (Oberschenkel), Schaft
2 Patella (Kniescheibe), medialer Rand
3 lateraler Femurkondylus
4 Fossa intercondylaria
5 Articulatio genus (Kniegelenkspalt)
6 medialer Femurkondylus
7 lateraler Tibiakondylus
8 Eminentia intercondylaris (Interkondylenhöcker)
9 Articulatio tibiofibularis
10 medialer Tibiacondylus
11 Fibula, Caput (Wadenbeinköpfchen)
12 Tibia, Korpus (Schienbeinschaft)
13 Fibula, Korpus (Wadenbeinschaft)

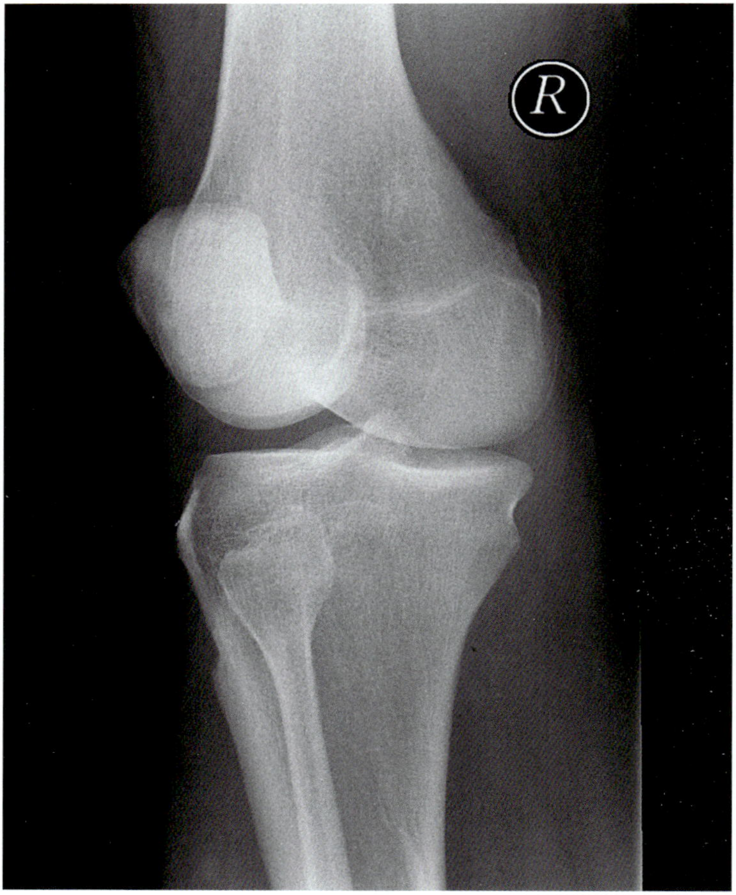
R

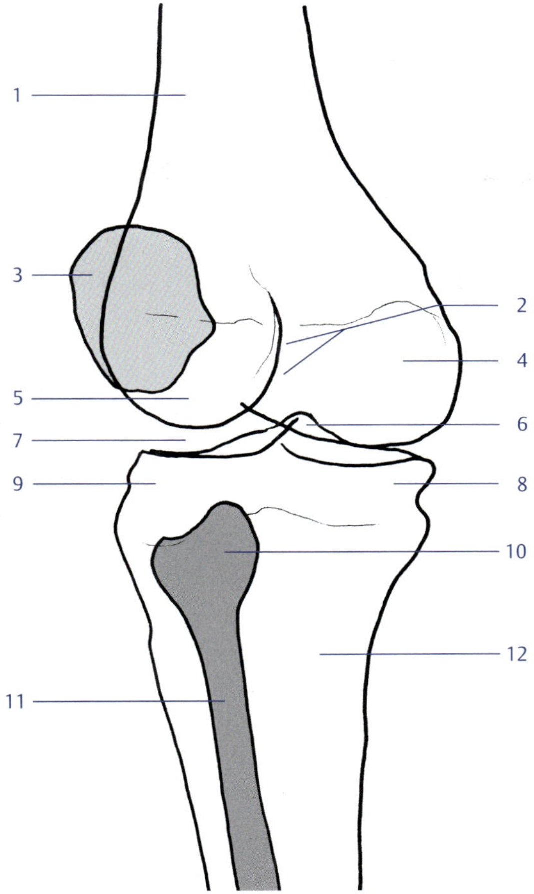

Abb. 4.14 Kniegelenk in 45°-Außenrotation

1 Femur (Oberschenkel), Schaft
2 Fossa intercondylaria
3 Patella (Kniescheibe), lateraler Rand
4 medialer Femurkondylus
5 lateraler Femurkondylus
6 Eminentia intercondylaris (Interkondylenhöcker)
7 Articulatio genus (Kniegelenkspalt)
8 medialer Tibiakondylus
9 lateraler Tibiakondylus
10 Fibula, Caput (Wadenbeinköpfchen)
11 Fibula, Korpus (Wadenbeinschaft)
12 Tibia, Korpus (Schienbeinschaft)

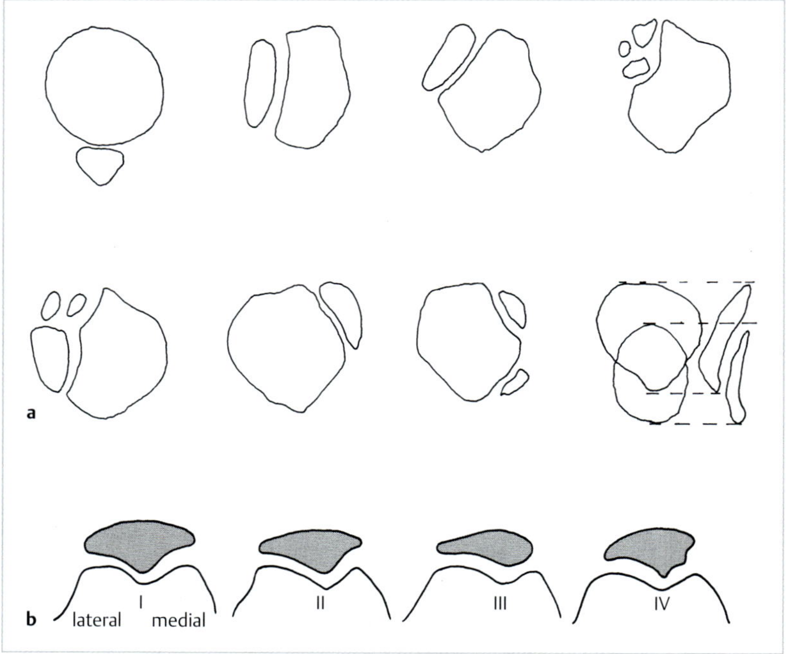

Abb. 4.15 Formen der Patella

a häufigste Formen der Patella partita (nach Schaer)

b Einteilung der Patellaformen nach Wiberg (rechtes Knie)

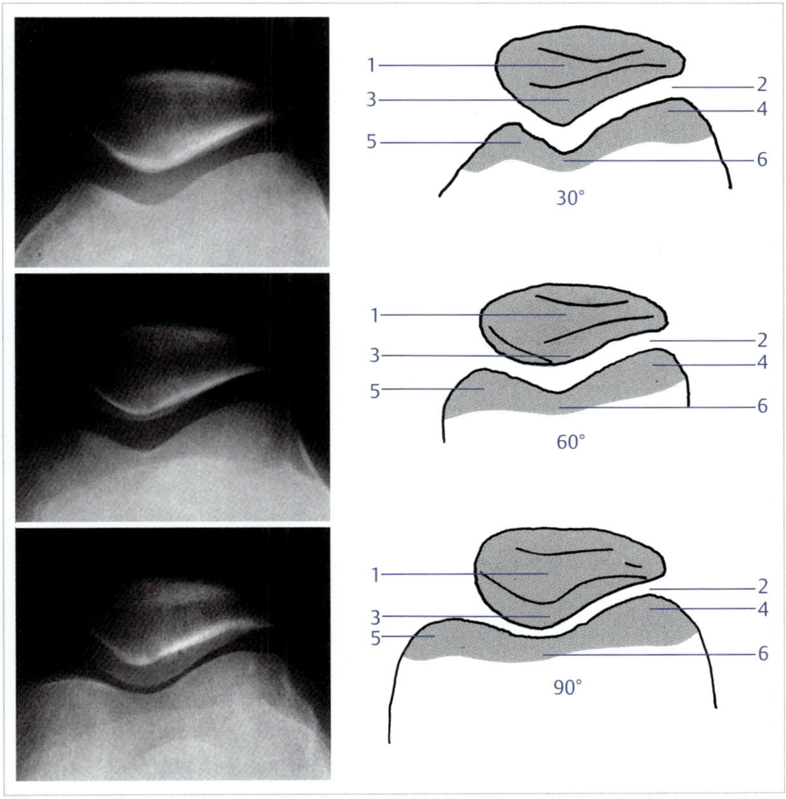

Abb. 4.16 Patella 30°, 60° und 90°

1 Patella (Kniescheibe)
2 Articulatio femoropatellaris (Femoropatellargelenk)
3 Facies articularis (Patellagelenkfläche)
4 Condylus lateralis femoris (lateraler Femurkondylus), (meist größer)
5 Condylus medialis femoris (medialer Femurkondylus)
6 Fossa intercondylaris

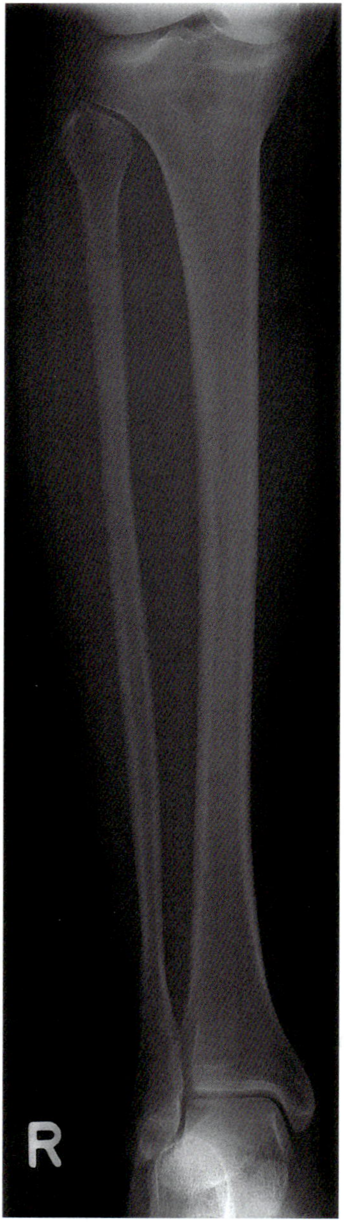
R

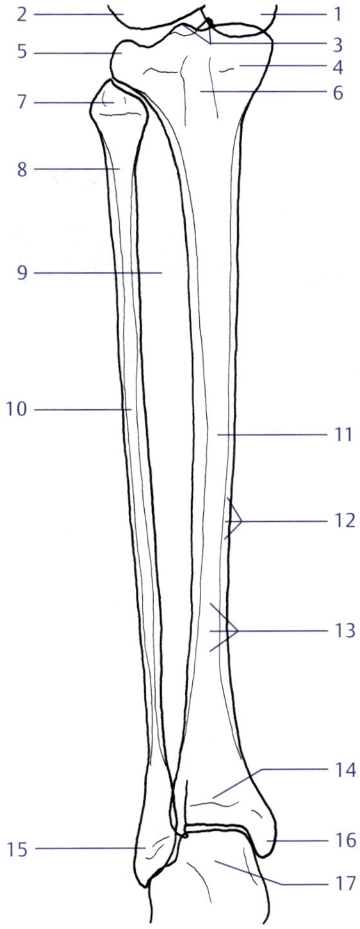

Abb. 4.17 Unterschenkel a.-p.

1 Condylus medialis femoris (medialer Femurkondylus)
2 Condylus lateralis femoris (lateraler Femurkondylus)
3 Eminentia intercondylaris medialis und lateralis (Interkondylenhöcker)
4 Condylus medialis tibiae
5 Condylus lateralis tibiae
6 Tuberositas tibiae
7 Caput fibulae
8 Collum fibulae
9 Membrana interossea cruris
10 Fibula (Wadenbein)
11 Tibia (Schienbein)
12 Kortikalis
13 Markraum
14 Epiphysenfuge
15 Malleolus lateralis
16 Malleolus medialis
17 Talus

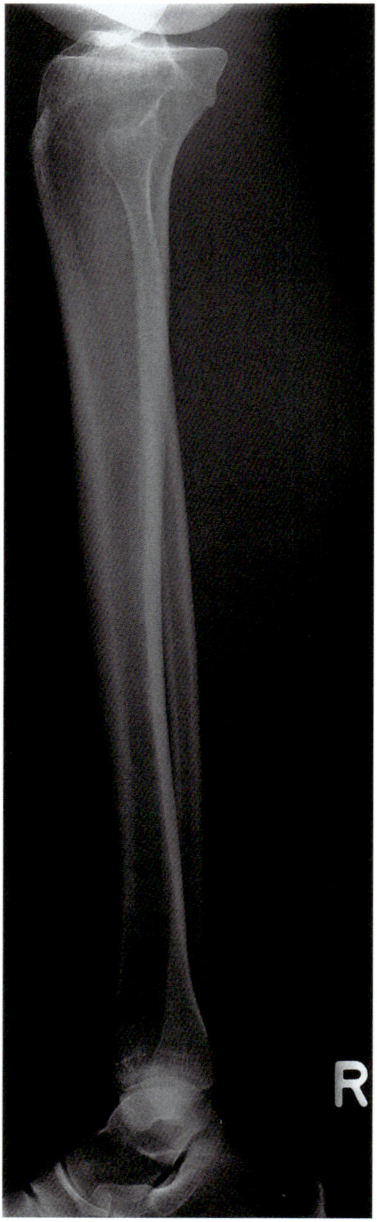
R

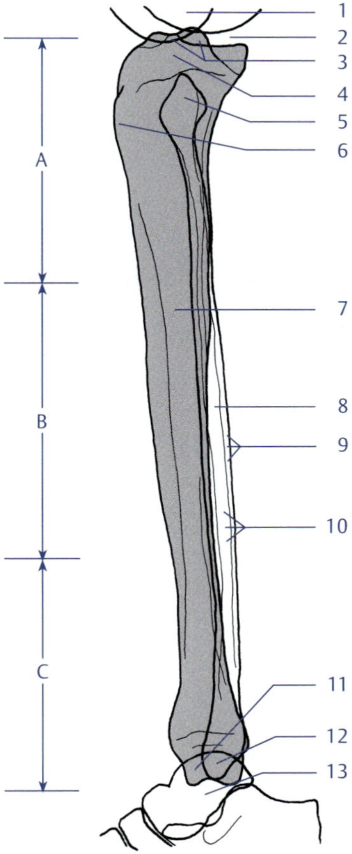

Abb. 4.18 Unterschenkel seitlich

- **A** proximales Unterschenkeldrittel
- **B** mittleres Unterschenkeldrittel
- **C** distales Unterschenkeldrittel
- **1** Condylus medialis und lateralis femoris (Femurkondylen)
- **2** Articulatio humerotibialis (Kniegelenk)
- **3** Eminentia intercondylaris (Interkondylenhöcker)
- **4** Condylus medialis und lateralis tibiae (Tibiakopfkonsole)
- **5** Caput fibulae (Fibulaköpfchen)
- **6** Tuberositas tibiae (juvenil: Tibiakopfapophyse)
- **7** Tibia (Schienbein)
- **8** Fibula (Wadenbein)
- **9** Kortikalis
- **10** Markraum
- **11** Malleolus medialis (Innenknöchel)
- **12** Malleolus lateralis (Außenknöchel)
- **13** Talus

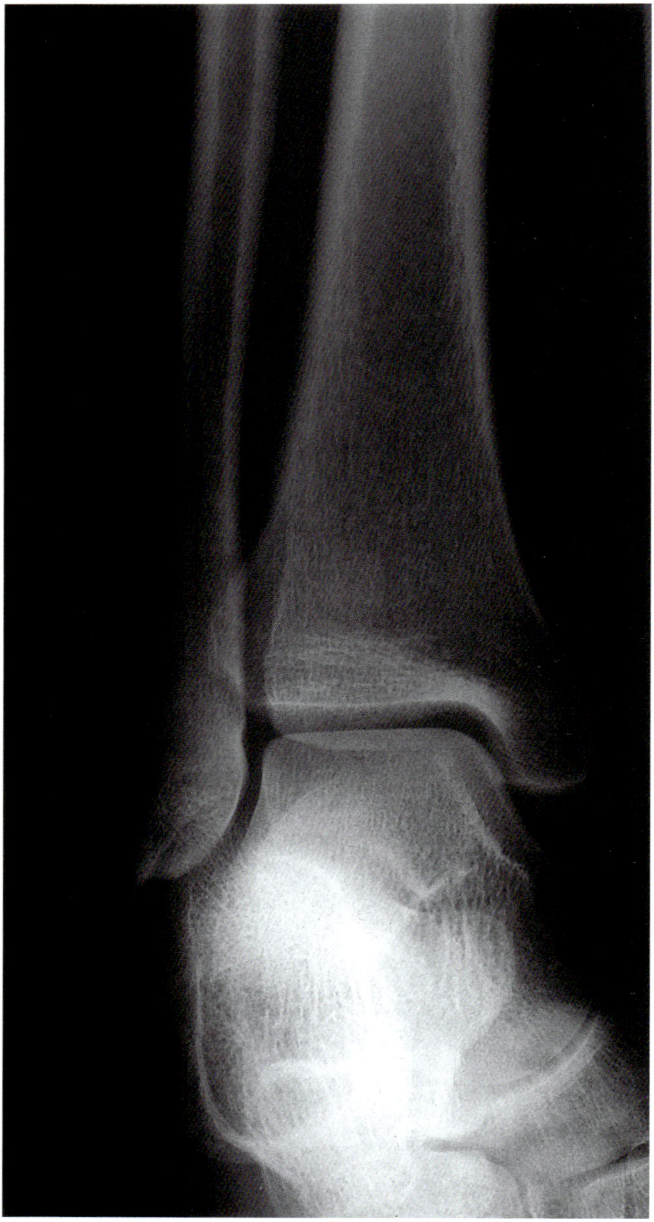

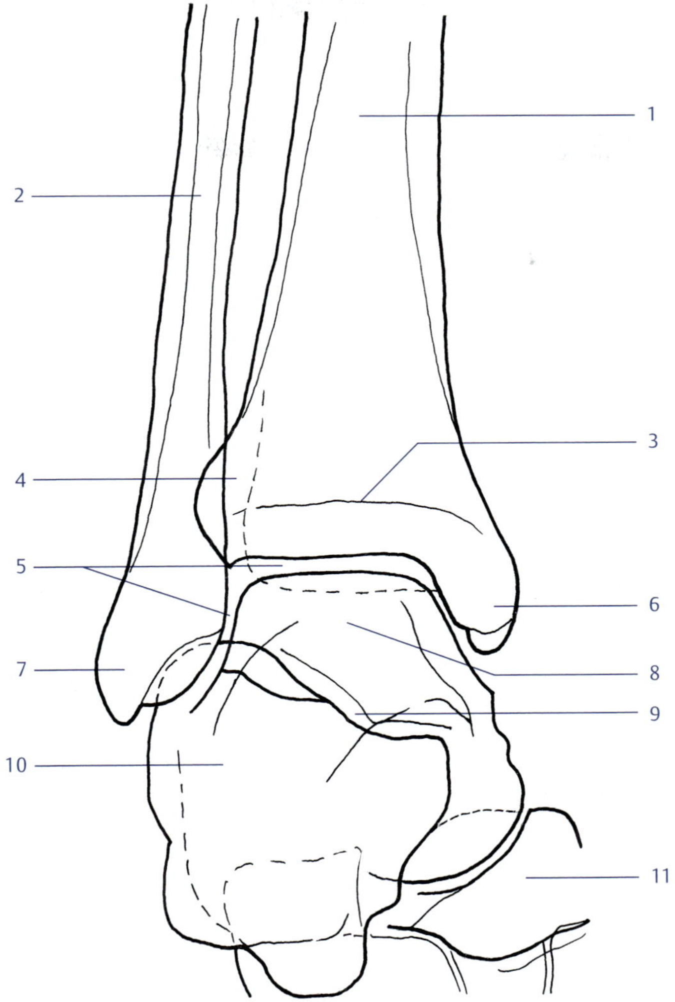

Abb. 4.19 Oberes Sprunggelenk a.-p.

1 Tibia (Schienbein)
2 Fibula (Wadenbein)
3 Epiphysenfuge
4 Incisura fibularis der Tibia
5 Articulatio talocruralis (oberes Sprunggelenk)
6 Malleolus medialis
7 Malleolus lateralis
8 Trochlea tali (Talusrolle)
9 Articulatio subtalaris
10 Kalkaneus
11 Os naviculare

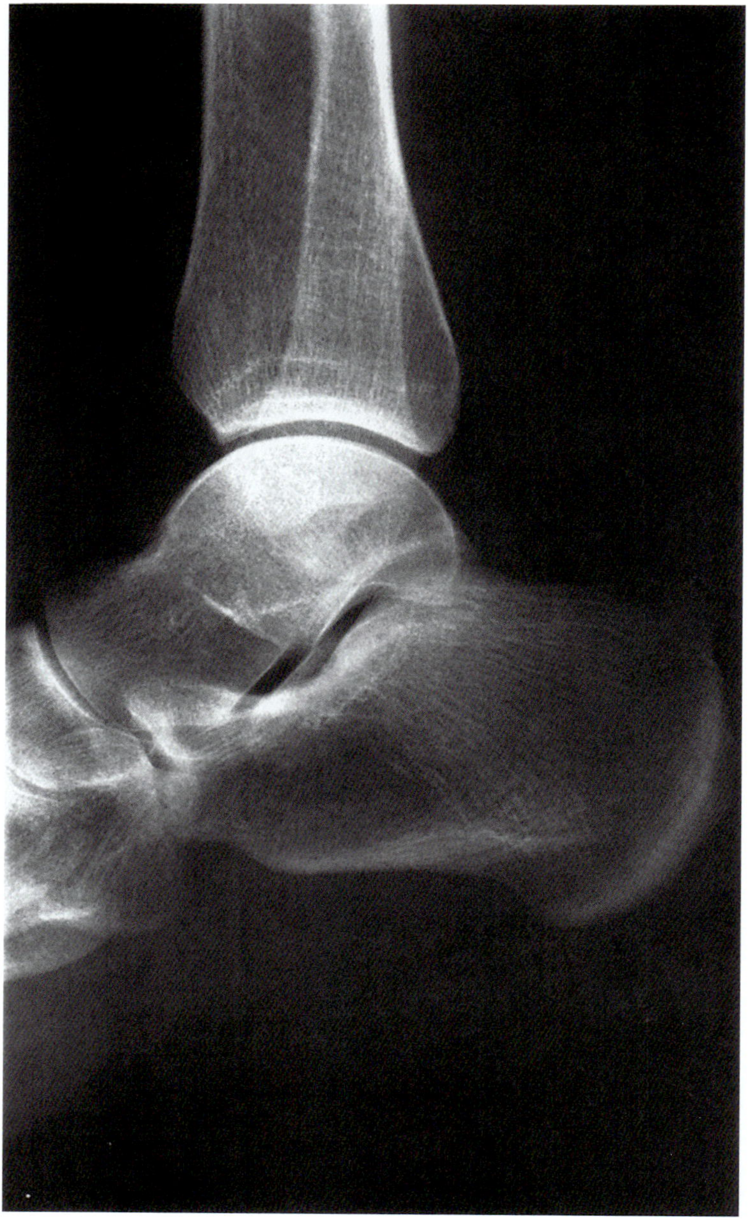

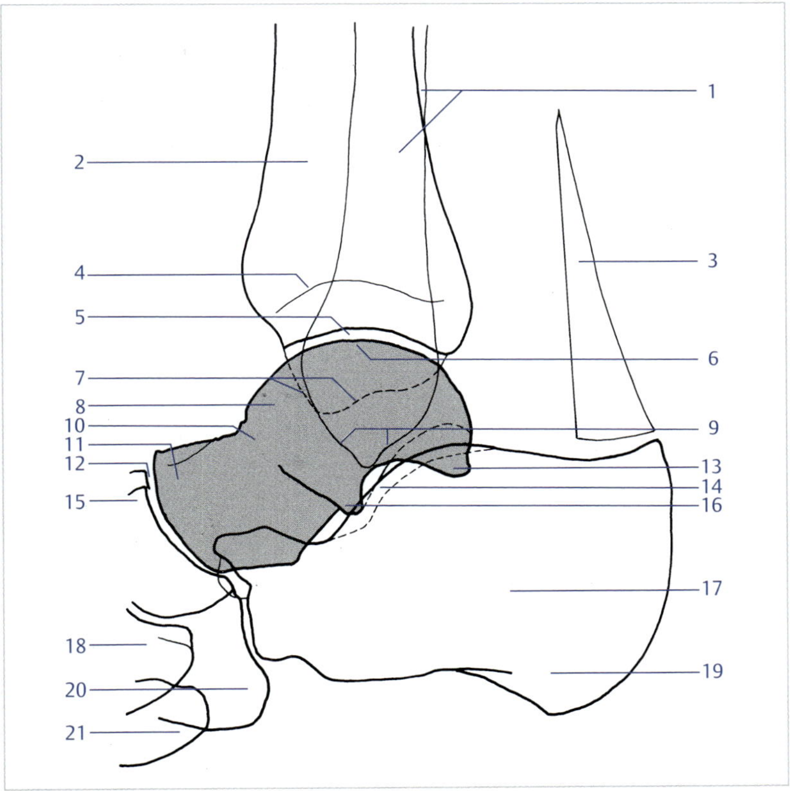

Abb. 4.20 Oberes Sprunggelenk seitlich

1 Fibula (Wadenbein)
2 Tibia (Schienbein)
3 Achillessehnenschatten
4 Epiphysenfuge
5 Articulatio talocruralis (oberes Sprunggelenk)
6 Trochlea tali (Talusrolle)
7 Malleolus medialis
8 Talus
9 Malleolus lateralis
10 Collum tali
11 Caput tali
12 Articulatio talonavicularis (Talonavikulargelenk)
13 Processus posterior tali
14 Sinus tarsi
15 Os naviculare
16 Processus lateralis tali (lateraler Talusfortsatz)
17 Kalkaneus
18 Os cuneiforme mediale
19 Tuber calcanei
20 Os cuboideum
21 Basis metatarsalis V

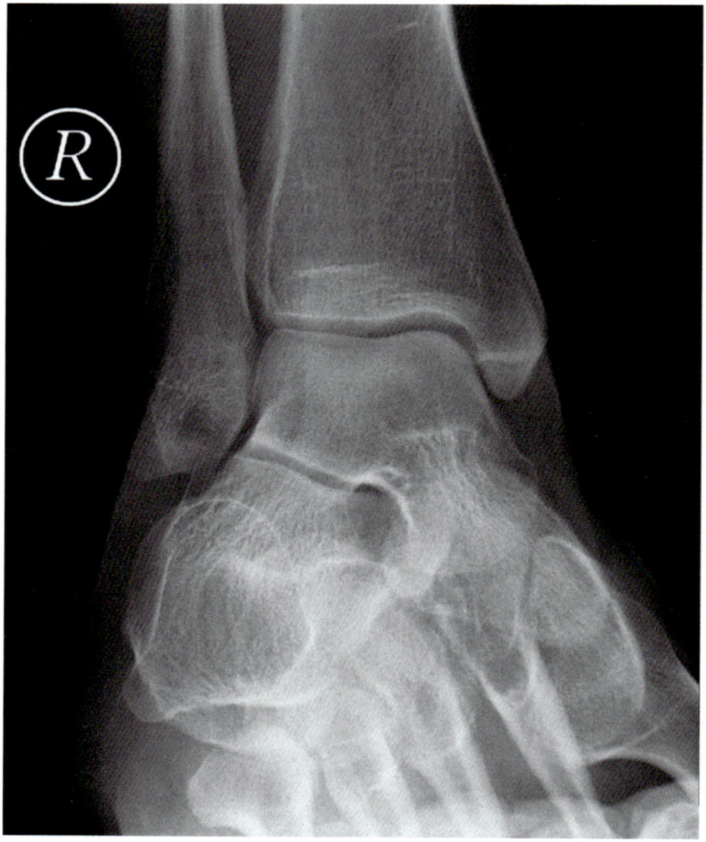
R

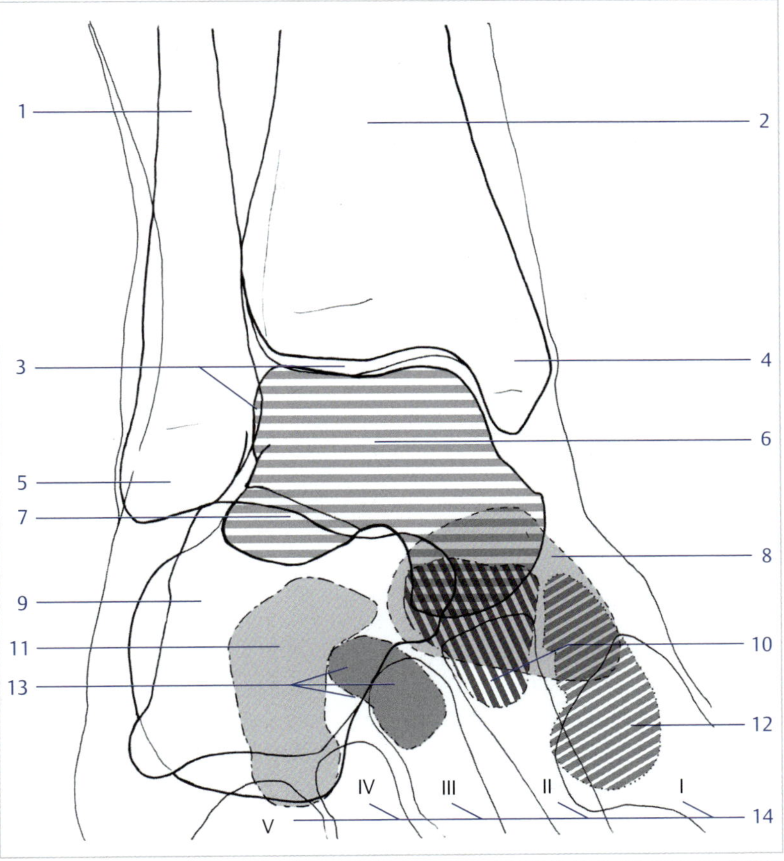

Abb. 4.21 Oberes Sprunggelenk schräg 1

1 Fibula (Wadenbein)
2 Tibia
3 oberer Sprunggelenkspalt (Articulatio talocruralis)
4 Malleolus medialis (Innenknöchel)
5 Malleolus lateralis (Außenknöchel)
6 Talus
7 Articulatio talocalcanea (hinterer Teil des unteren Sprunggelenkes)
8 Os naviculare
9 Kalkaneus (Fersenbein)
10 Os cuneiforme intermedium
11 Os cuboideum
12 Os cuneiforme mediale
13 Os cuneiforme laterale
14 Ossa metatarsalia

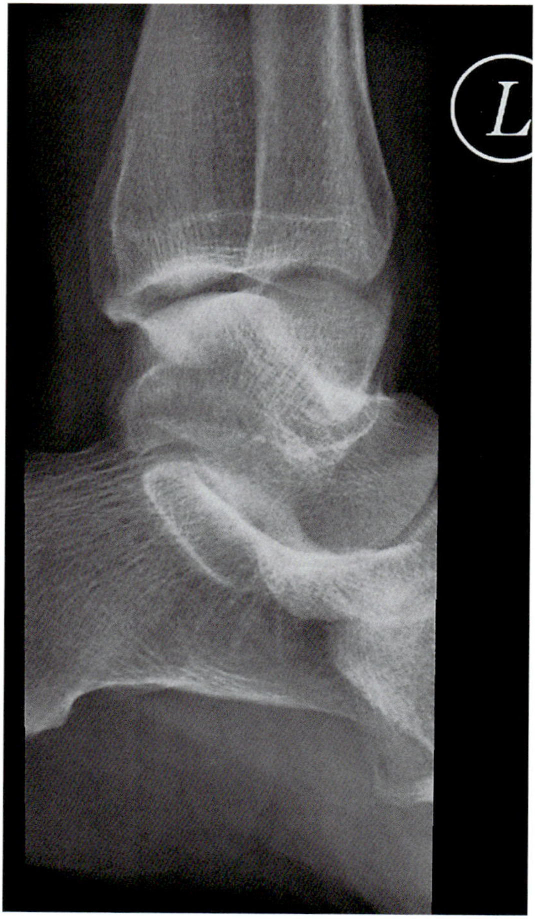
L

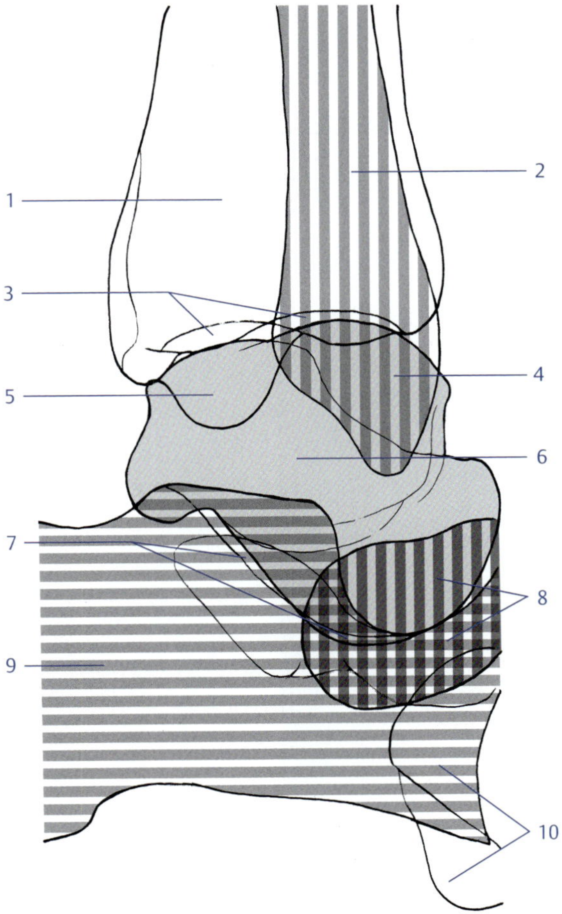

Abb. 4.22 Oberes Sprunggelenk schräg 2

1 Tibia
2 Fibula
3 oberer Sprunggelenkspalt (Articulatio talocruralis)
4 Malleolus lateralis (Außenknöchel)
5 Malleolus medialis (Innenknöchel)
6 Talus
7 Articulatio talocalcanea (hinterer Teil des unteren Sprunggelenkes)
8 Os naviculare
9 Kalkaneus (Fersenbein)
10 Os cuboideum

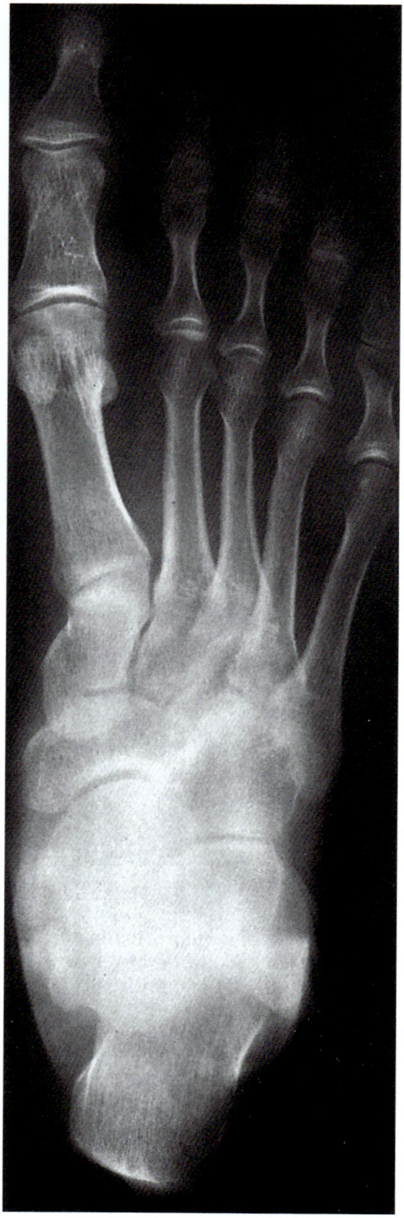

Abb. 4.23 Fuß a.-p.

1 Tuberositas phalangis distalis (Nagelkranz)
2 Phalanx distalis hallucis (Großzehenendglied)
3 Articulatio distalis hallucis (Großzehenendgelenk)
4 Articulatio interphalangealis distalis (Zehenendgelenk)
5 Articulatio interphalangealis proximalis (Zehenmittelgelenk)
6 Phalanx distalis (Zehenendglied)
7 Phalanx media (Zehenmittelglied)
8 Caput phalangis proximalis (Zehengrundgliedköpfchen)
9 Phalanx proximalis (Zehengrundglied)
10 Os sesamoidea
11 Zehengrundgliedbasis
12 Articulatio metatarsophalangealis (Zehengrundgelenk)
13 Os metatarsale (Mittelfußknochen)
14 Caput metatarsale (Metatarsaleköpfchen)
15 Os cuneiforme I (mediale)
16 Os cuneiforme II (intermedium)
17 Os cuneiforme III (laterale)
18 Basis metatarsalis/ Tuberositas ossis metatarsalis V
19 Os naviculare
20 Caput tali
21 Os cuboideum
22 Malleolus medialis (Innenknöchel)
23 Malleolus lateralis (Außenknöchel)
24 Kalkaneus

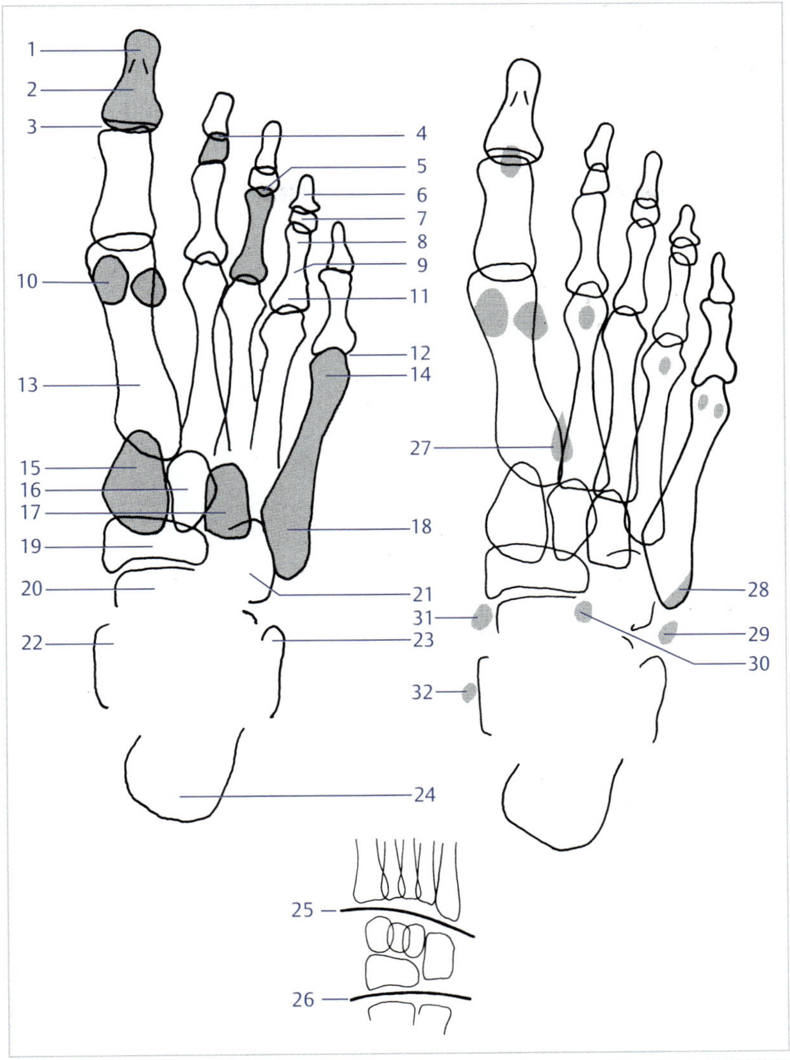

25 Articulatio tarsometatarsalis (Lisfranc-Gelenklinie)

26 Articulatio tarsi transversa (Chopart-Gelenklinie)

27 Os intermetatarseum

28 persistierende Apophyse der Tuberositas ossis metatarsalis V

29 Os peronaeum

30 Os cuboideum secundarium

31 Os tibiale externum

32 Os supratalare

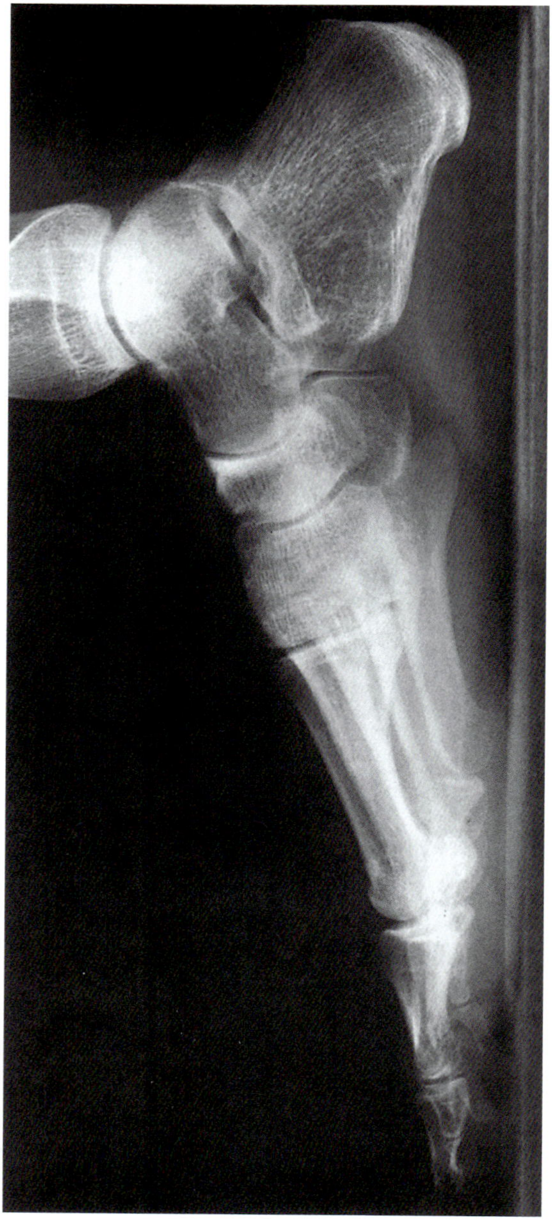

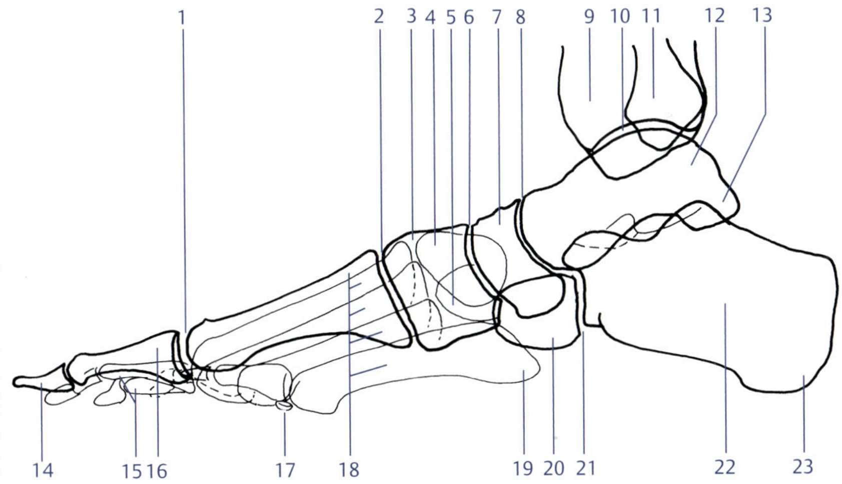

Abb. 4.24 Fuß seitlich

1 Articulatio metatarsophalangealis
2 Articulatio tarsometatarsalis
3 Os cuneiforme mediale
4 Os cuneiforme intermedium
5 Os cuneiforme laterale
6 Articulatio cuneonavicularis
7 Os naviculare
8 Articulatio talocalcaneonavicularis (unteres Sprunggelenk, vorderer Anteil)
9 Tibia (Schienbein)
10 Articulatio talocruralis (oberes Sprunggelenk)
11 Fibula (Wadenbein)
12 Talus
13 Processus posterior tali
14 Phalanx distalis (Zehenendglied)
15 Phalanx media (Zehenmittelglied)
16 Phalanx proximalis (Zehengrundglied)
17 Os sesamoideum
18 Ossa metatarsalia
19 Tuberositas ossis metatarsalis V
20 Os cuboideum
21 Articulatio calcaneocuboidea
22 Kalkaneus
23 Tuber calcanei

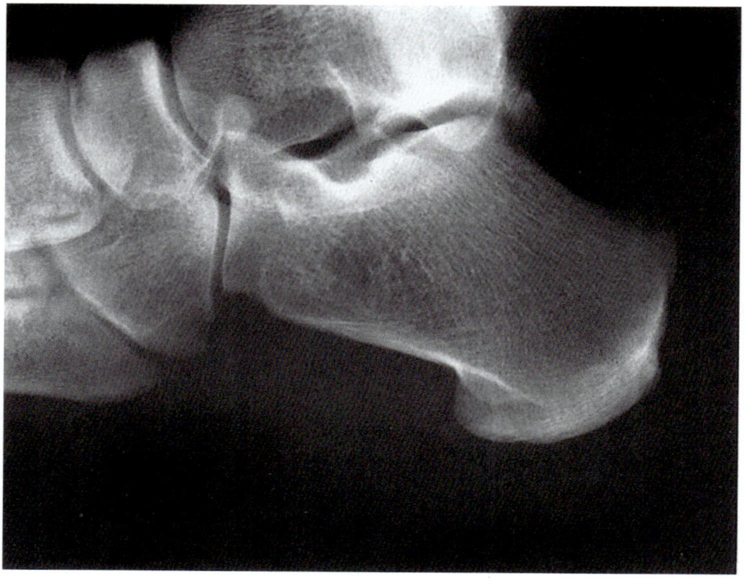

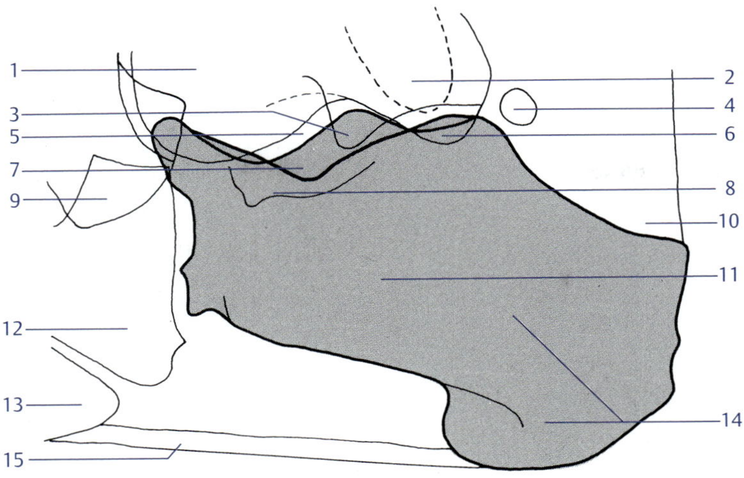

Abb. 4.25 Kalkaneus seitlich

1 Talus
2 Malleolus lateralis
3 Processus lateralis tali (lateraler Talusfortsatz)
4 Os trigonum
5 Articulatio subtalaris (Talokalkanealgelenk; unteres Sprunggelenk, hinterer Anteil)
6 Processus posterior tali
7 Sinus tarsi
8 Sustentaculum tali
9 Os naviculare
10 Tendo calcaneus (Achillessehne)
11 Kalkaneus
12 Os cuboideum
13 Basis metatarsalis V
14 Tuber calcanei
15 Aponeurosis plantaris (Plantaraponeurose)

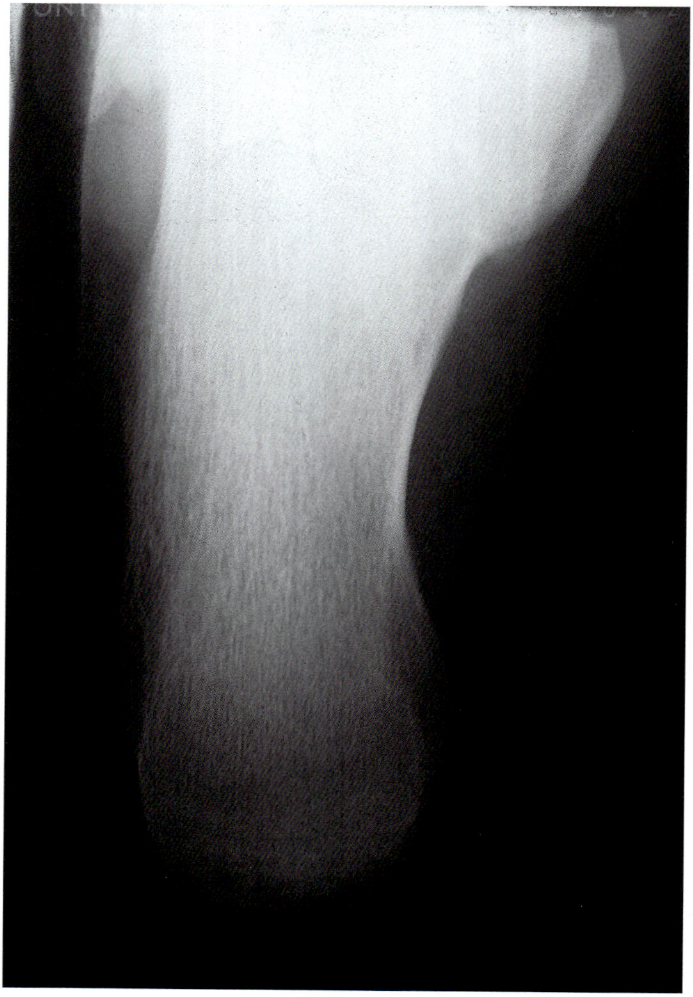

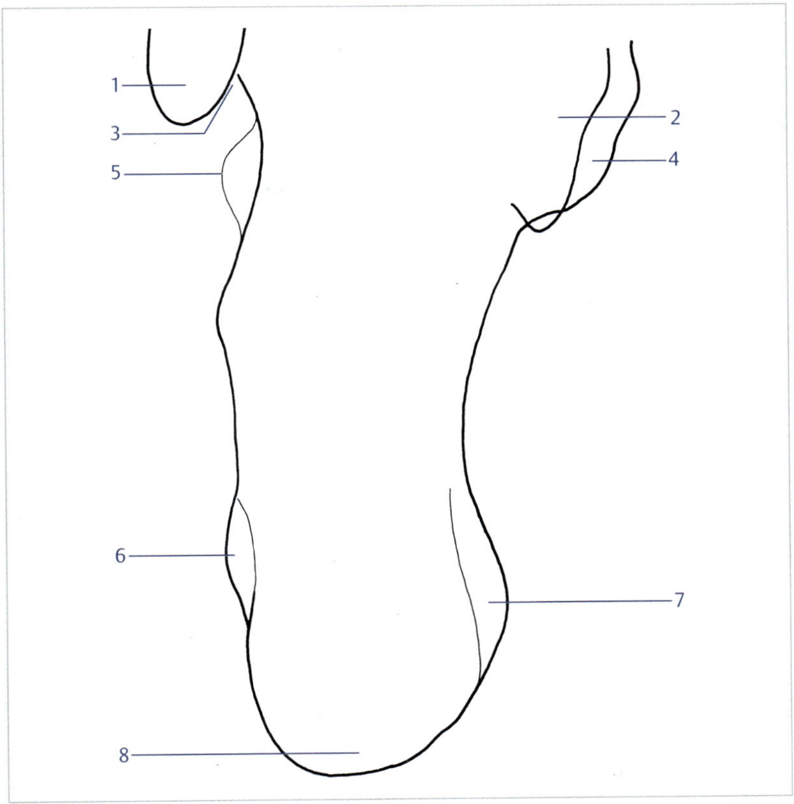

Abb. 4.26 Kalkaneus tangential

1 Malleolus lateralis
2 Talus
3 Sulcus tendinis m. peronaei longi
4 Sustentaculum tali
5 Trochlea peronaealis
6 Processus lateralis tuberis calcanei
7 Processus medialis tuberis calcanei
8 Tuber calcanei

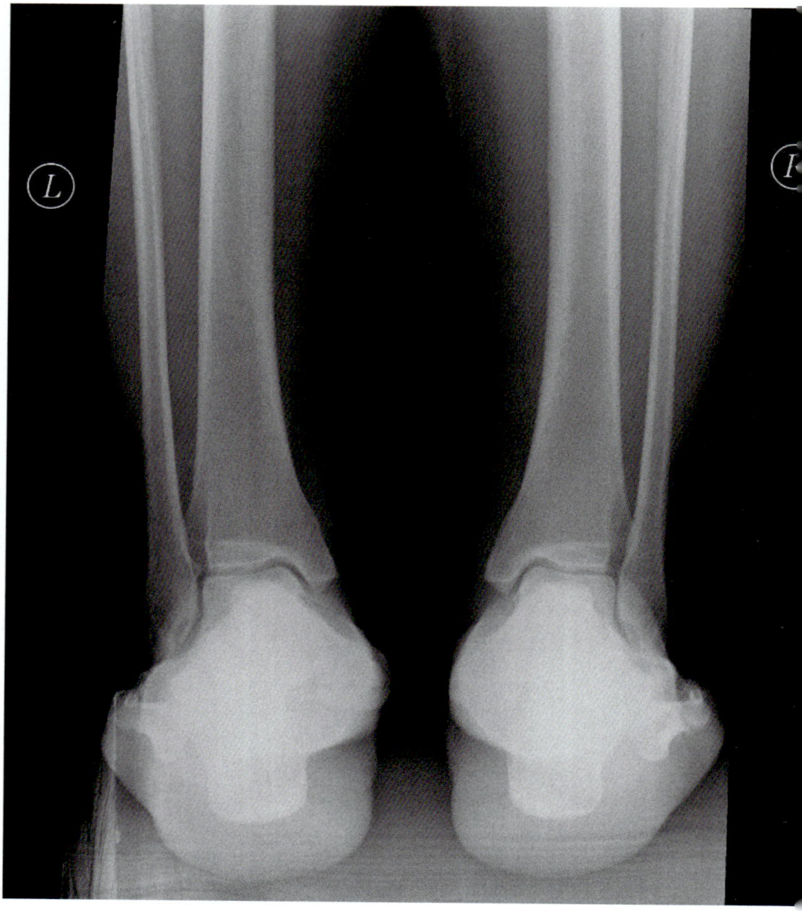
L

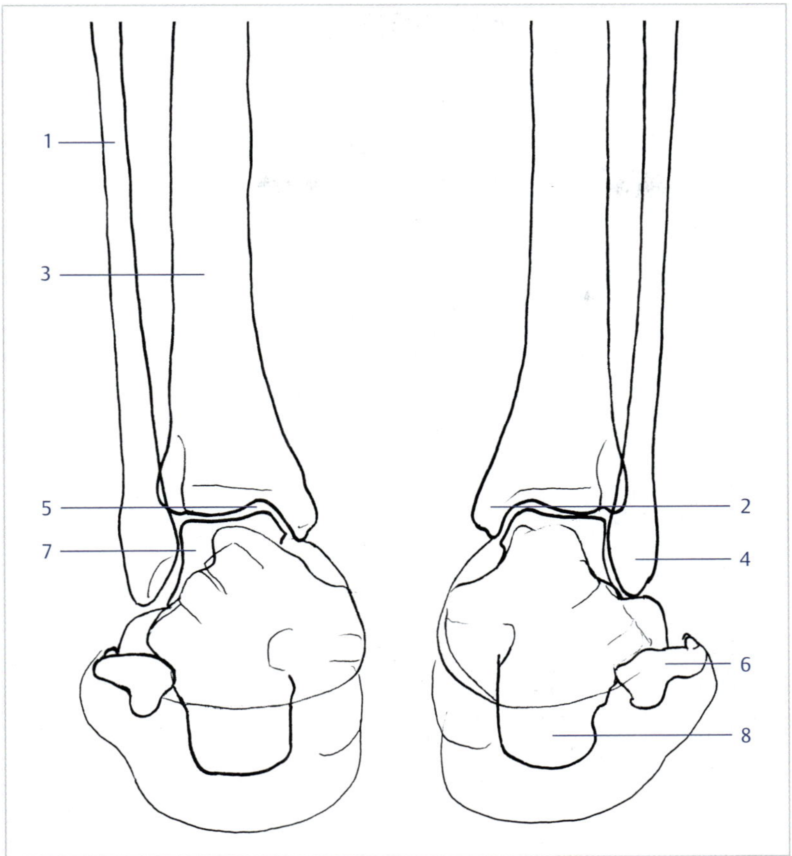

Abb. 4.27 Rückfuß im Stand

1 Fibula
2 Malleolus medialis (Innenknöchel)
3 Tibia
4 Malleolus lateralis (Außenknöchel)
5 oberer Sprunggelenkspalt (Articulatio talocruralis)
6 Os metatarsale V
7 Talus
8 Kalkaneus (Fersenbein)

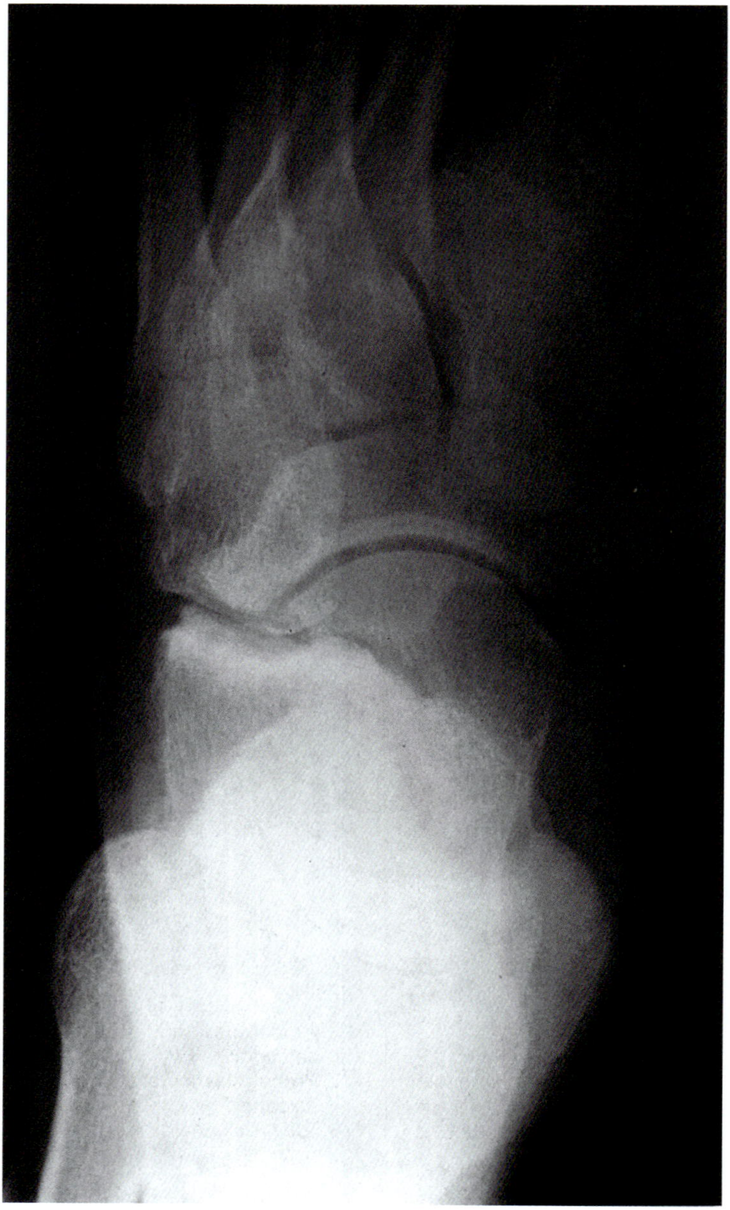

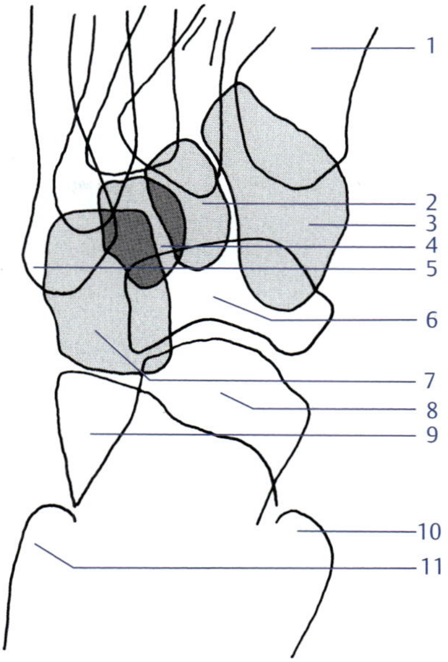

Abb. 4.28 Mittelfuß a.-p.

1 Os metatarsale (Mittelfußknochen)
2 Os cuneiforme intermedium
3 Os cuneiforme mediale
4 Os cuneiforme laterale
5 Tuberositas ossis metatarsalis V
6 Os naviculare
7 Os cuboideum
8 Caput tali
9 Kalkaneus
10 Malleolus medialis (Innenknöchel)
11 Malleolus lateralis (Außenknöchel)

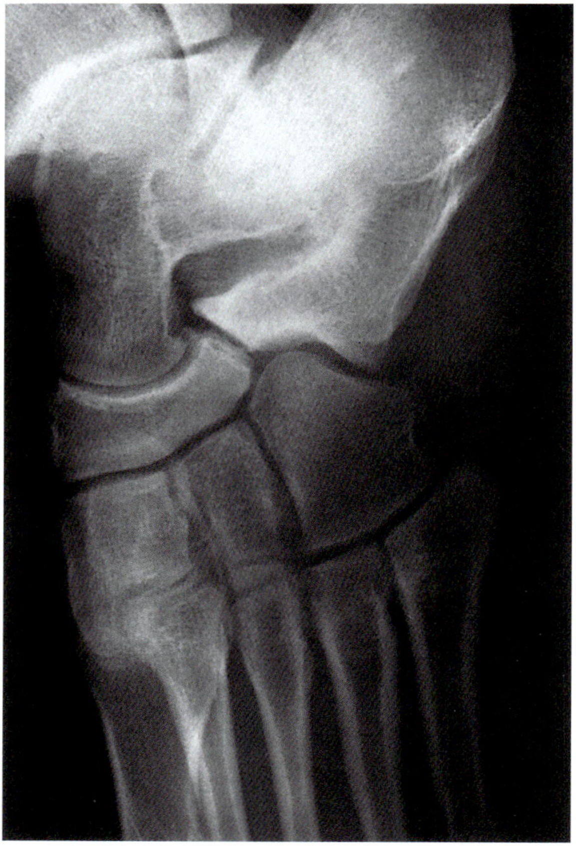

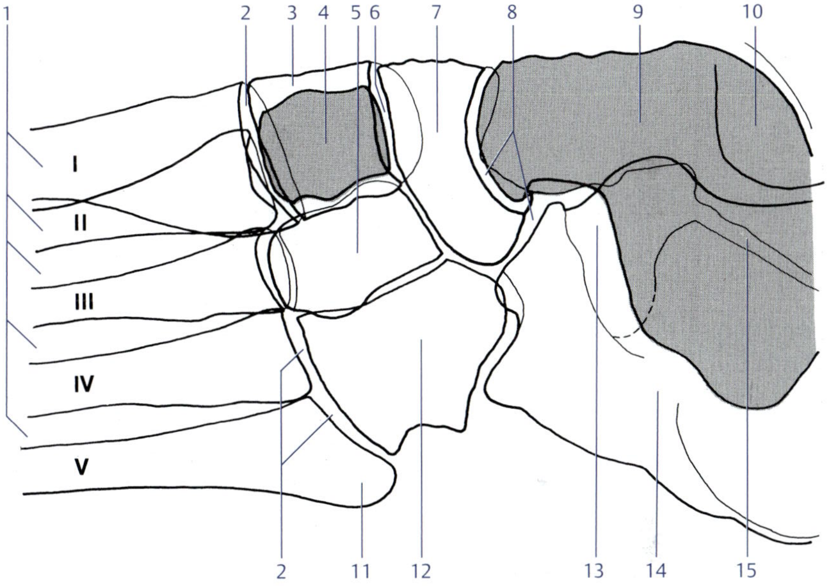

Abb. 4.29 Mittelfuß schräg

1 Ossa metatarsalia
2 Articulatio tarsometatarsalis (Tarsometatarsalgelenk)
3 Os cuneiforme mediale
4 Os cuneiforme intermedium
5 Os cuneiforme laterale
6 Articulatio cuneonavicularis
7 Os naviculare
8 Articulatio talocalcaneonavicularis
9 Talus
10 Malleolusschatten
11 Tuberositas ossis metatarsalis V
12 Os cuboideum
13 Sinus tarsi
14 Kalkaneus
15 Articulatio subtalaris (und Articulatio talocalcaneonavicularis = unteres Sprunggelenk)

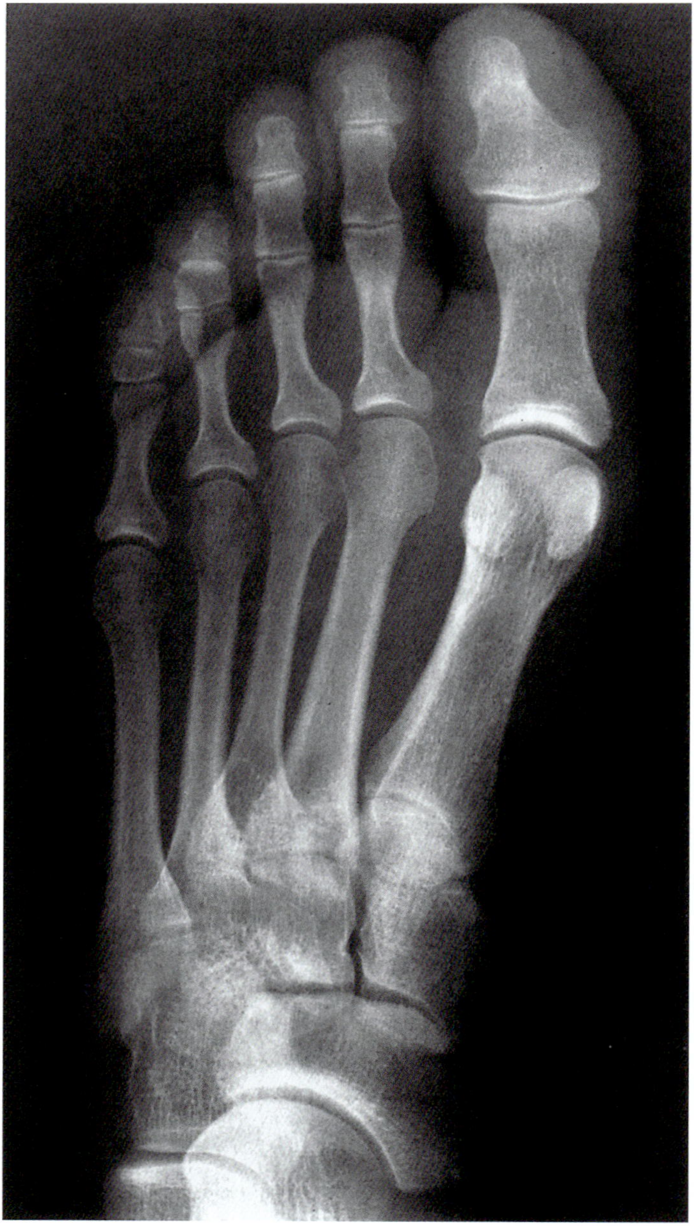

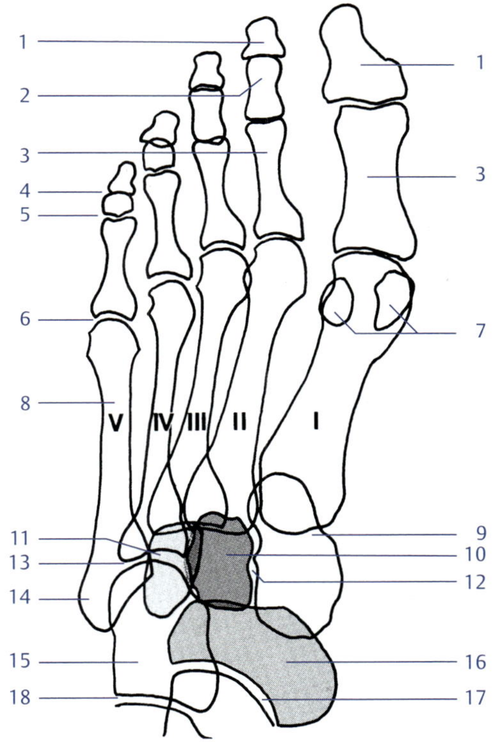

Abb. 4.30 Vorfuß a.-p.

- **1** Phalanx distalis (Zehenendglied)
- **2** Phalanx media (Zehenmittelglied)
- **3** Phalanx proximalis (Zehengrundglied)
- **4** distales Interphalangealgelenk (Zehenendgelenk)
- **5** proximales Interphalangealgelenk (Zehenmittelgelenk)
- **6** Articulatio metatarsophalangealis (Metatarsophalangealgelenk)
- **7** Ossa sesamoidea (Sesambeine)
- **8** Ossa metatarsalia (I–V)
- **9** Os cuneiforme mediale
- **10** Os cuneiforme intermedium
- **11** Os cuneiforme laterale
- **12** Articulatio intertarsea (Intertarsalgelenk)
- **13** Articulatio metatarsophalangealis (Metatarsophalangealgelenk)
- **14** Tuberositas ossis metatarsalis V
- **15** Os cuboideum
- **16** Os naviculare
- **17** Articulatio talocalcaneonavicularis (Talonavikulargelenk)
- **18** Articulatio calcaneocuboidea (Kalkaneokuboidgelenk)

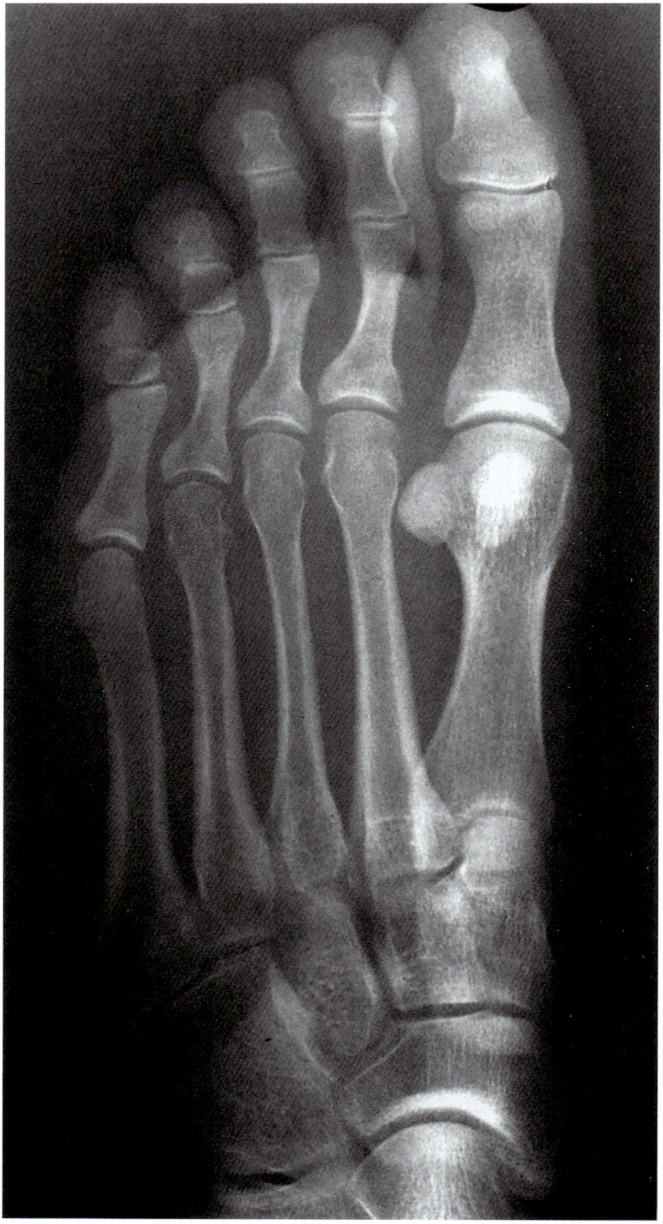

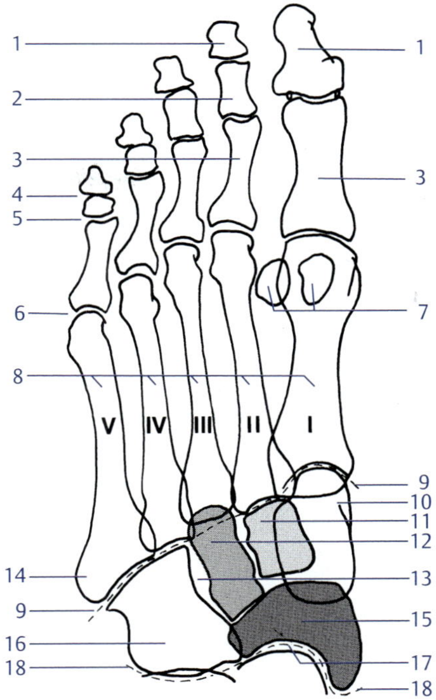

Abb. 4.31 Vorfuß schräg

1 Phalanx distalis (Zehenendglied)
2 Phalanx media (Zehenmittelglied)
3 Phalanx proximalis (Zehengrundgelenk)
4 distales Interphalangealgelenk (DIP, Zehenendgelenk)
5 proximales Interphalangealgelenk (PIP, Zehenmittelgelenk)
6 Articulatio metatarsophalangealis (Metatarsophalangealgelenk)
7 Ossa sesamoidea (Sesambeine)
8 Ossa metatarsalia
9 Articulatio tarsometatarsalis (Tarsometatarsalgelenk, Lisfranc-Gelenklinie)
10 Os cuneiforme mediale
11 Os cuneiforme intermedium
12 Os cuneiforme laterale
13 Articulatio intertarsea (Intertarsalgelenk)
14 Tuberositas ossis metatarsalis V
15 Os naviculare
16 Os cuboideum
17 Articulatio talocalcaneonavicularis (Talonavikulargelenk)
18 Articulatio tarsi transversa (Chopart-Gelenklinie, zwischen Talus, Kalkaneus, Os naviculare und Os cuboideum)

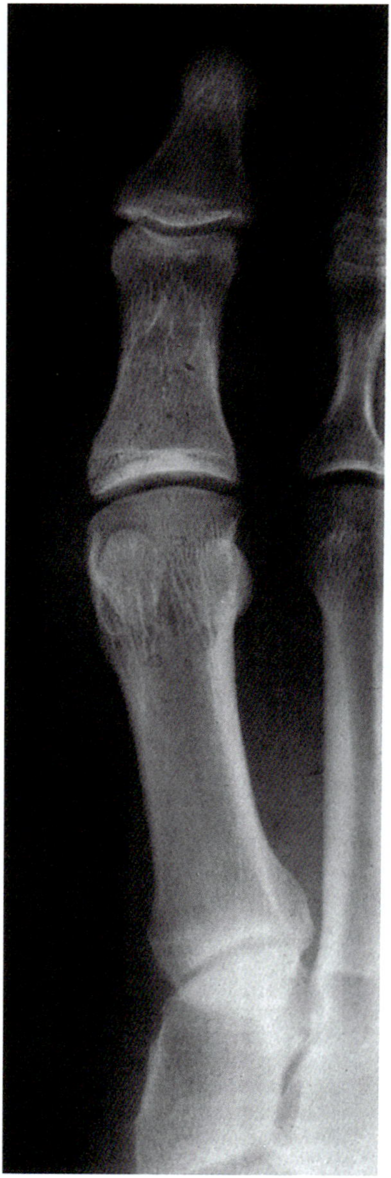

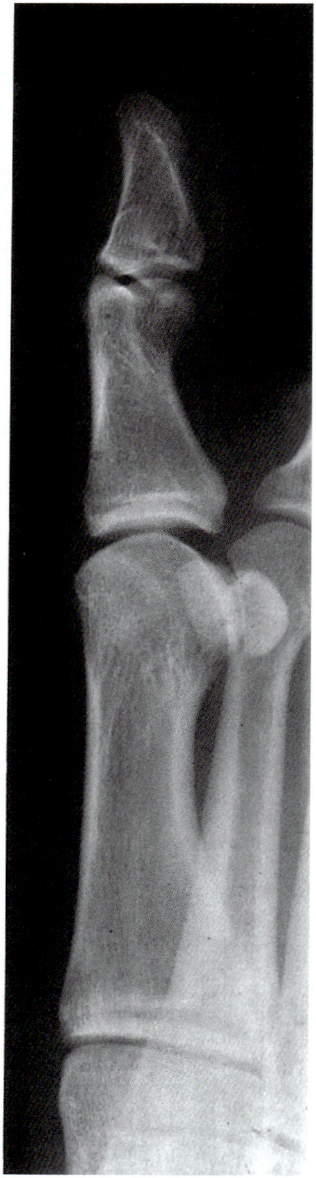

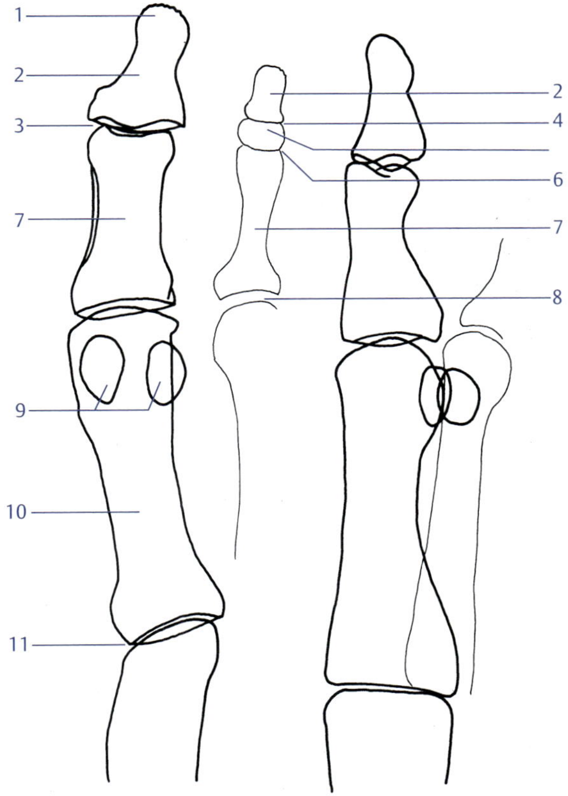

Abb. 4.32 Großzehe a.-p. seitlich

1 Tuberositas phalangis distalis (Nagelkranz)
2 Phalanx distalis (Zehenendglied)
3 Articulatio interphalangealis I (Interphalangealgelenk I)
4 Articulatio interphalangealis distalis (distales Interphalangealgelenk, Zehenendgelenk)
5 Phalanx media (Zehenmittelglied)
6 Articulatio interphalangealis proximalis (proximales Interphalangealgelenk, Zehenmittelgelenk)
7 Phalanx proximalis (Zehengrundglied)
8 Articulatio metatarsophalangealis (Metatarsophalangealgelenk)
9 Ossa sesamoidea (Sesambeine)
10 Os metatarsale I
11 Articulatio tarsometatarsalis (Tarsometatarsalgelenk)

Übrige Nativdiagnostik

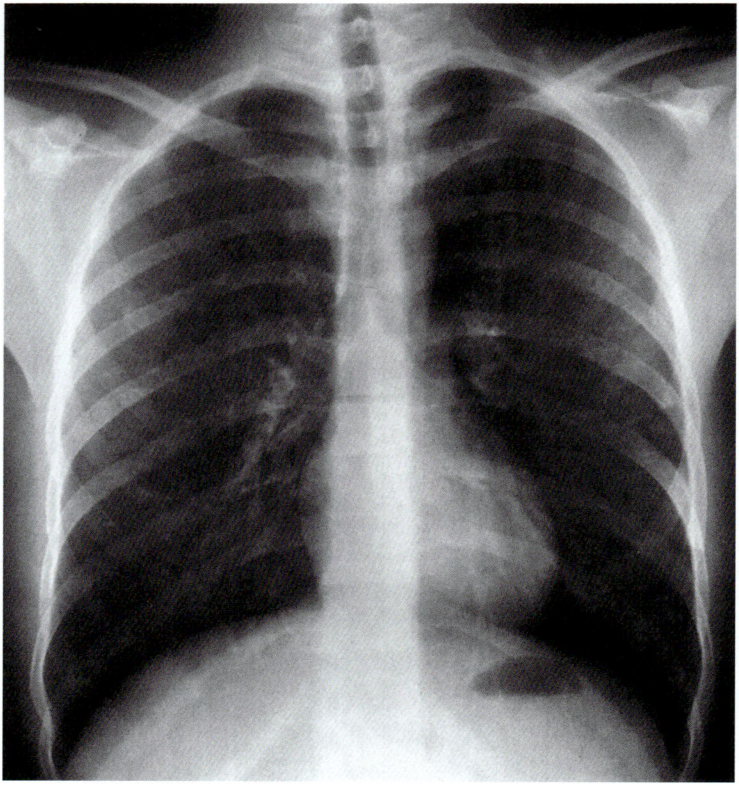

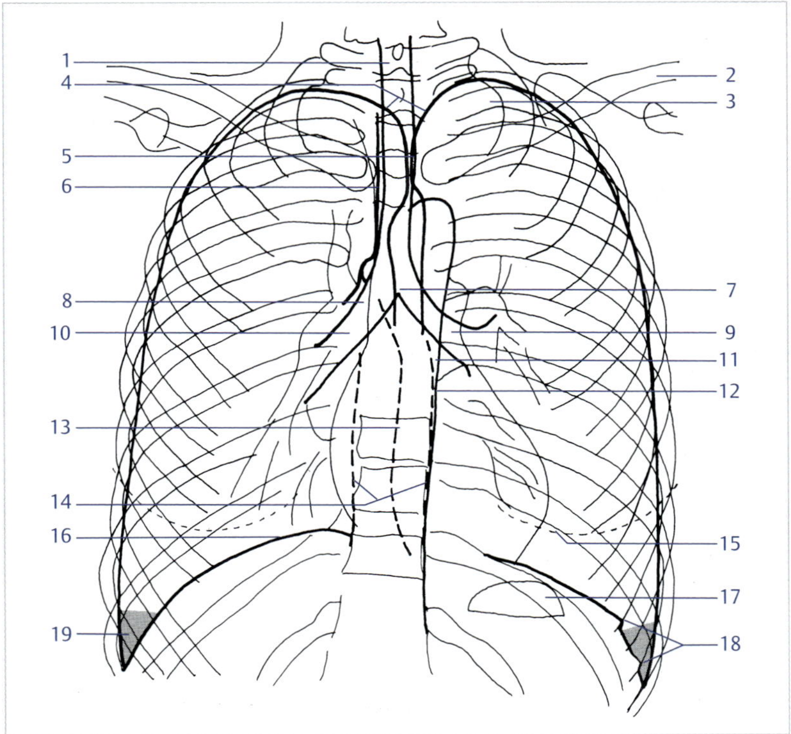

Abb. 5.1 Thorax p.-a.

1 Trachea
2 Klavikula
3 Apex pulmonis (Lungenspitze)
4 Apex-Arkus-Bogen
5 hintere Grenzlinie zwischen rechter und linker Lunge
6 rechter paratrachealer Streifen
7 Carina tracheae (Trachealbifurkation)
8 Bronchus principalis dexter (rechter Hauptbronchus)
9 Bronchus principalis sinister (linker Hauptbronchus)
10 Bronchus intermedius
11 paraaortaler Streifen
12 Pars descendens aortae
13 azygoösophagealer Streifen
14 paraspinaler Streifen
15 Mammaschatten
16 Zwerchfellkuppel
17 Magenblase
18 Zwerchfellinsertionen
19 Recessus costodiaphragmaticus (Zwerchfell-Rippen-Winkel)

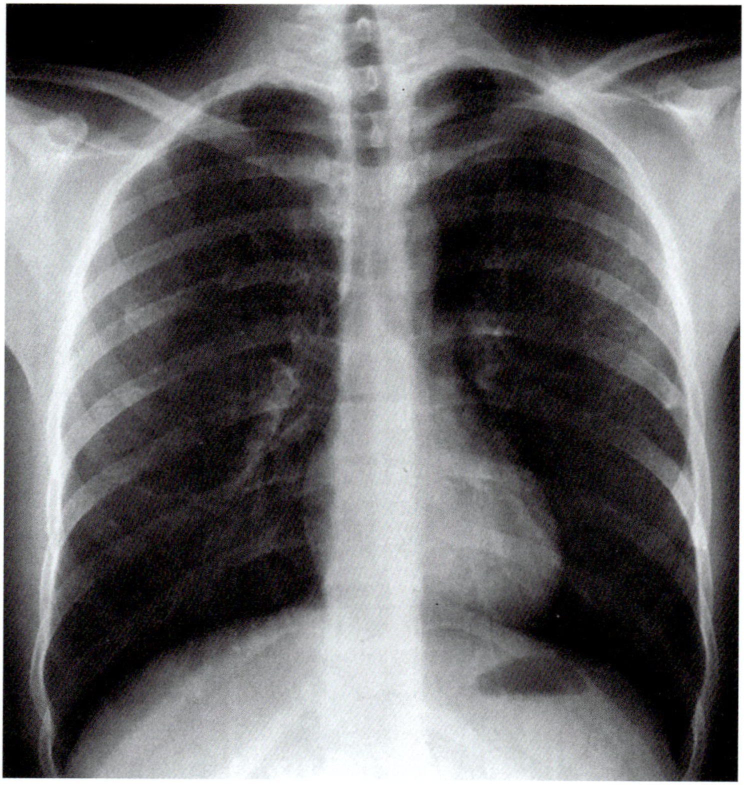

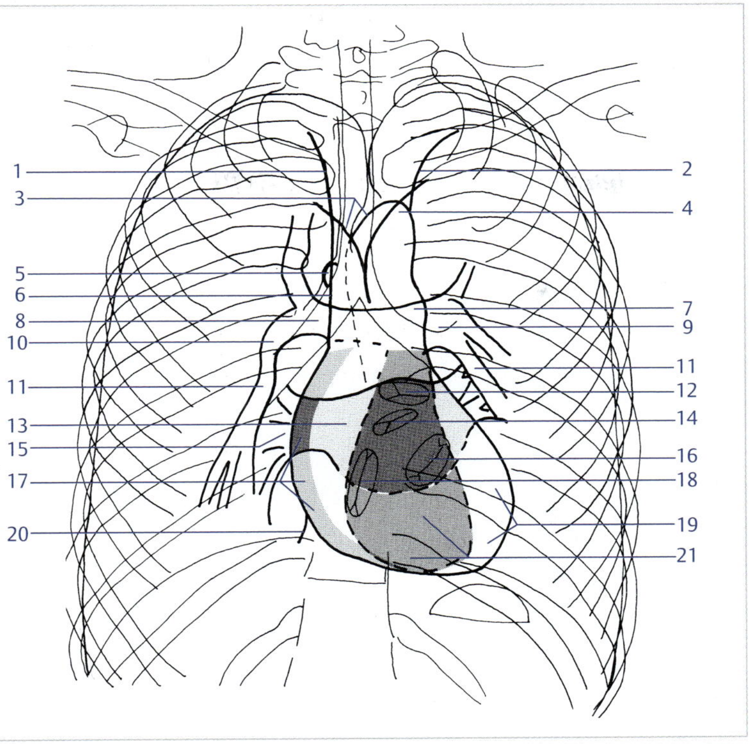

Abb. 5.2 Thorax p.-a. (Herz und Gefäße)

1 Kontur der V. brachiocephalica
2 Kontur der V. subclavia (bzw. brachiocephalica)
3 Subklavia-Herz-Bogen
4 Arcus aortae (Aortenbogen)
5 V. azygos
6 V. cava superior
7 pulmonale Ausflussbahn
8 A. pulmonalis dextra (rechte Pulmonalarterie)
9 A. pulmonalis sinistra (linke Pulmonalarterie)
10 A. pulmonalis dextra, Pars intermedia
11 Unterlappenarterie
12 Valva trunci pulmonalis (Pulmonalklappe)
13 Atrium sinistrum (linker Vorhof)
14 Valva aortae (Aortenklappe)
15 Venentrichter
16 Valva atrioventricularis sinistra (Mitralklappe)
17 Atrium dextrum (rechter Vorhof)
18 Valva atrioventricularis dextra (Trikuspidalklappe)
19 Ventriculus sinister (linker Ventrikel)
20 V. cava inferior
21 Ventriculus dexter (rechter Vorhof)

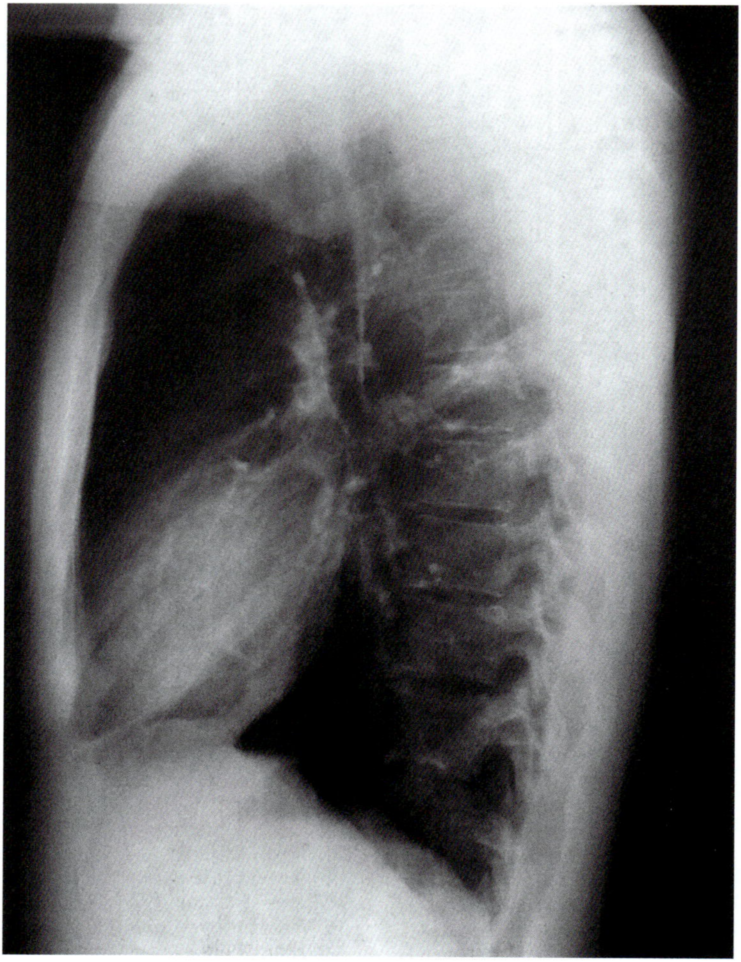

Abb. 5.3 Thorax seitlich

1 Schulterweichteile
2 Trachea
3 Skapula
4 Angulus sterni
5 Arcus aortae (Aortenbogen)
6 Corpus sterni
7 aortopulmonales Fenster
8 Pars ascendens aortae
9 rechter Oberlappenbronchus
10 Retrosternalraum (vorderes unteres Mediastinum)
11 linker Oberlappenbronchus
12 pulmonale Ausflussbahn
13 Pars descendens aortae
14 Valva trunci pulmonalis (Pulmonalklappe)

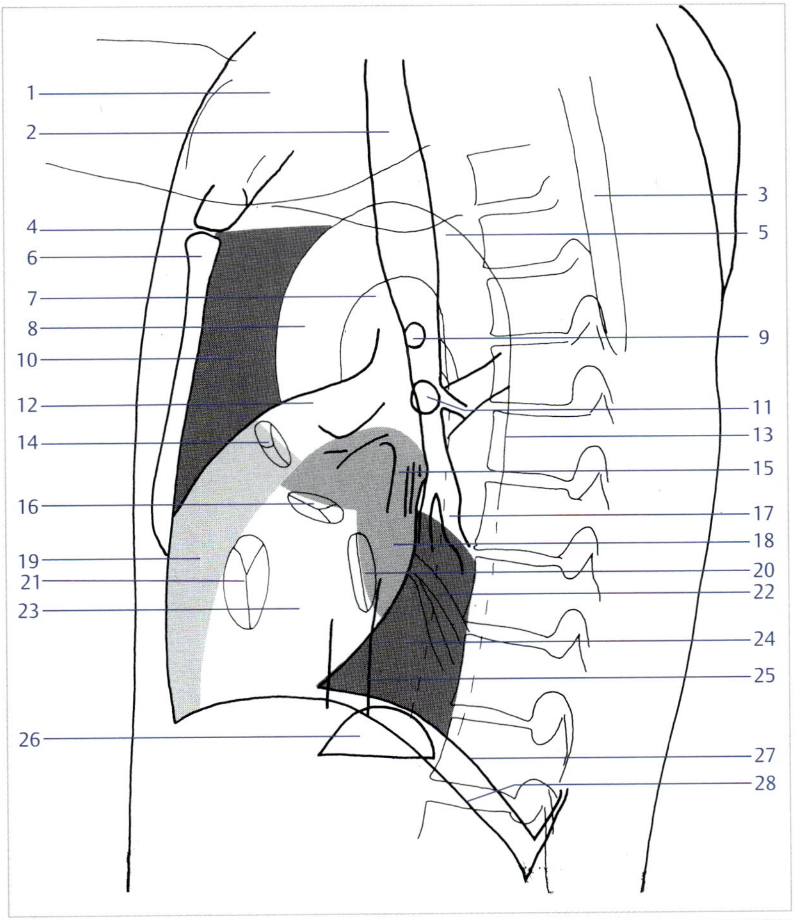

15 Lungenvenen (aus dem rechten Lungenunterlappen)
16 Valva aortae (Aortenklappe)
17 Bronchus lobaris (Lobärbronchus, Unterlappen)
18 Atrium sinistrum (linker Vorhof)
19 Ventriculus dexter (rechte Herzkammer)
20 Valva atrioventricularis sinistra (Mitralklappe)
21 Valva atrioventricularis dextra (Trikuspidalklappe)
22 Lungenvenen (aus dem linken Lungenunterlappen)
23 Ventriculus sinister (linke Herzkammer)
24 Retrokardialraum
25 V. cava inferior
26 Magenblase
27 linke Zwerchfellhälfte (Magenblase, endet im Herzschatten)
28 rechte Zwerchfellhälfte

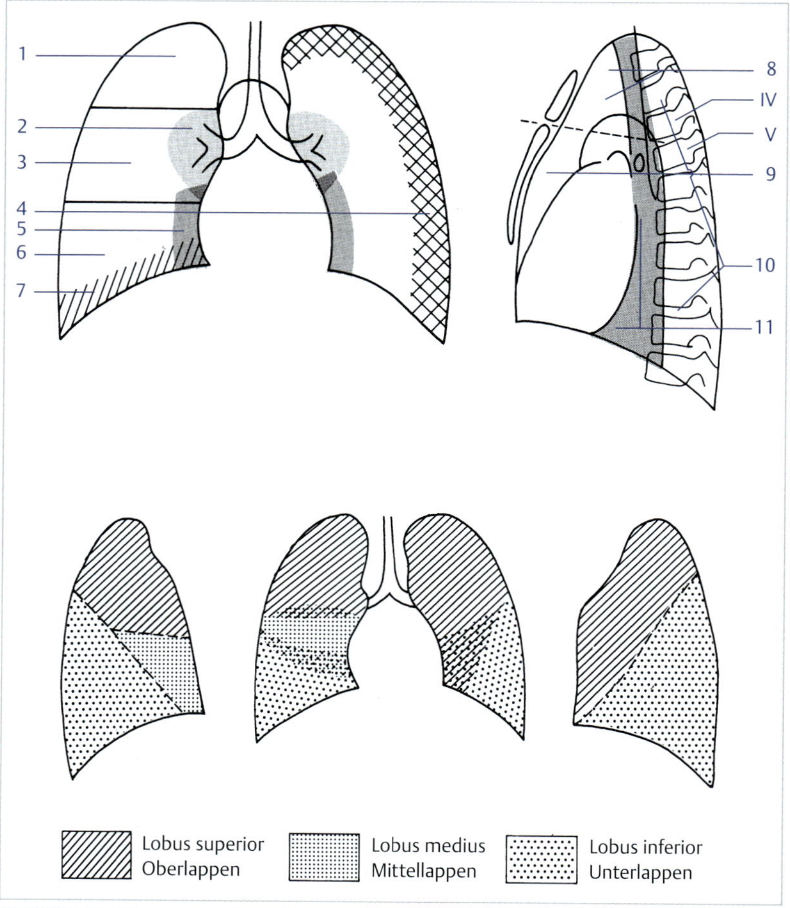

Abb. 5.4 Thoraxräume

1 Oberfeld
2 perihiläre Region
3 Mittelfeld
4 Thoraxmantel
5 perikardiale Region
6 Unterfeld
7 supradiaphragmale Region
8 oberes vorderes Mediastinum
9 unteres vorderes Mediastinum
10 hinteres Mediastinum
11 mittleres Mediastinum IV. und V. BWK

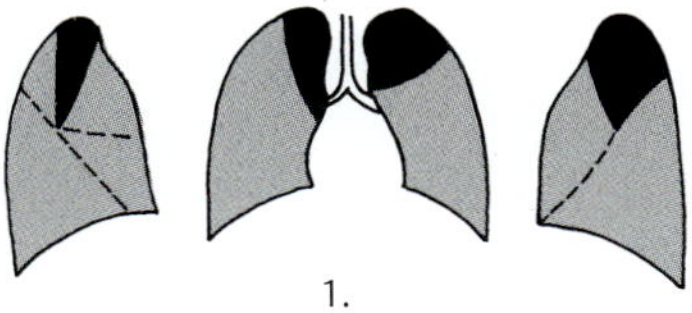

1.
Rechts: apikales Oberlappensegment
Links: apikales und posteriores Oberlappensegment

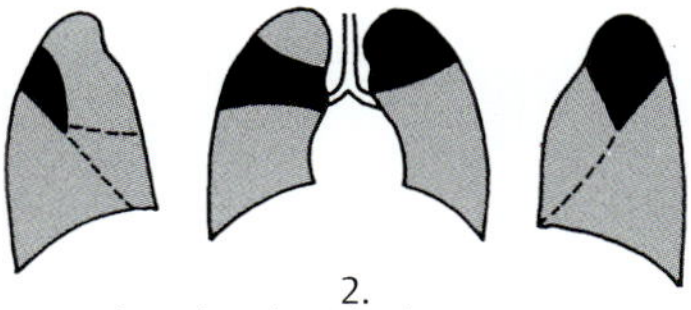

2.
Rechts: dorsales Oberlappensegment
Links: apikales und posteriores Oberlappensegment

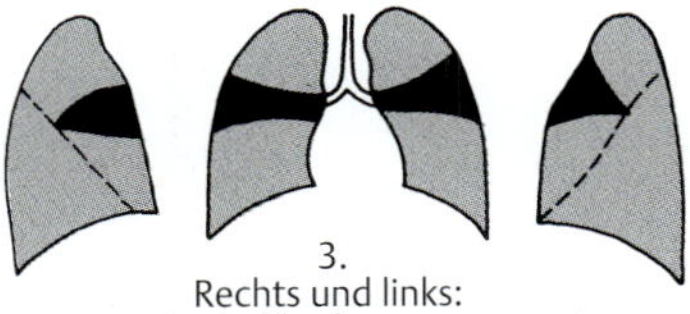

3.
Rechts und links:
anteriores Oberlappensegment

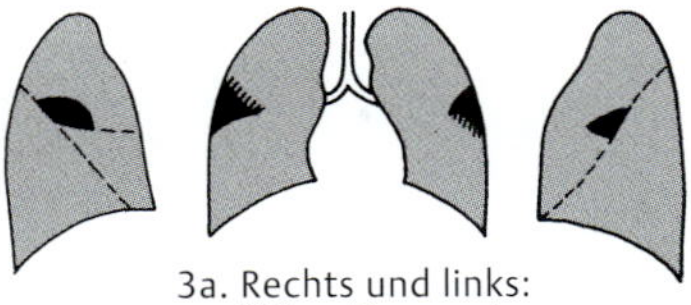

3a. Rechts und links:
axilläres Segment

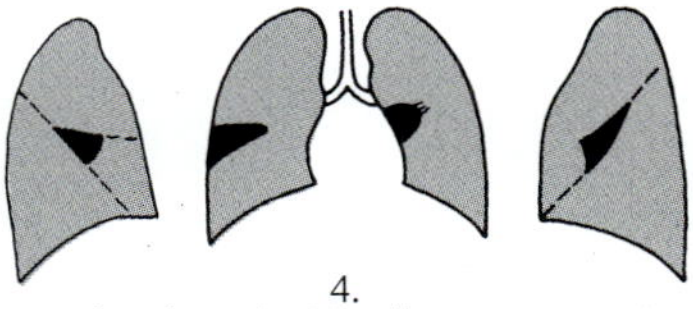

4.
Rechts: laterales Mittellappensegment
Links: oberes Lingulasegment

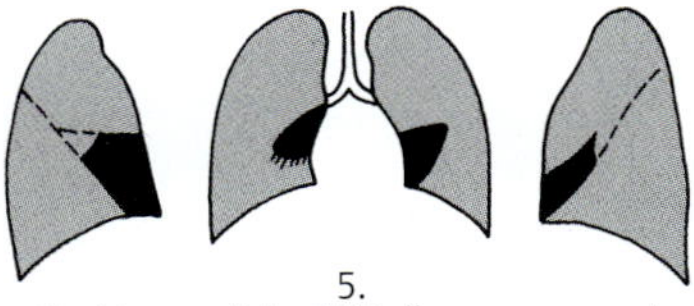

5.
Rechts: mediales Mittellappensegment
Links: unteres Lingulasegment

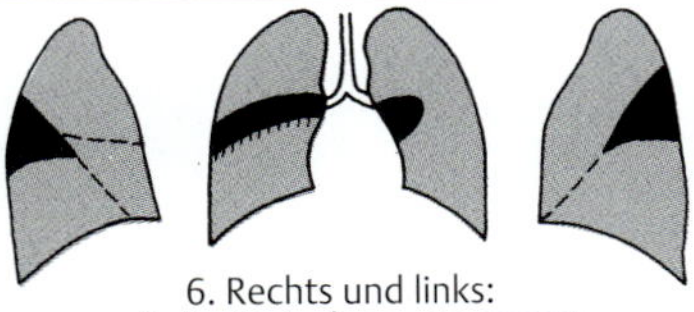

6. Rechts und links:
apikales Unterlappensegment

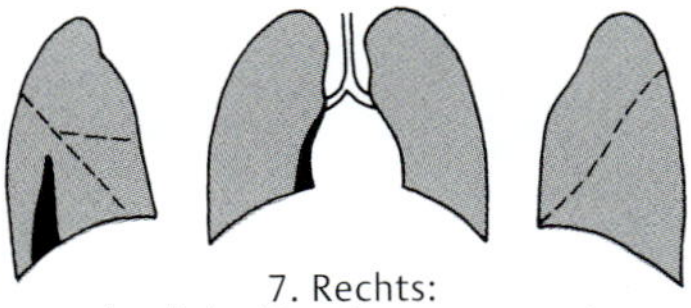

7. Rechts:
kardiales Unterlappensegment

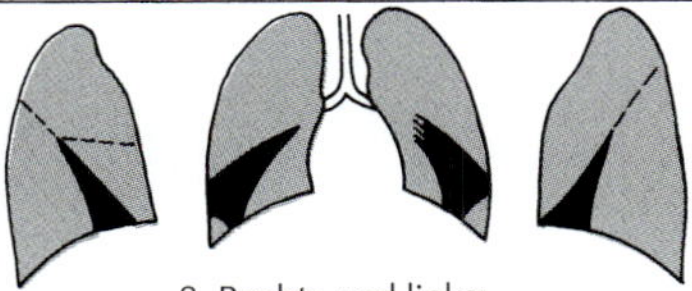

8. Rechts und links:
anterobasales Unterlappensegment

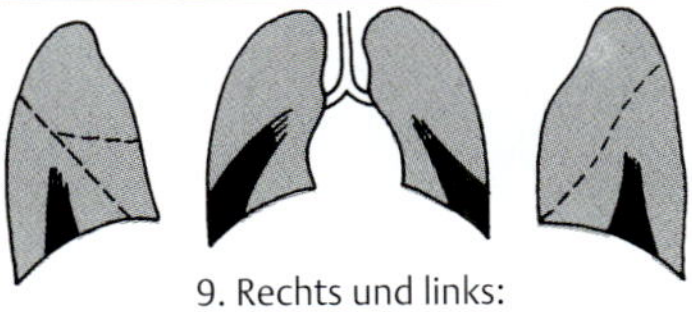

9. Rechts und links:
laterobasales Unterlappensegment

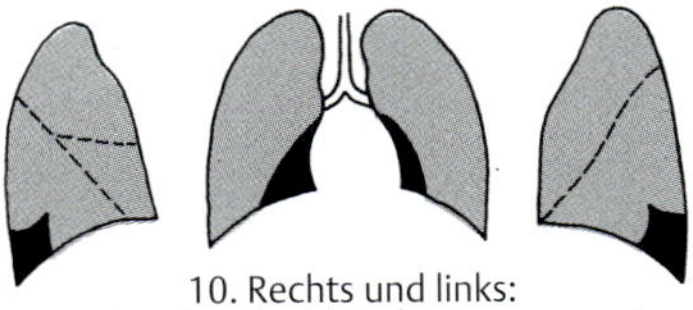

10. Rechts und links:
posterobasales Unterlappensegment

Lungensegmente

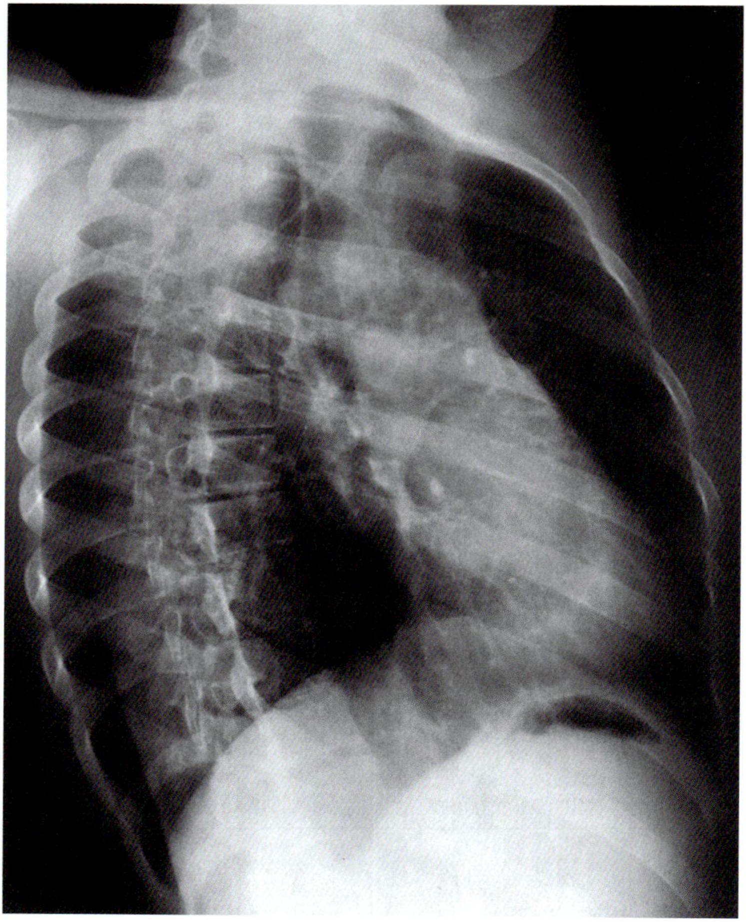

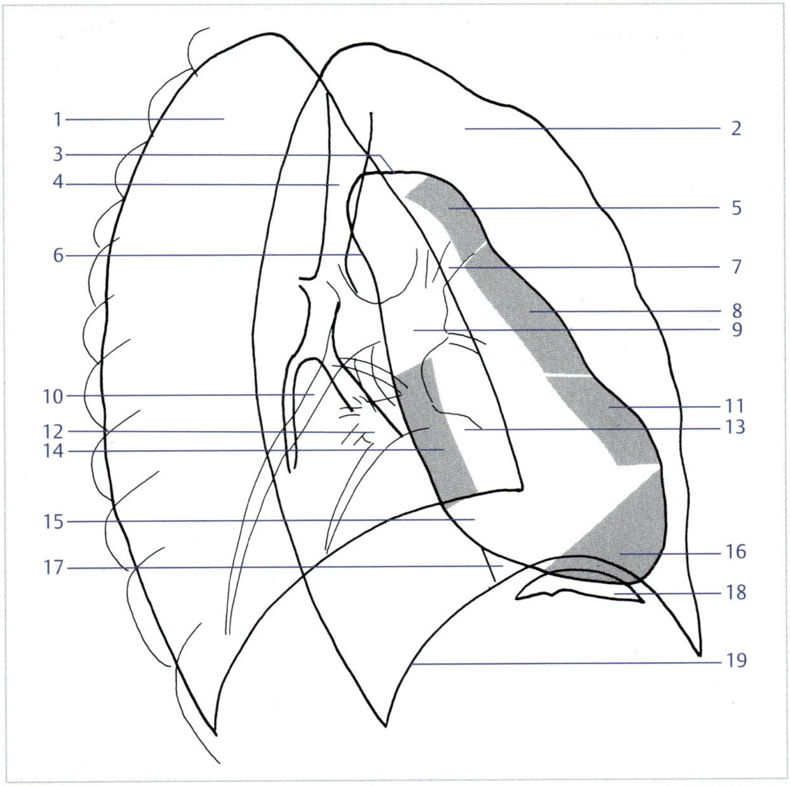

Abb. 5.5 Thorax 1. schräger Durchmesser

1 Pulmo dexter (rechte Lunge)
2 Pulmo sinister (linke Lunge)
3 Arcus aortae (Aortenbogen)
4 Trachea
5 Pars ascendens aortae
6 Pars descendens aortae
7 Oberlappenvene, -arterie und -bronchus links
8 pulmonale Ausflussbahn
9 A. pulmonalis sinistra (linke Pulmonalarterie)
10 rechte Unterlappenarterie
11 Conus arteriosus (Infundibulum)
12 V. pulmonalis dextra inferior (Unterlappenvene rechts)
13 V. pulmonalis sinistra inferior (Unterlappenvene links)
14 Atrium sinistrum (linker Vorhof)
15 Atrium dextrum (rechter Vorhof)
16 Ventriculus sinister (linker Ventrikel)
17 V. cava inferior
18 Magenblase
19 Diaphragma (Zwerchfell)

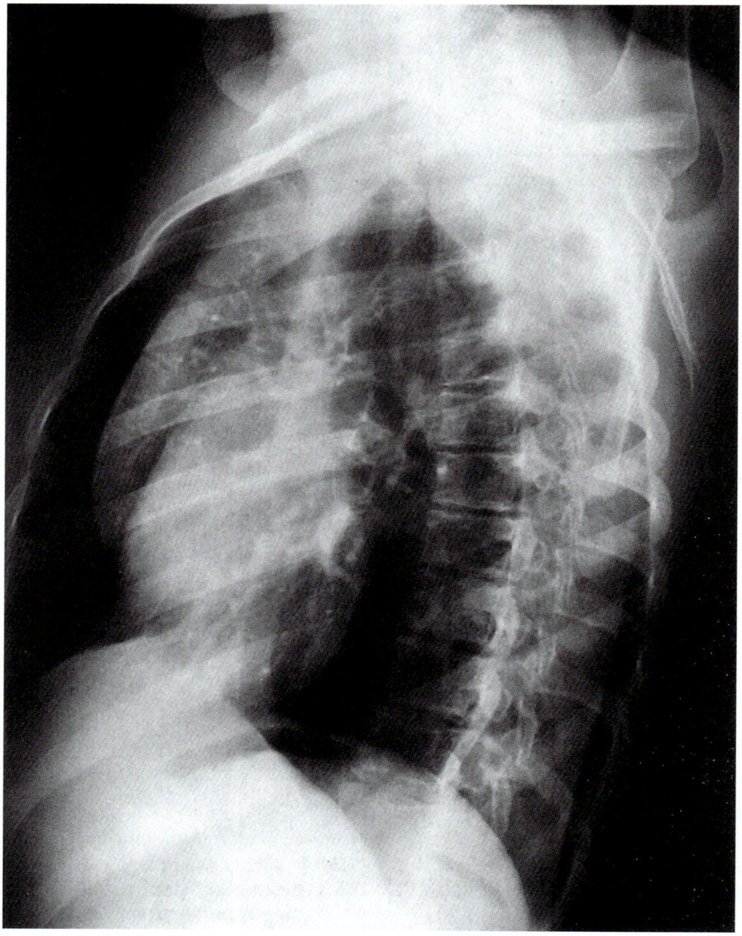

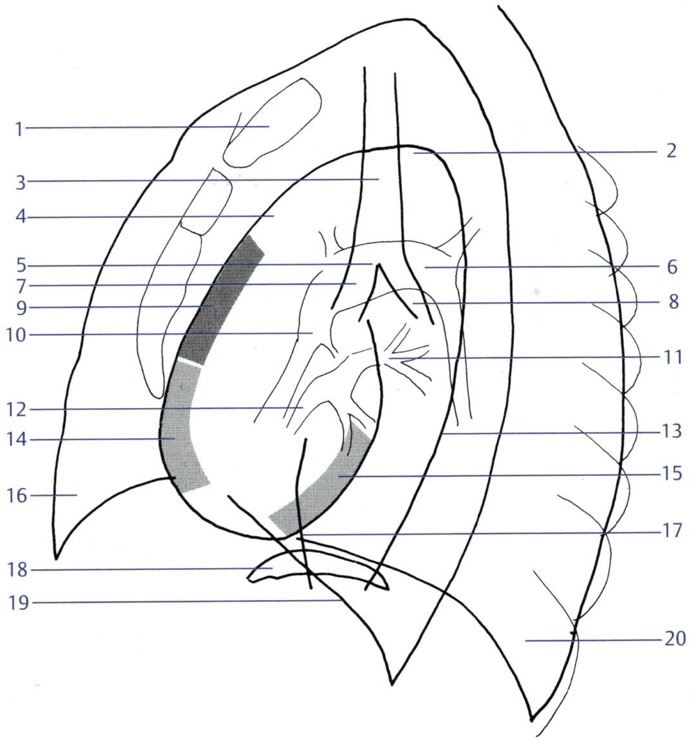

Abb. 5.6 Thorax 2. schräger Durchmesser

1 Sternum
2 Arcus aortae (Aortenbogen)
3 Trachea
4 Pars ascendens aortae
5 Karina
6 A. pulmonalis sinistra (linke Pulmonalarterie)
7 Bronchus principalis dexter (rechter Hauptbronchus)
8 Bronchus principalis sinister (linker Hauptbronchus)
9 Atrium dextrum (rechter Vorhof)
10 A. pulmonalis dextra (rechte Pulmonalarterie)
11 V. pulmonalis sinistra (Lungenvene links)
12 V. pulmonalis dextra (Lungenvene rechts)
13 Pars descendens aortae
14 Ventriculus dexter (rechter Ventrikel)
15 Ventriculus sinister (linker Ventrikel)
16 Pulmo dexter (rechte Lunge)
17 V. cava inferior
18 Magenblase (linke Zwerchfellhälfte)
19 rechte Zwerchfellhälfte
20 Pulmo sinister (linke Lunge)

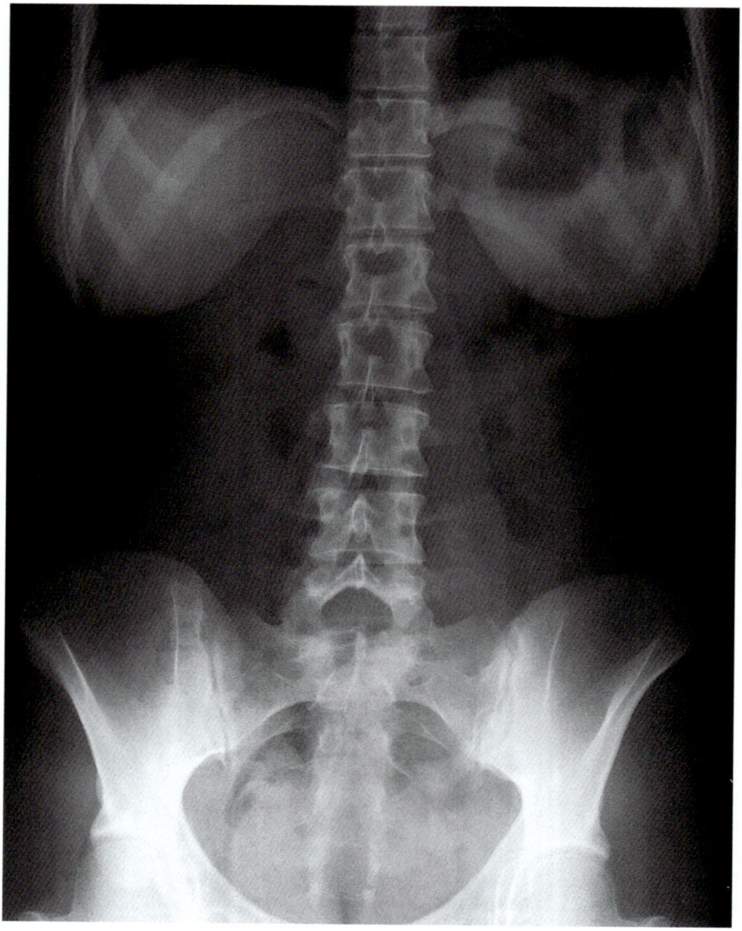

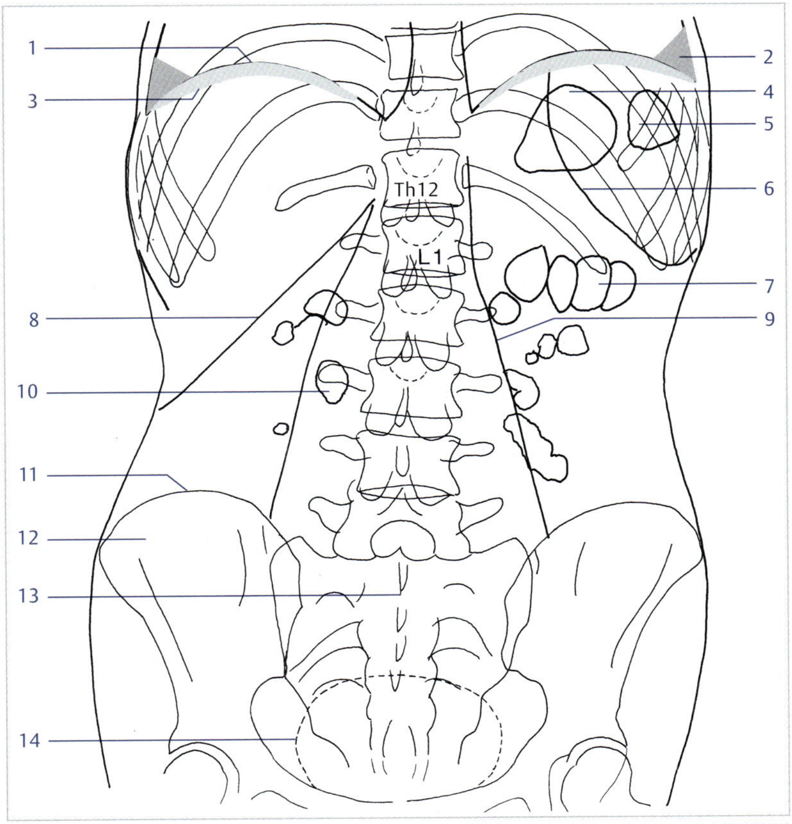

Abb. 5.7 Abdomen im Stand

1 Zwerchfellkuppe
2 Recessus costodiaphragmaticus (Zwerchfell-Rippen-Winkel)
3 subphrenischer Raum
4 Magenblase
5 Luft in der linken Kolonflexur
6 unterer Milzrand
7 Luft im Querkolon
8 unterer Leberrand
9 Rand des M. psoas
10 Dünndarmluft
11 Crista iliaca (Beckenkamm)
12 Os ilii (Beckenschaufel)
13 Os sacrum (Kreuzbein)
14 Vesica urinaria (Harnblasenschatten)

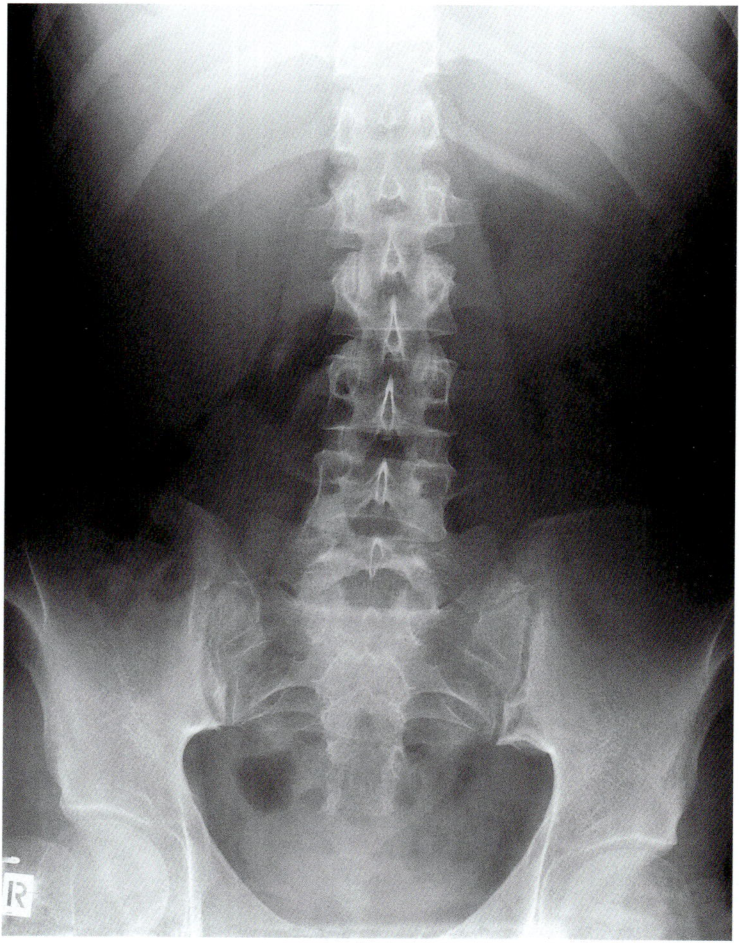
R

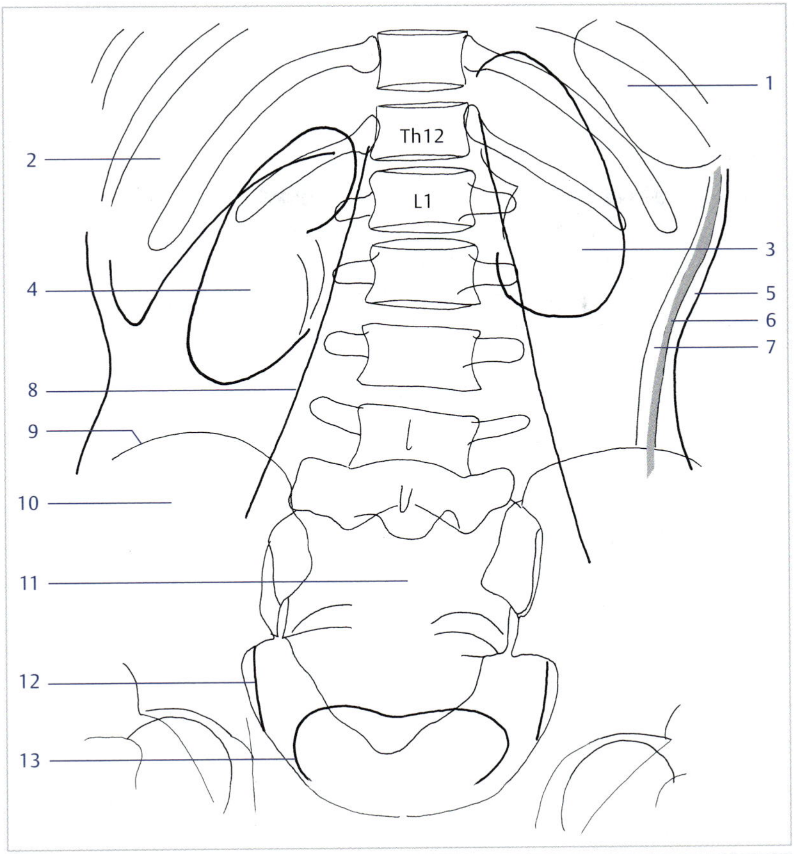

Abb. 5.8 Abdomen im Liegen

1 Milzschatten
2 Leberschatten
3 Ren sinister (linke Niere)
4 Ren dexter (rechte Niere)
5 subkutanes Fettgewebe
6 Abdomenmuskulatur
7 präperitoneales Fett
8 M. psoas
9 Crista iliaca (Beckenkamm)
10 Os ilii (Beckenschaufel)
11 Os sacrum (Kreuzbein)
12 M. obturatorius internus
13 Vesica urinaria (Harnblase)

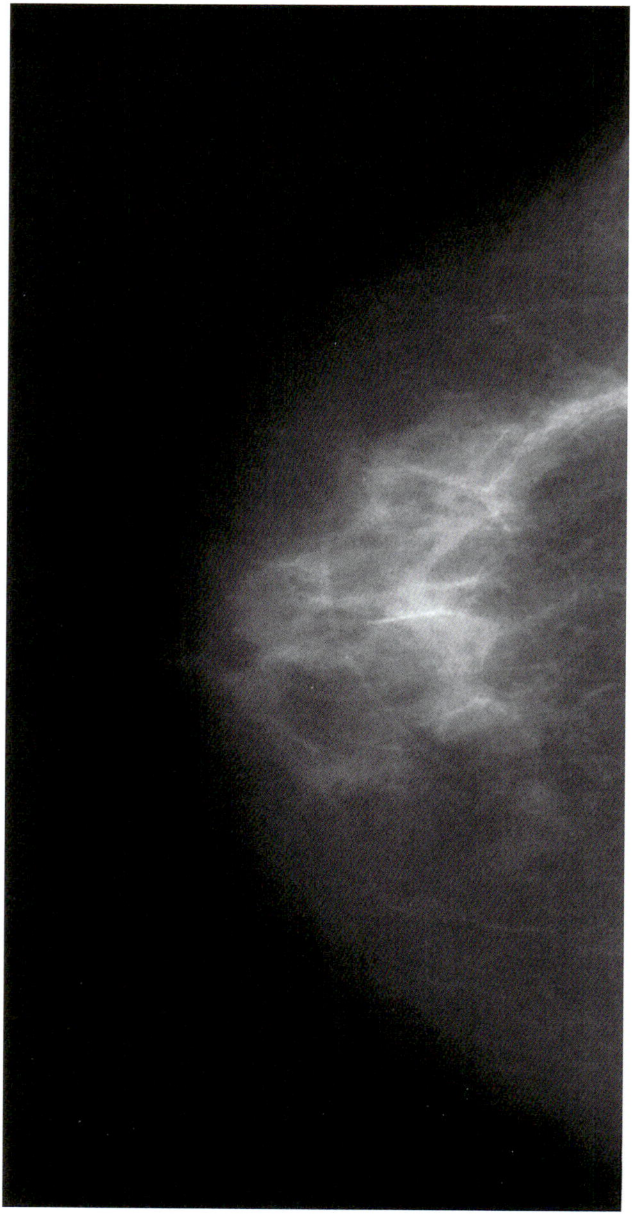

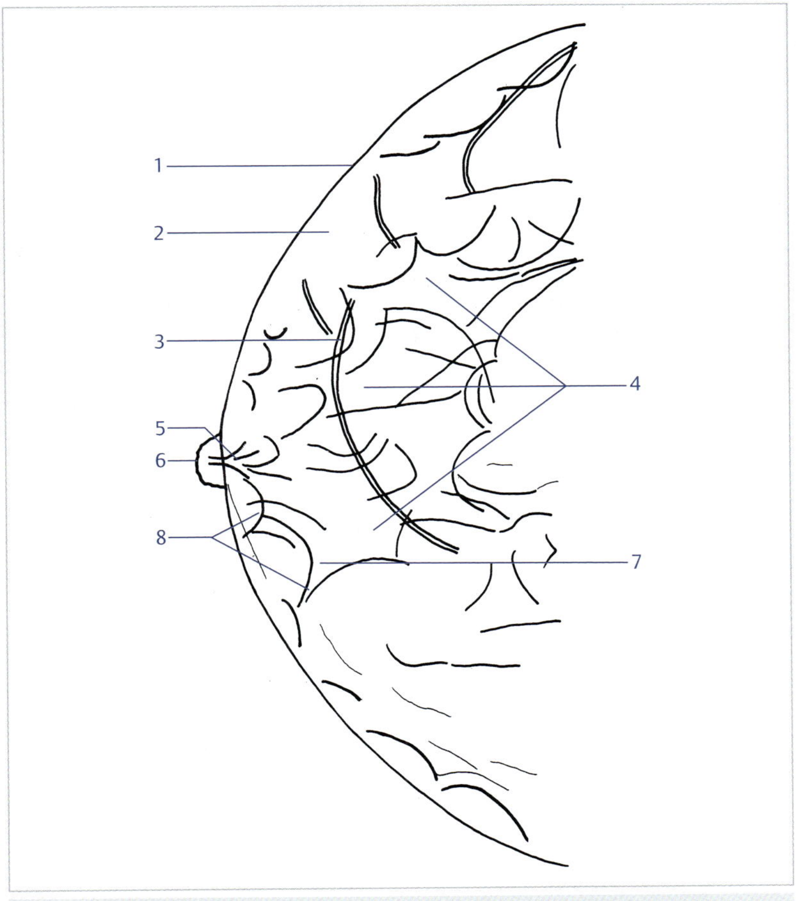

Abb. 6.1 Mammografie kraniokaudal

1 Kutis
2 subkutanes Fettgewebe
3 Venen
4 Drüsenkörper
5 Retromamillärraum mit Ductus lactiferi
6 Papilla mammaria (Mamille)
7 Kuppe eines Drüsenlappens
8 Ligg. suspensoria mammaria (Cooper-Ligamente)

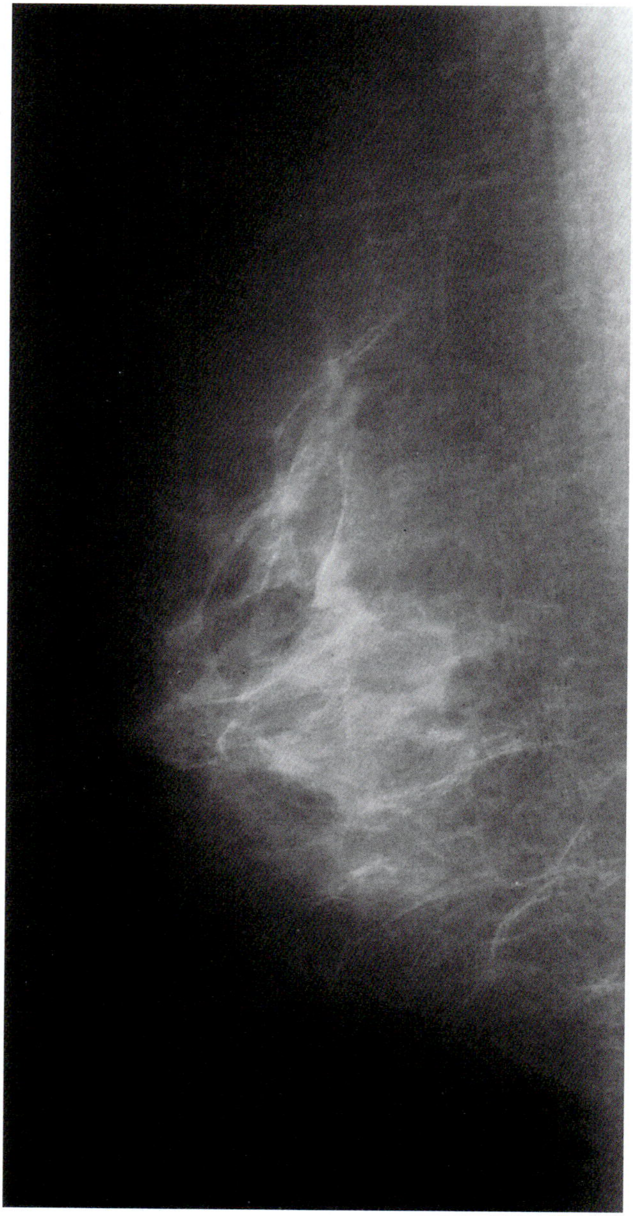

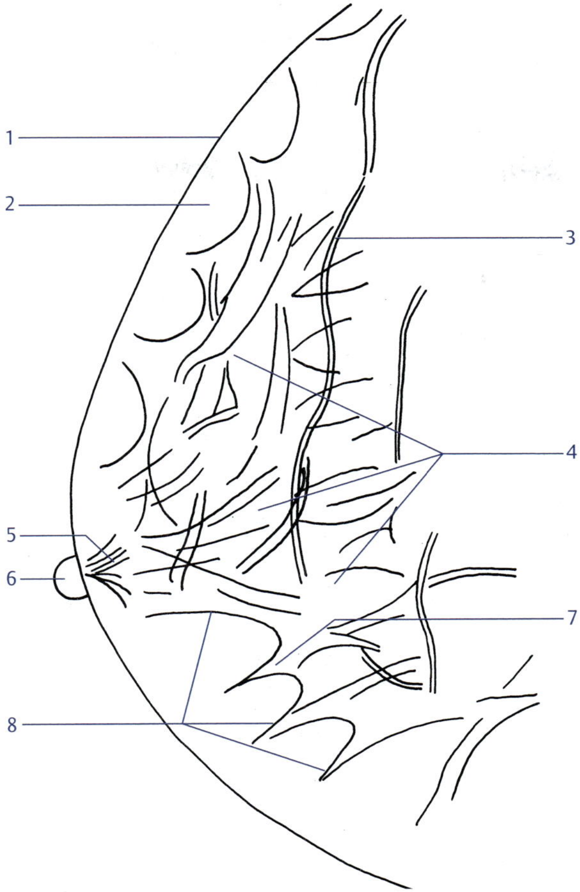

Abb. 6.2 Mammografie mediolateral

1 Kutis
2 subkutanes Fettgewebe
3 Vene
4 Drüsenkörper
5 Retromamillärraum mit Ductus lactiferi
6 Mamille
7 Kuppe eines Drüsenlappens
8 Ligg. suspensoria mammaria (Cooper-Ligamente)

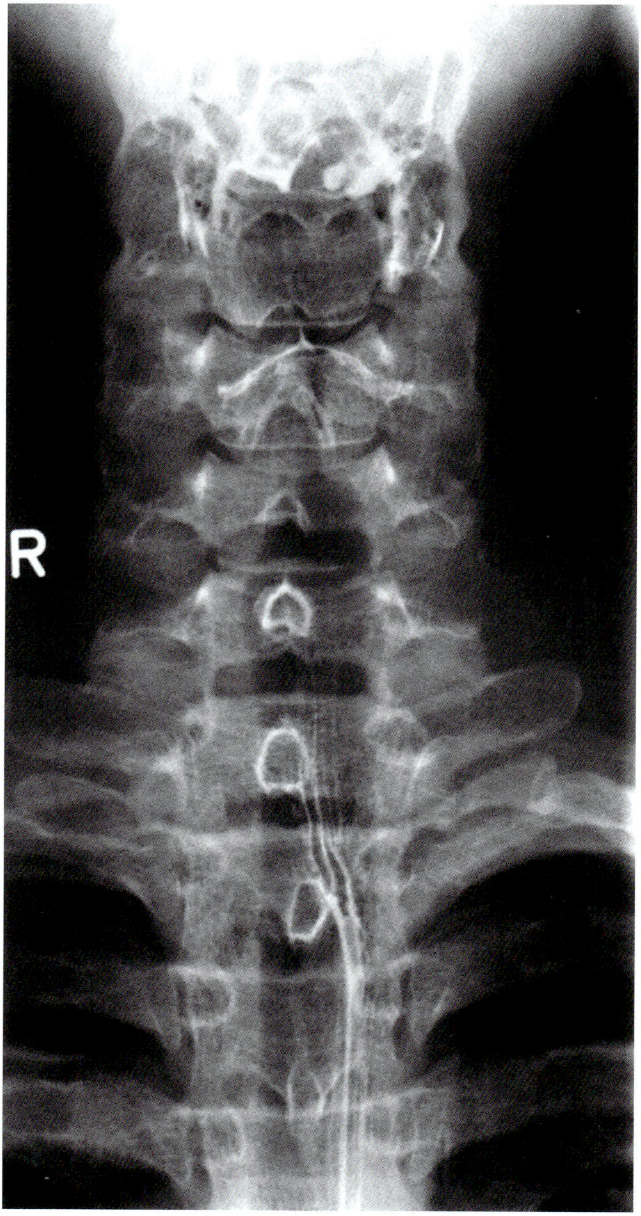
R

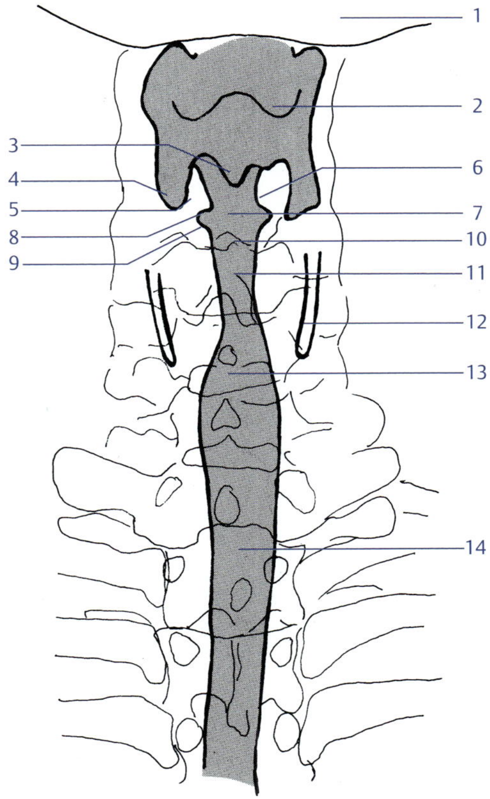

Abb. 6.3 Tracheazielaufnahme a.-p.

1 Mandibula
2 Boden der Vallecula epiglottica
3 Incisura interarytaenoidea (Spalt zwischen den Stellknorpelspitzen)
4 Recessus (Sinus) piriformis
5 Lage der Cartilago arytaenoidea
6 Plica vestibularis (falsches Stimmband)
7 Vestibulum laryngis
8 Ventriculus laryngis (Morgagni)
9 Lig. vocale (echtes Stimmband)
10 Rima glottidis
11 subglottischer Raum
12 Cartilago thyroidea (Schildknorpel)
13 Tracheaeingang
14 Trachea

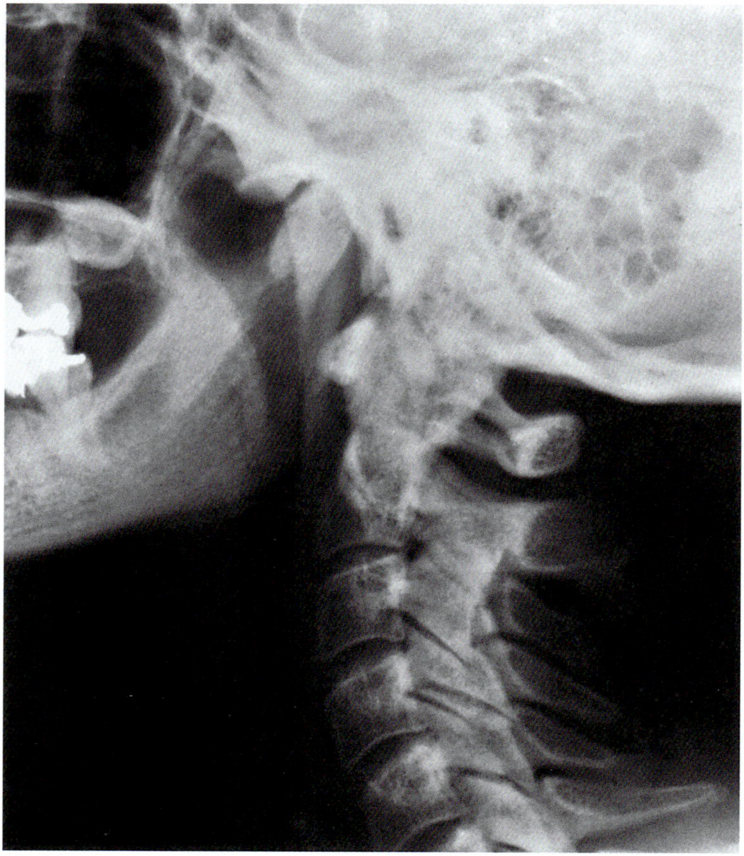

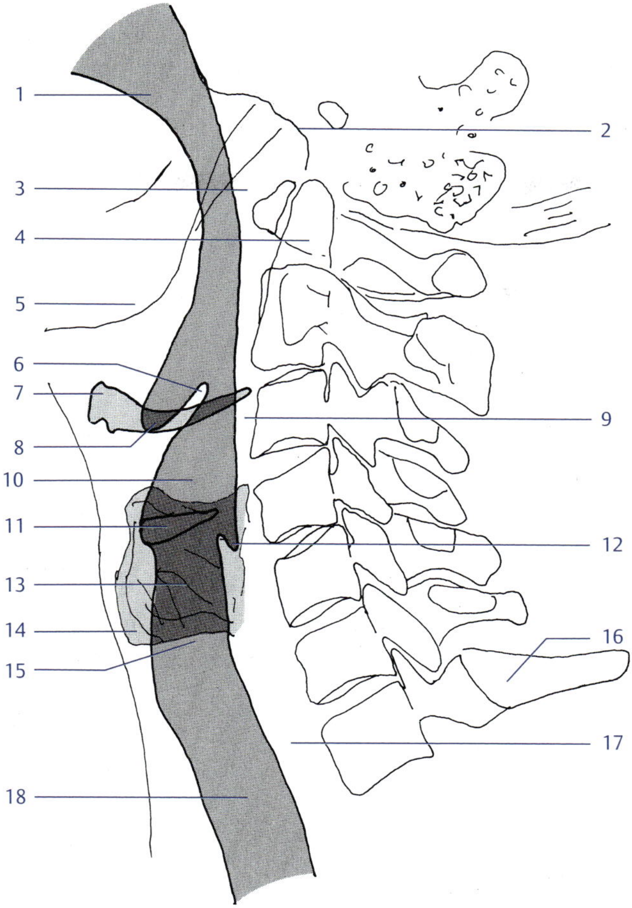

Abb. 6.4 Tracheazielaufnahme seitlich

1 Cavitas oris
2 Basis cranii (Schädelbasis)
3 hinterer Nasopharyngealraum
4 Dens axis
5 Mandibula (Unterkiefer)
6 Epiglottis (Kehldeckel)
7 Os hyoideum (Zungenbein)
8 Boden der Vallecula epiglottica
9 Spatium retropharyngeum (retropharyngealer Raum)
10 Vestibulum laryngis
11 Ventriculus laryngis (Morgagni)
12 untere hintere Begrenzung des Recessus (Sinus) piriformis
13 subglottischer Raum
14 Cartilago thyroidea (Schildknorpel)
15 Tracheaeingang
16 Vertebra prominens (C VII)
17 retrotrachealer Raum (Ösophagus)
18 Trachea

Kontrast-untersuchungen

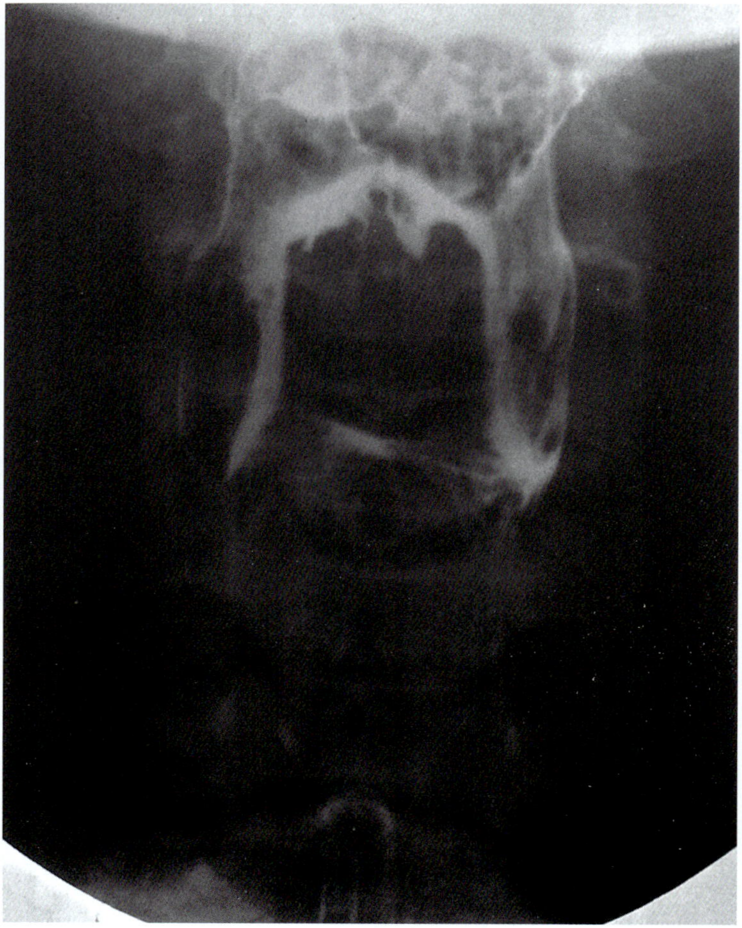

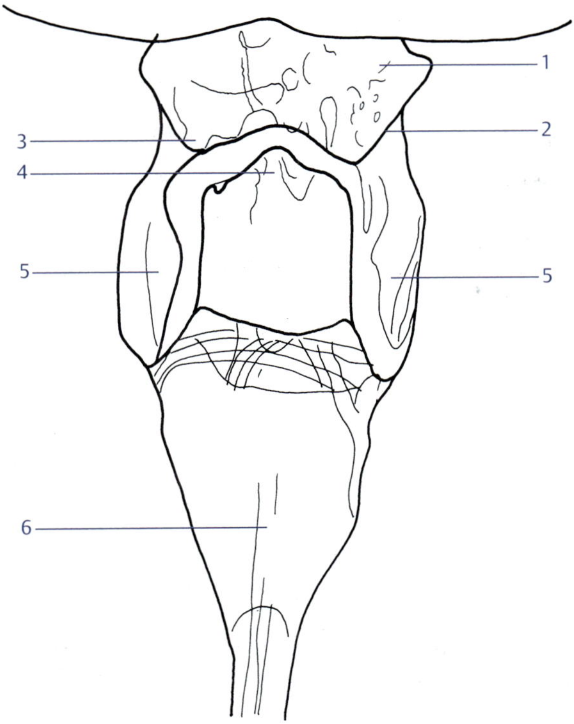

Abb. 7.1 Hypophayrynx a.-p.

1 Pharynx
2 Plica glossoepiglottica lateralis
3 Vallecula epiglottica
4 Epiglottis
5 Recessus piriformis
6 Ösophagus

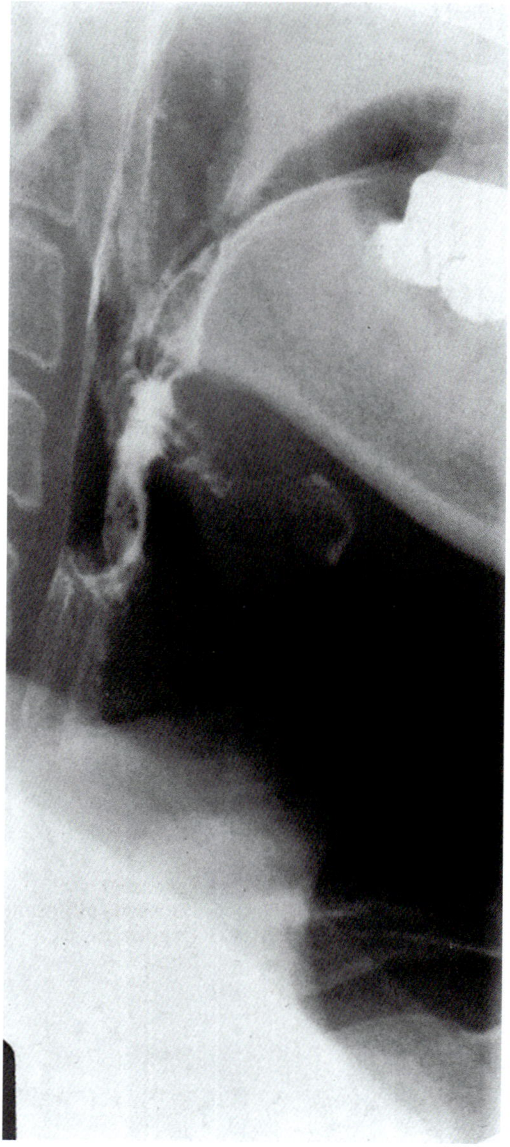

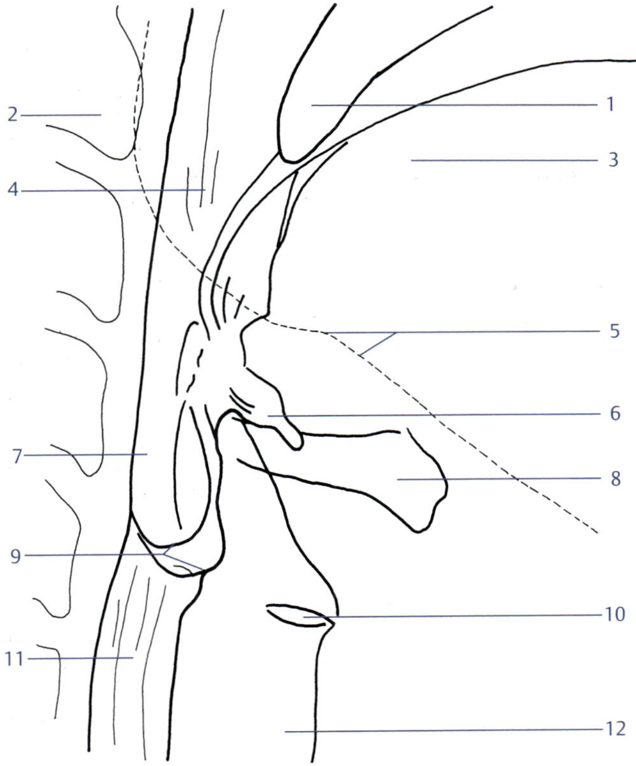

Abb. 7.2 Hypopharynx seitlich

1 Uvula palatina
2 HWS (Axis)
3 Lingua (Zunge)
4 Oropharynx
5 Mandibula (Unterkiefer)
6 Vallecula epiglottica
7 Larynx
8 Os hyoideum (Zungenbein)
9 Recessus piriformis
10 Ventriculus laryngis
11 Ösophagus
12 Trachea

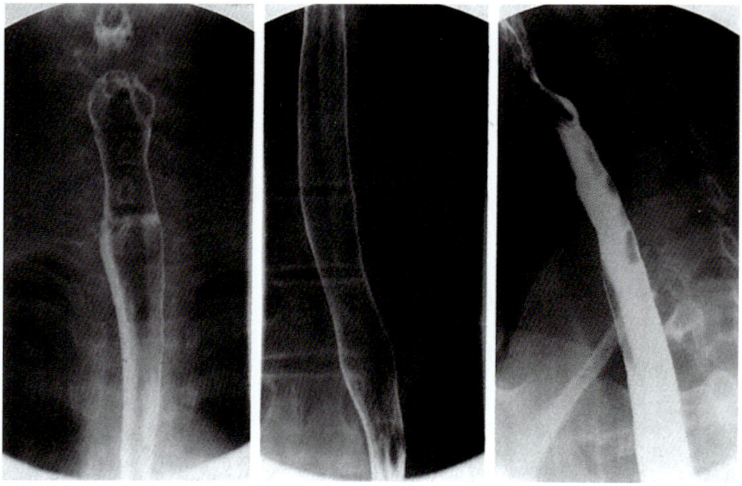

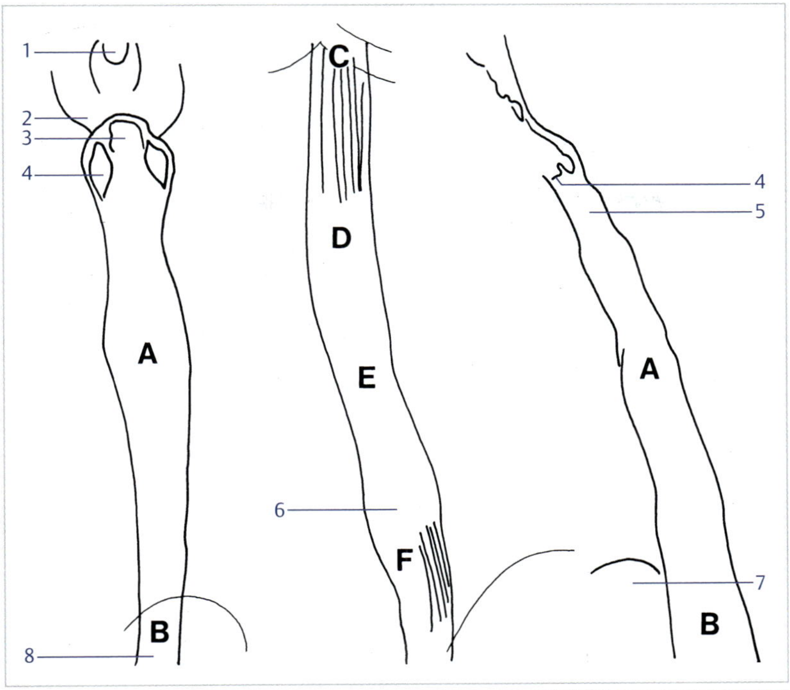

Abb. 7.3 Ösophagus

- **1** Uvula palatina
- **2** Plica glossoepiglottica lateralis
- **3** Epiglottis
- **4** Recessus piriformis
- **5** Ösophagusmund
- **6** Ösophagusampulle
- **7** Arcus aortae (Aortenbogen)
- **8** interaortikobronchiales Segment
- **A** paratracheales Segment
- **B** aortales Segment
- **C** bronchiales Segment
- **D** interbronchiales Segment
- **E** retrokardiales Segment
- **F** epiphrenisches Segment

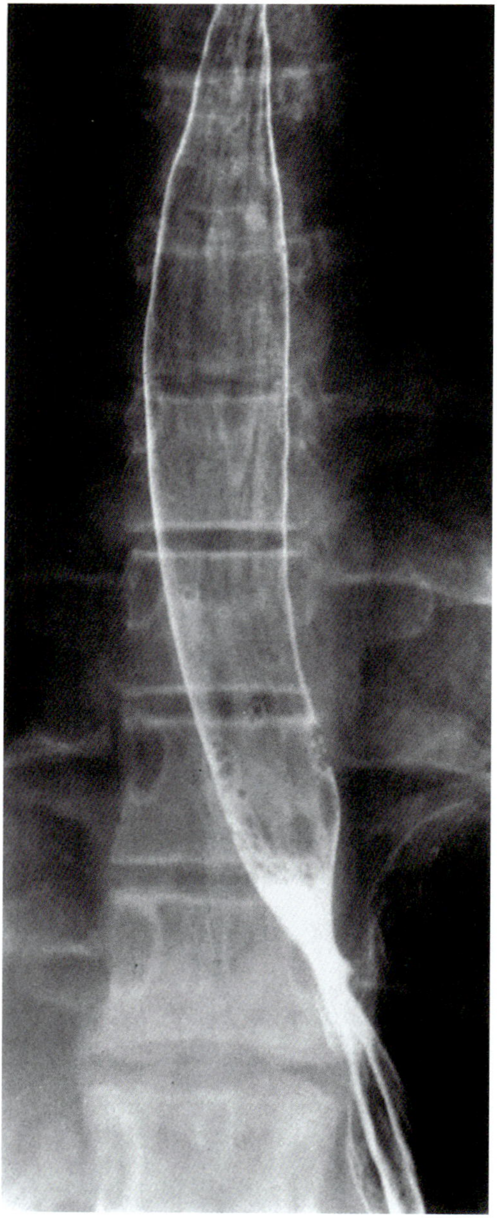

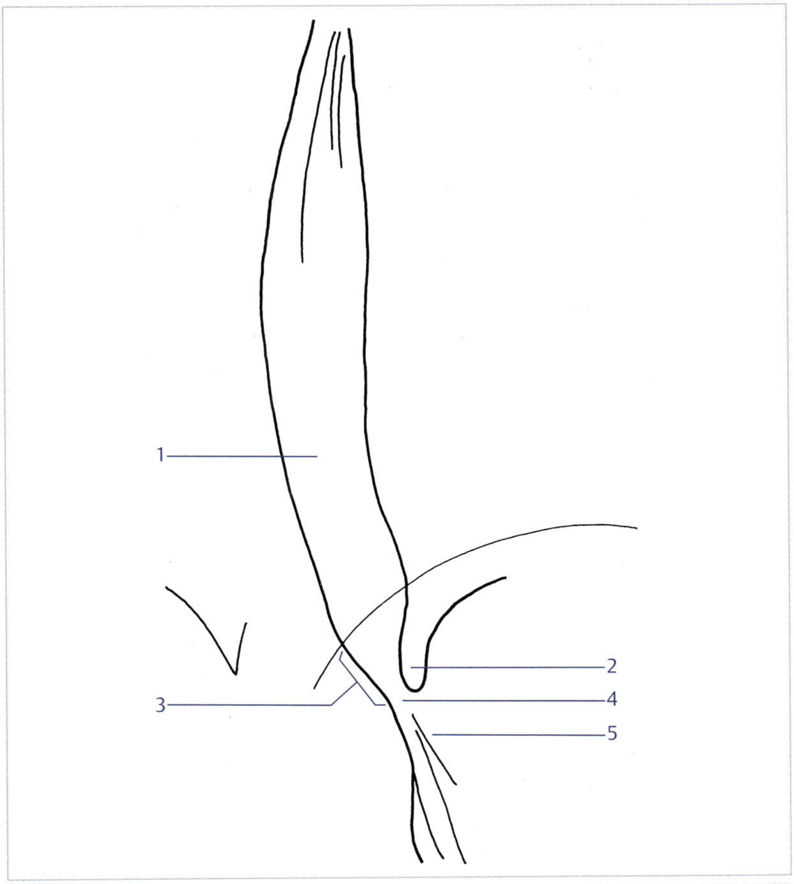

Abb. 7.4 Magen (Ösophagus)

1 distaler Ösophagus (retrokardial gelegen)
2 ösophagogastrischer Winkel
3 Vestibulum (subdiaphragmatischer Ösophagusanteil)
4 Hiatus oesophageus
5 Kardia

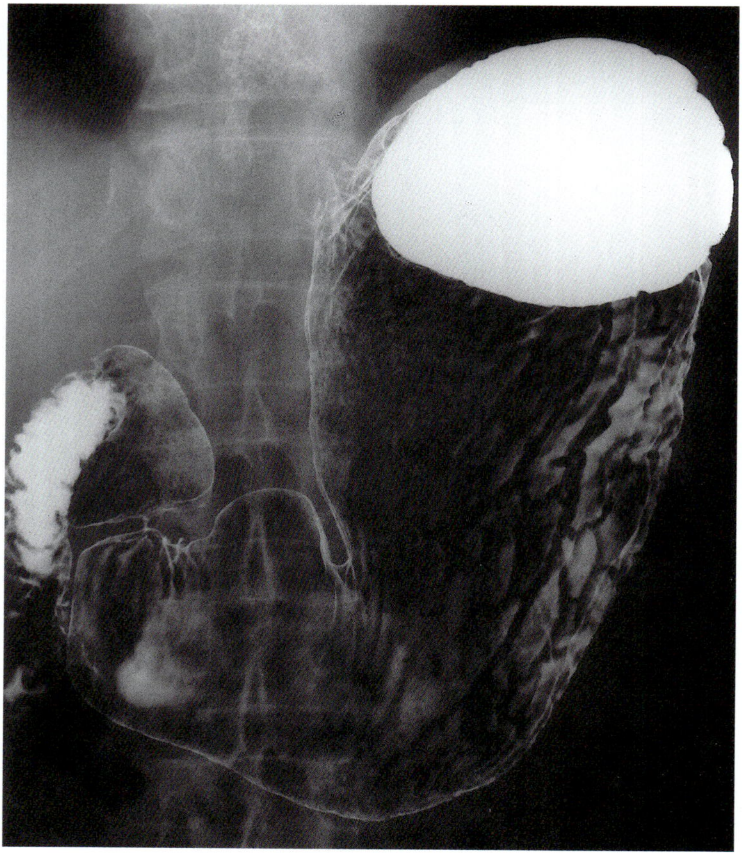

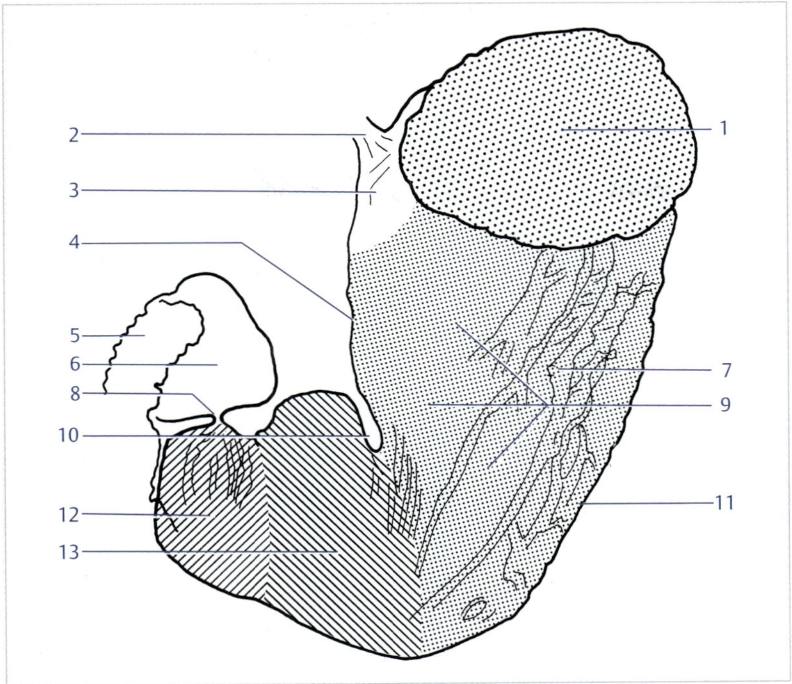

Abb. 7.5 Magen

1 Fundus gastricus
2 Hiatus oesophageus
3 Kardia
4 Curvatura gastrica minor (kleine Kurvatur)
5 Duodenum
6 Ampulla (Bulbus duodeni)
7 Magenfaltenrelief (Hinterwandfalte)
8 Pylorus
9 Corpus gastricum
10 Incisura angularis
11 Curvatura gastrica major (große Kurvatur)
12 präpylorisches Antrum
13 Antrum pyloricum

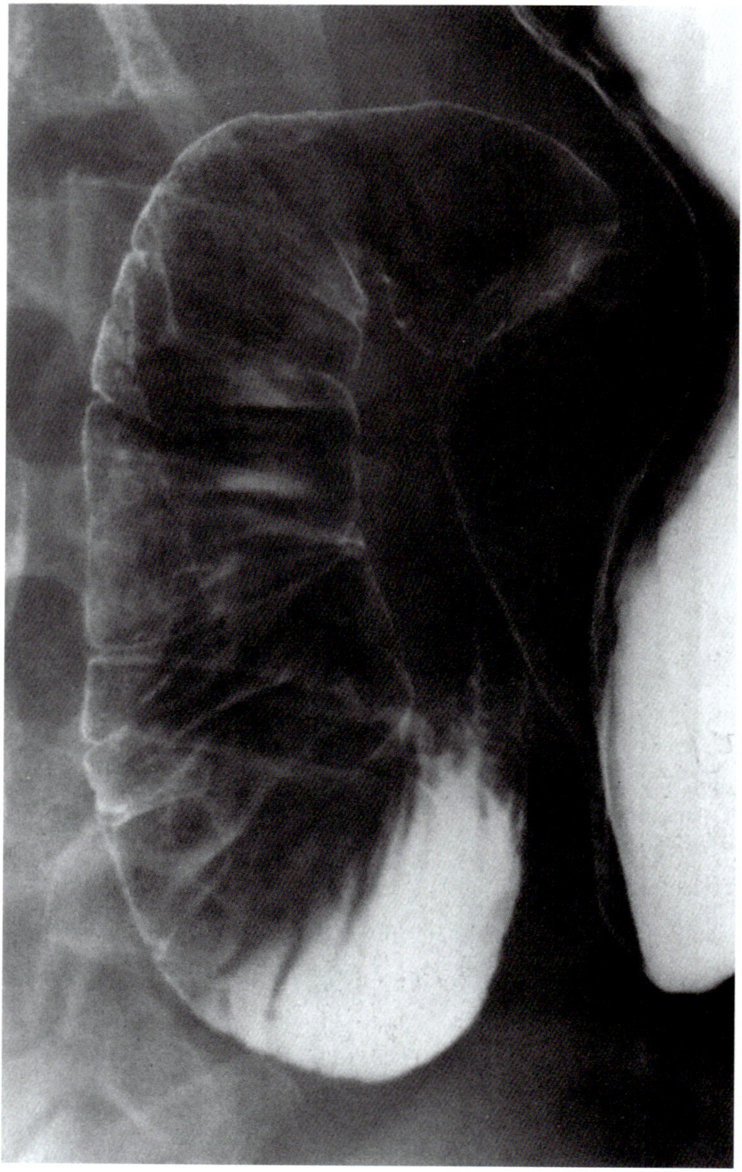

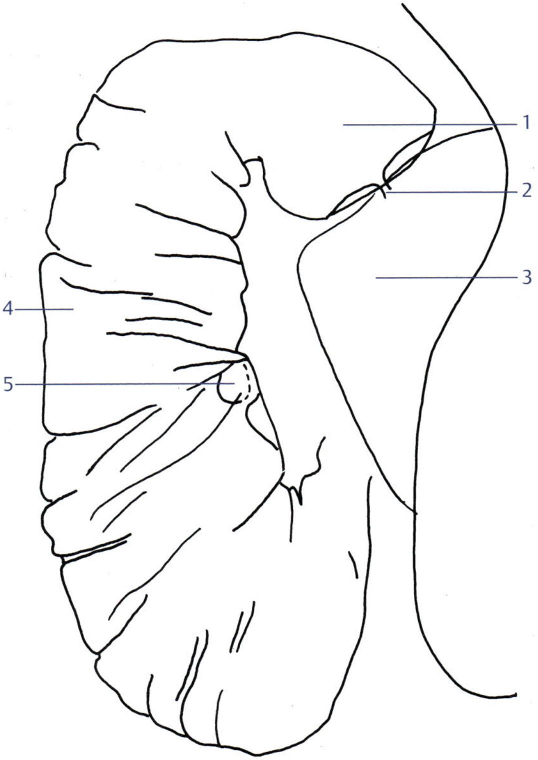

Abb. 7.6 Magen (Duodenum)

1 Ampulla (Bulbus duodeni)
2 Pylorus
3 Antrum pyloricum
4 Pars descendens duodeni
5 Papilla duodeni major (Vateri)

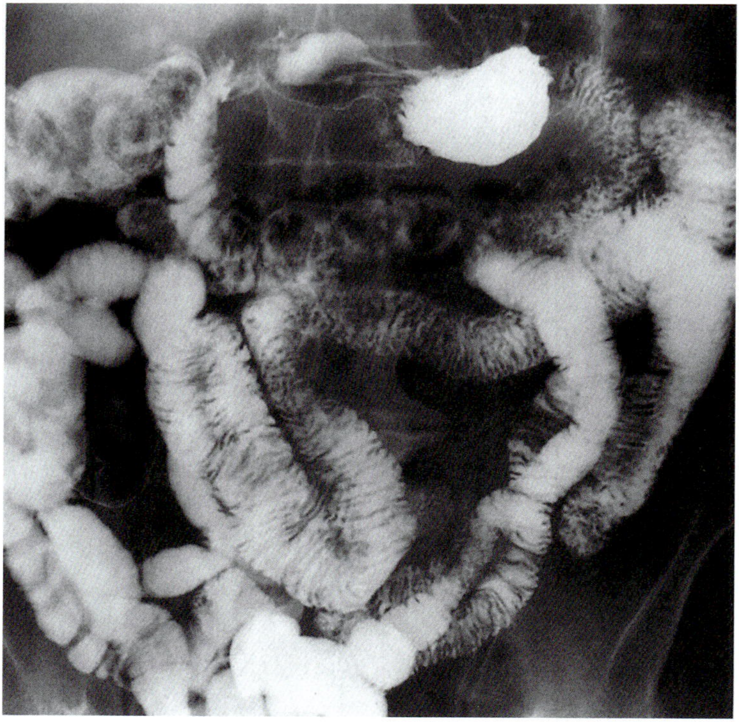

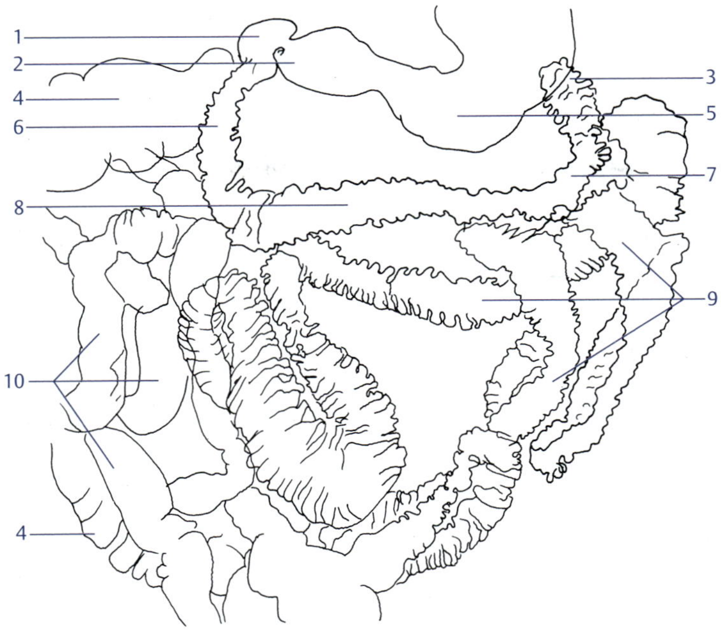

Abb. 7.7 Magen-Darm-Passage

1 Ampulla (Bulbus duodeni)
2 Antrum pyloricum
3 Flexura duodenojejunalis
4 Kolon
5 Corpus ventriculi (Magenkorpus)
6 Pars descendens duodeni (duodenales C)
7 Pars ascendens duodeni
8 Pars horizontalis duodeni
9 Jejunum
10 Ileum

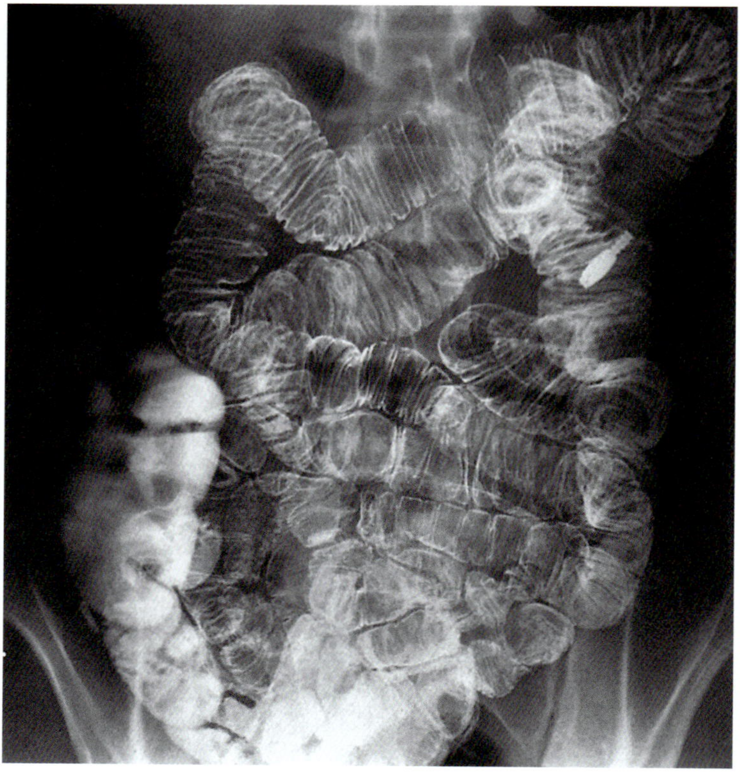

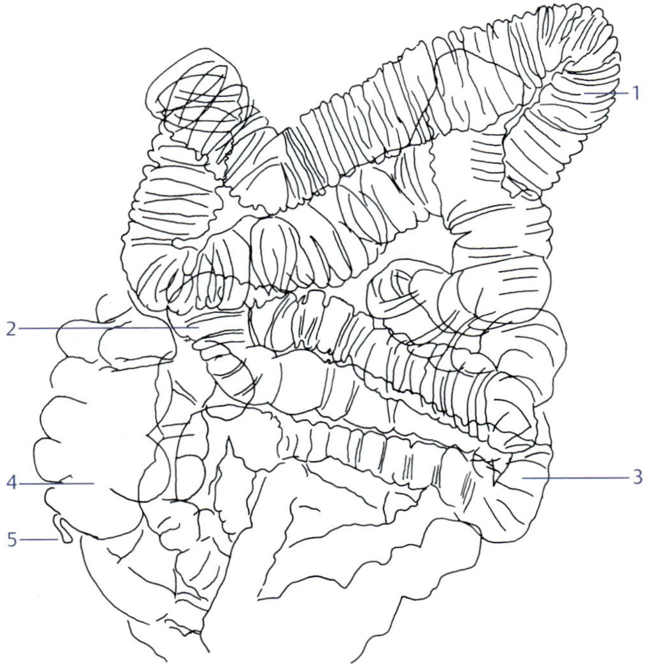

Abb. 7.8 Dünndarm

1 Jejunum
2 ileojejunaler Übergang
3 Ileum
4 Zäkum
5 Appendix

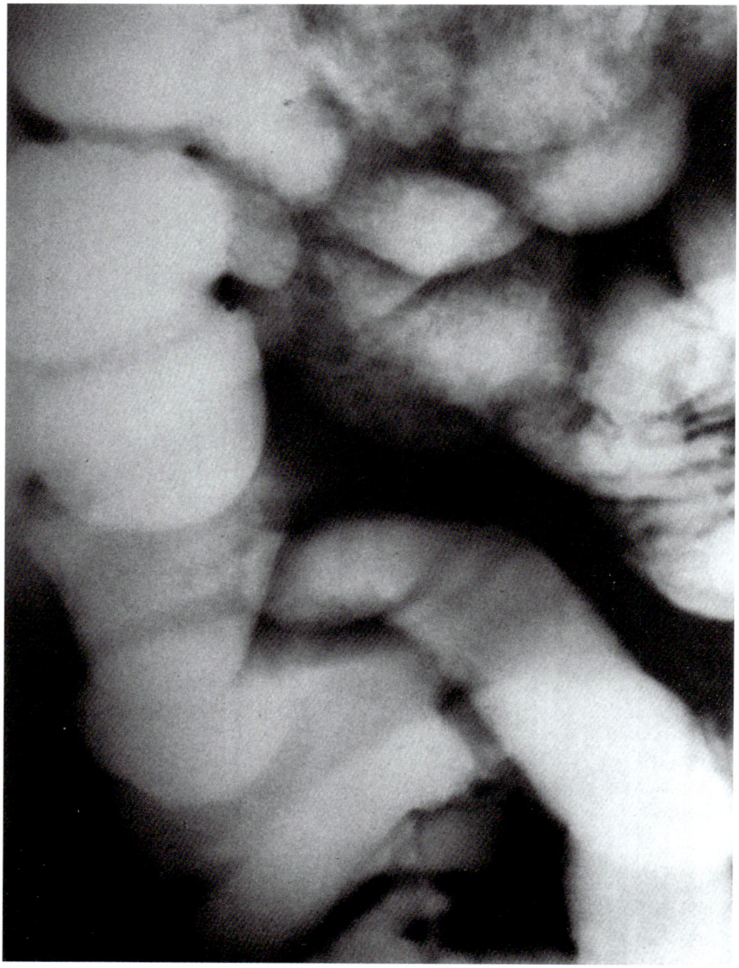

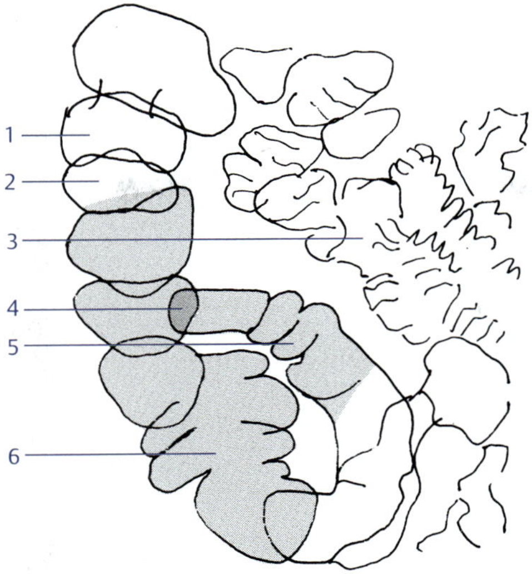

Abb. 7.9 Zielaufnahme der Ileozäkalregion

1 Haustra coli
2 Colon ascendens
3 Ileum
4 Valva ileocaecalis (Bauhin-Klappe)
5 terminales Ileum
6 Zäkum

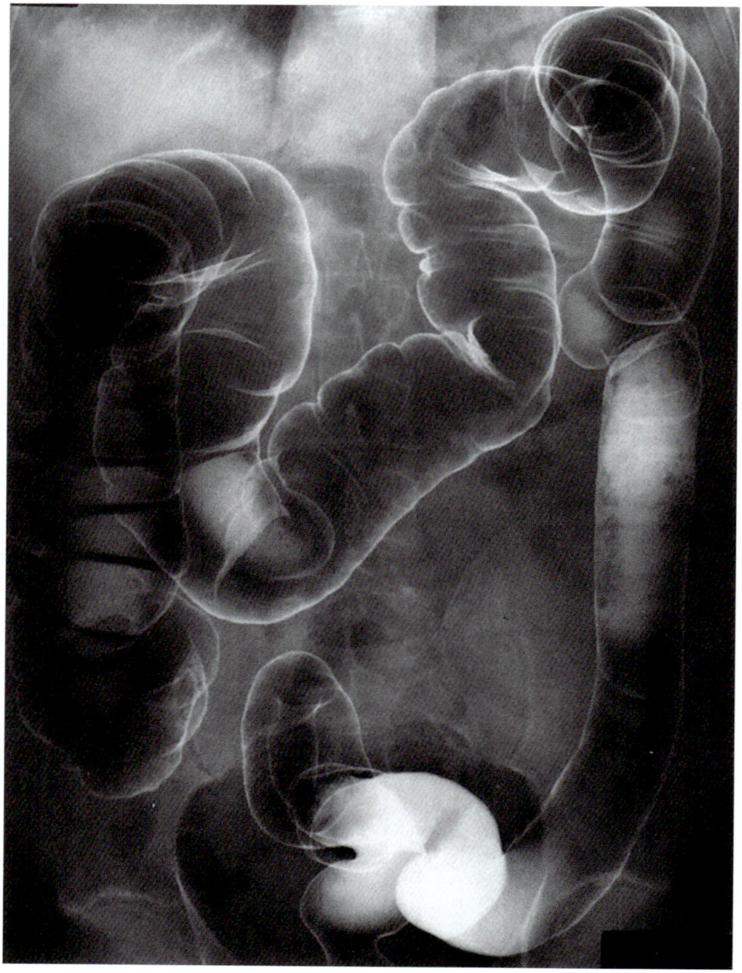

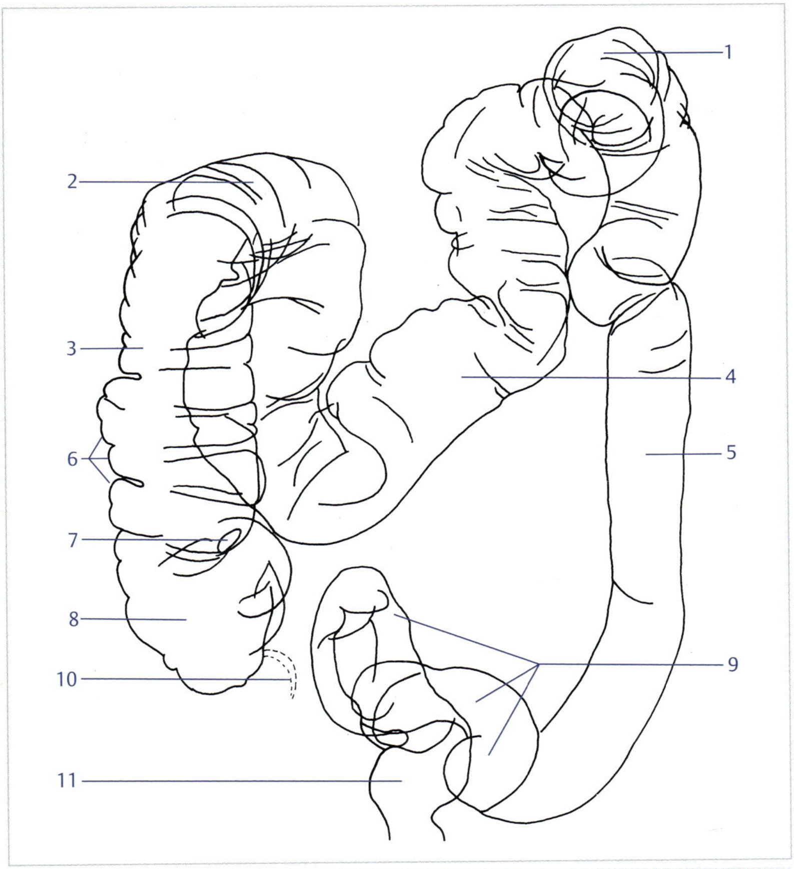

Abb. 7.10 Kolon

1 Flexura coli sinistra (linke Kolonflexur)
2 Flexura coli dextra (rechte Kolonflexur)
3 Colon ascendens
4 Colon transversum
5 Colon descendens
6 Haustren
7 Valva ileocaecalis (Bauhin-Klappe)
8 Zäkum
9 Colon sigmoideum
10 Appendix vermiformis
11 Rektum

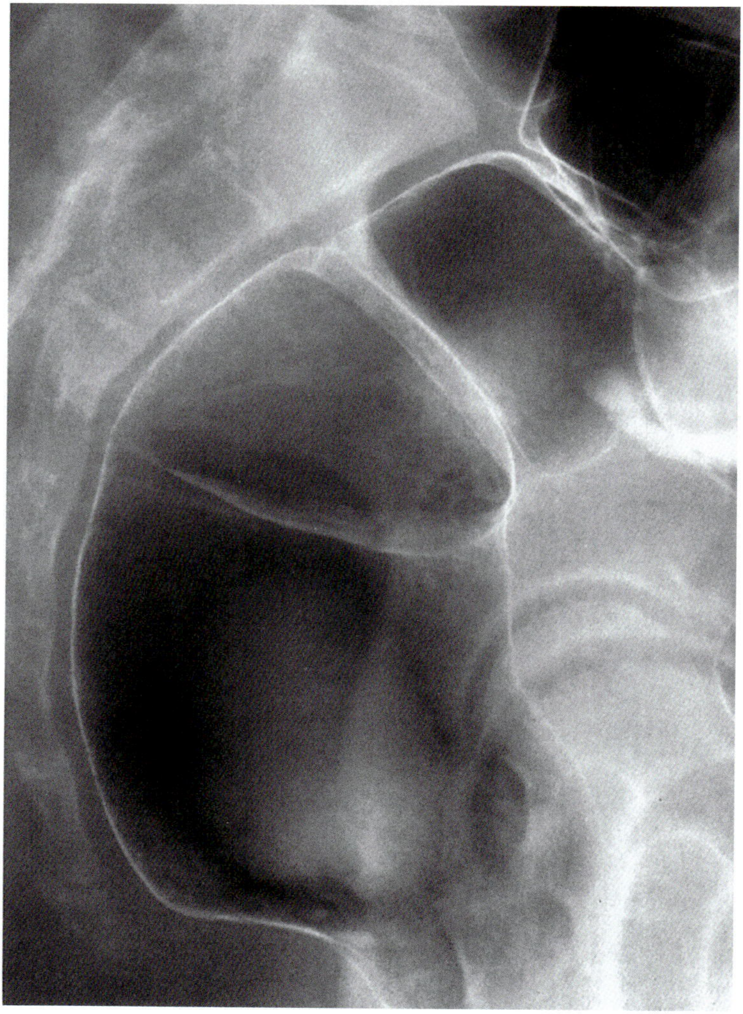

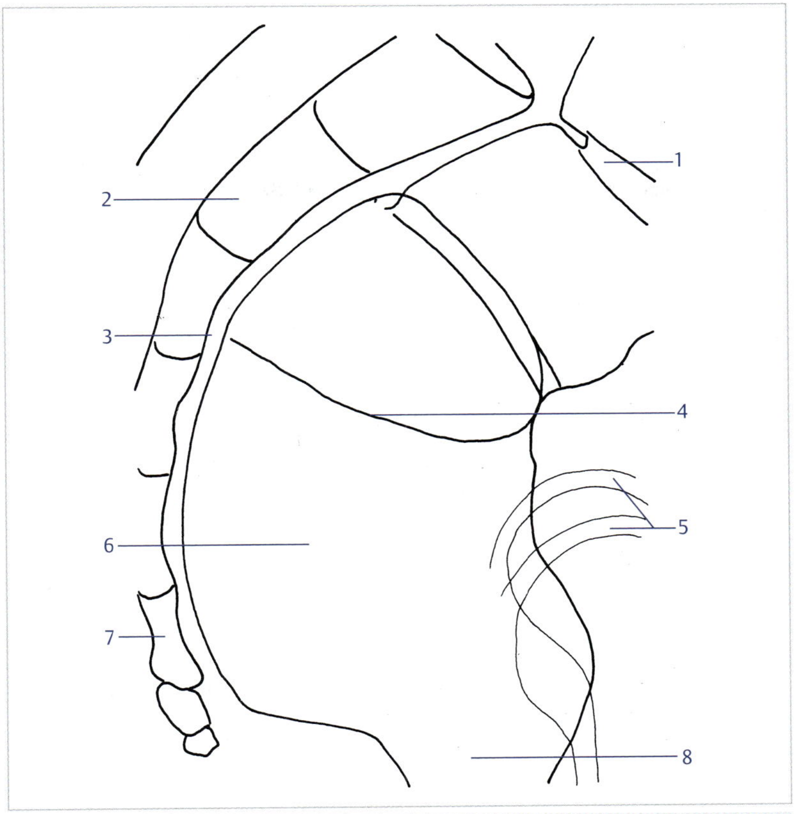

Abb. 7.11 Rektum

1 rektosigmoidaler Übergang
2 Os sacrum
3 Retrorektalraum
4 Plica transversa recti
5 Caput femoris (Hüftkopf)
6 Ampulla recti (Rektumampulle)
7 Os coccygis
8 anorektaler Übergang

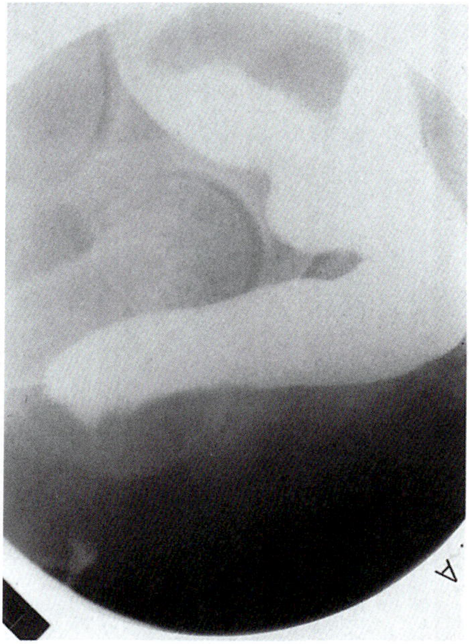

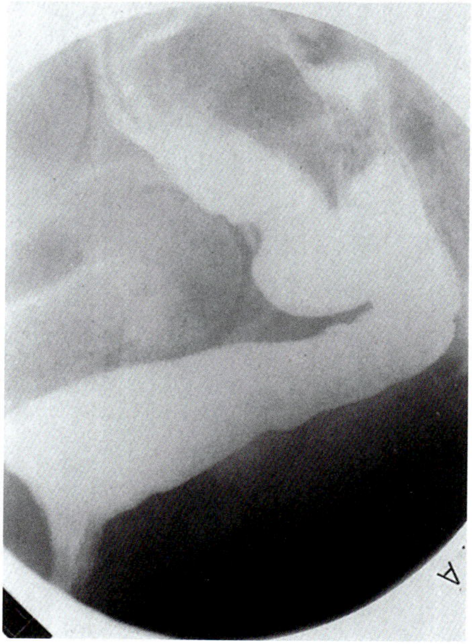

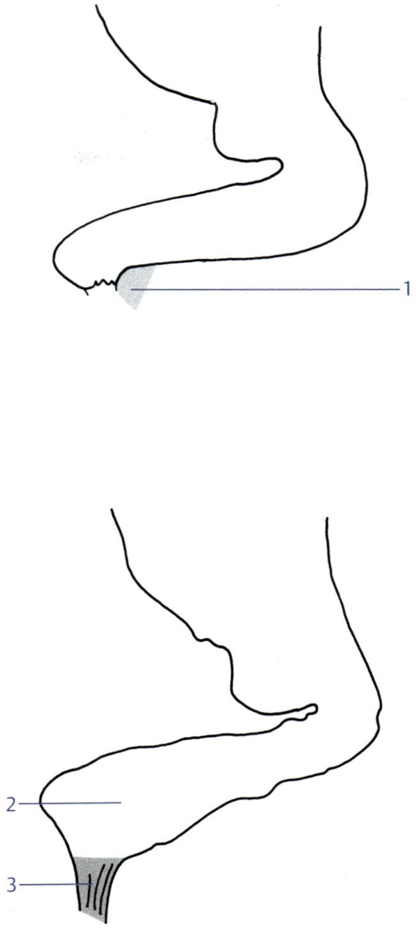

Abb. 7.12 Defäkografie

1 Impression durch M. puborectalis

2 Ampulla recti (Rektumampulle)

3 Canalis analis (Analkanal)

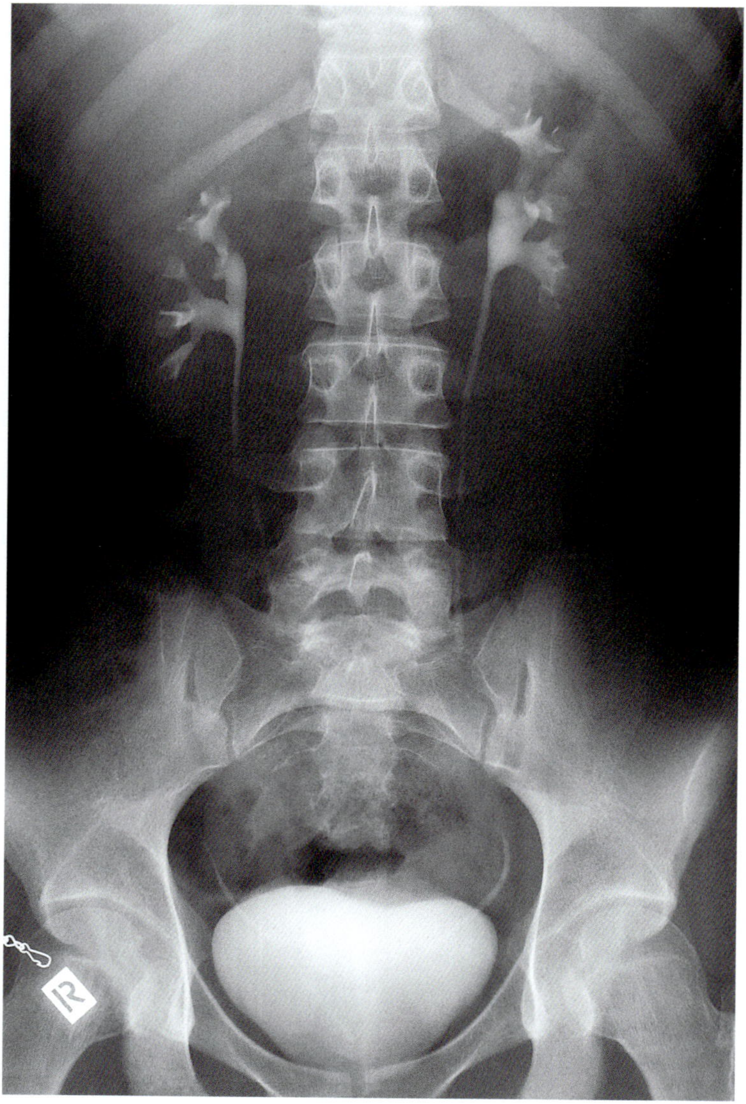
R

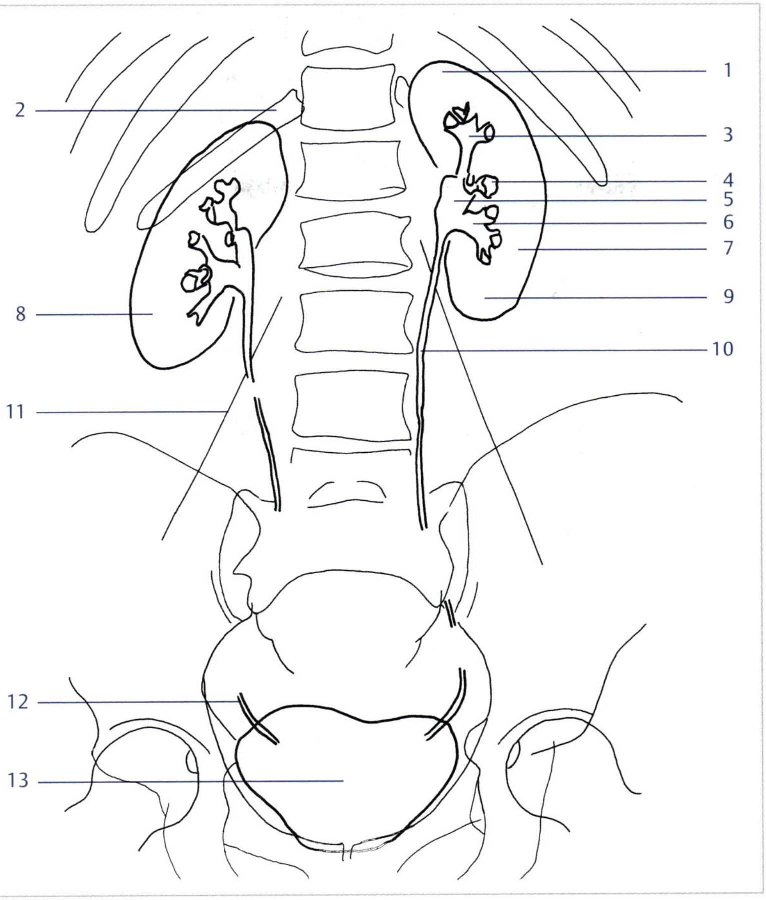

Abb. 8.1 Intravenöses Urogramm

1 oberer Nierenpol
2 Costa XII (12. Rippe)
3 obere Kelchgruppe
4 mittlere Kelchgruppe
5 Pelvis renalis (Nierenbecken)
6 untere Kelchgruppe
7 Ren sinister (linke Niere) (Parenchym)
8 Ren dexter (rechte Niere) (Parenchym)
9 unterer Nierenpol
10 Ureter (Harnleiter)
11 Rand des M. psoas
12 distaler Ureter
13 Vesica urinaria (Harnblase)

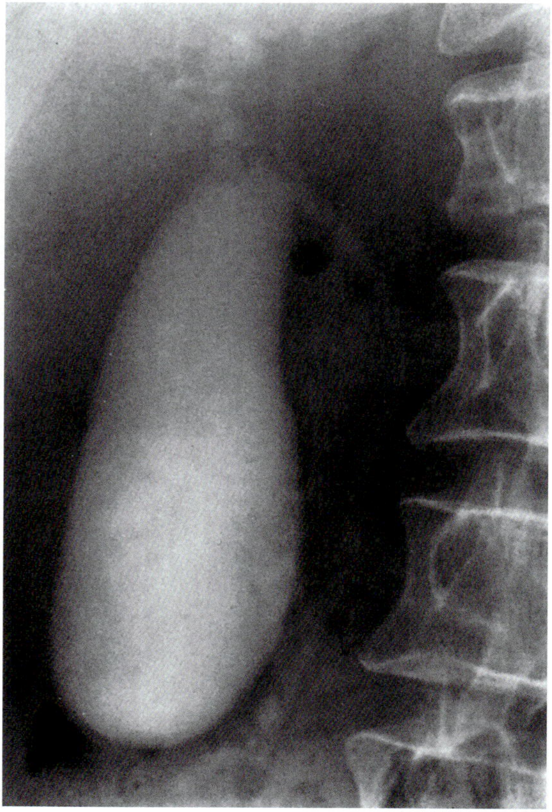

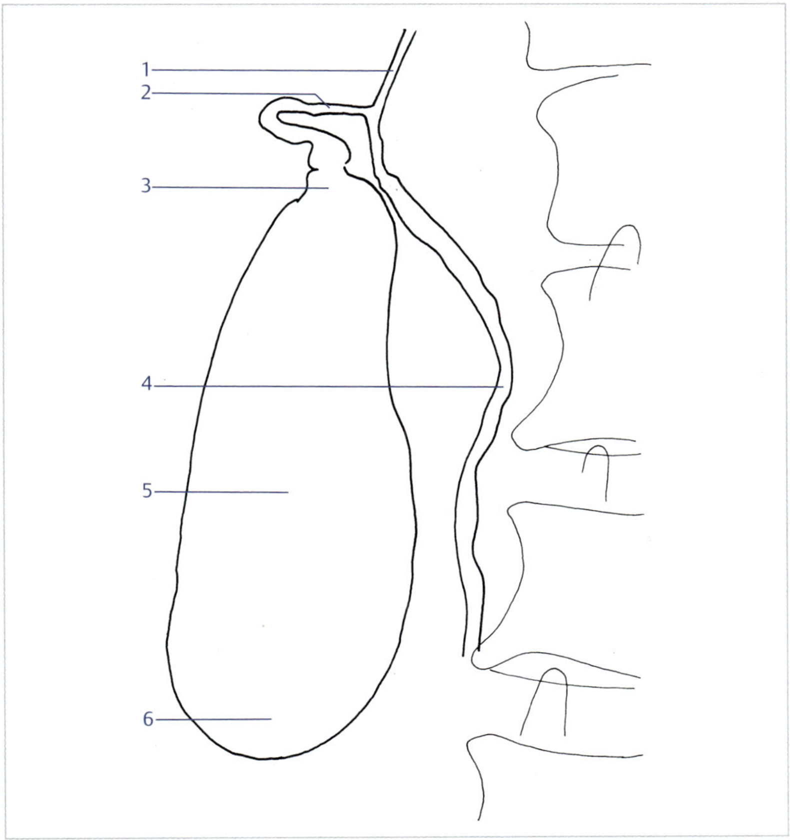

Abb. 8.2 Intravenöses Cholezystocholangiogramm

1 Ductus hepaticus communis
2 Ductus cysticus
3 Collum vesicae biliaris
4 Ductus choledochus
5 Corpus vesicae biliaris
6 Fundus vesicae biliaris

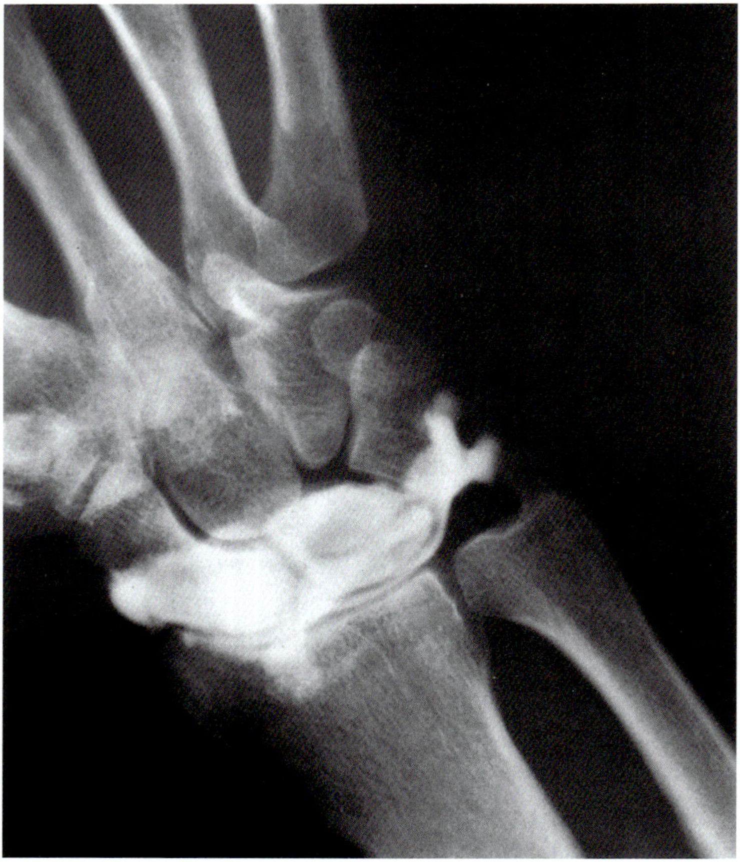

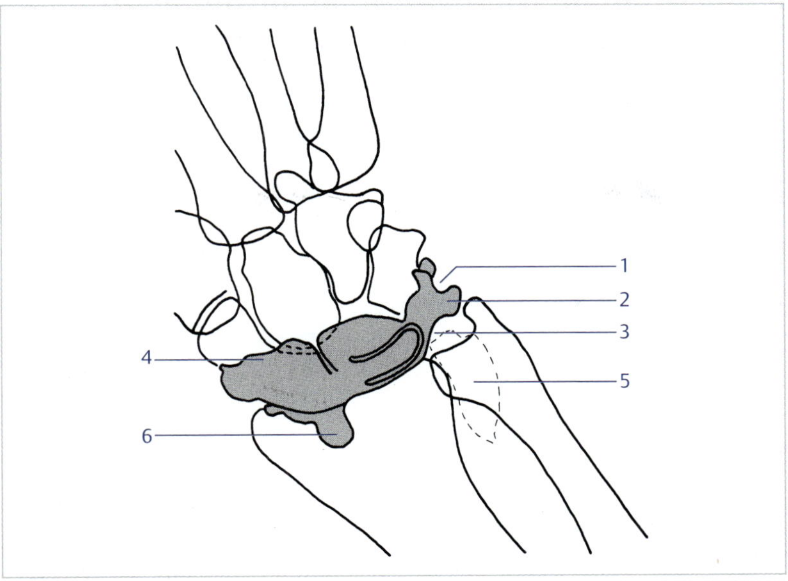

Abb. 9.1 Arthrografie des Handgelenkes p.-a.

1 Aussparung durch Meniskus
2 Recessus praestyloideus
3 Aussparung durch den Discus articularis
4 Recessus dorsalis
5 Recessus sacciformis
6 Recessus palmaris

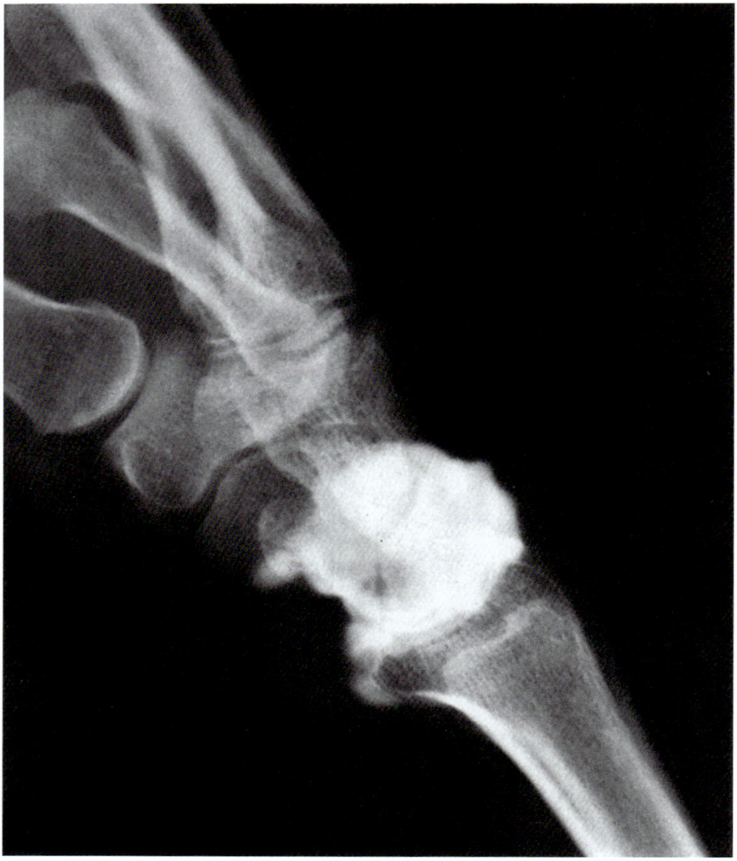

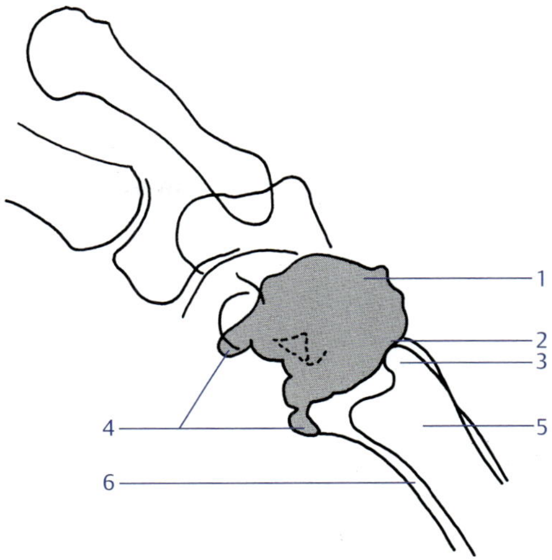

Abb. 9.2 Arthografie des Handgelenkes seitlich

1 Recessus dorsalis
2 Recessus praestyloideus
3 Processus styloideus ulnae
4 Recessus volares
5 Ulna
6 Radius

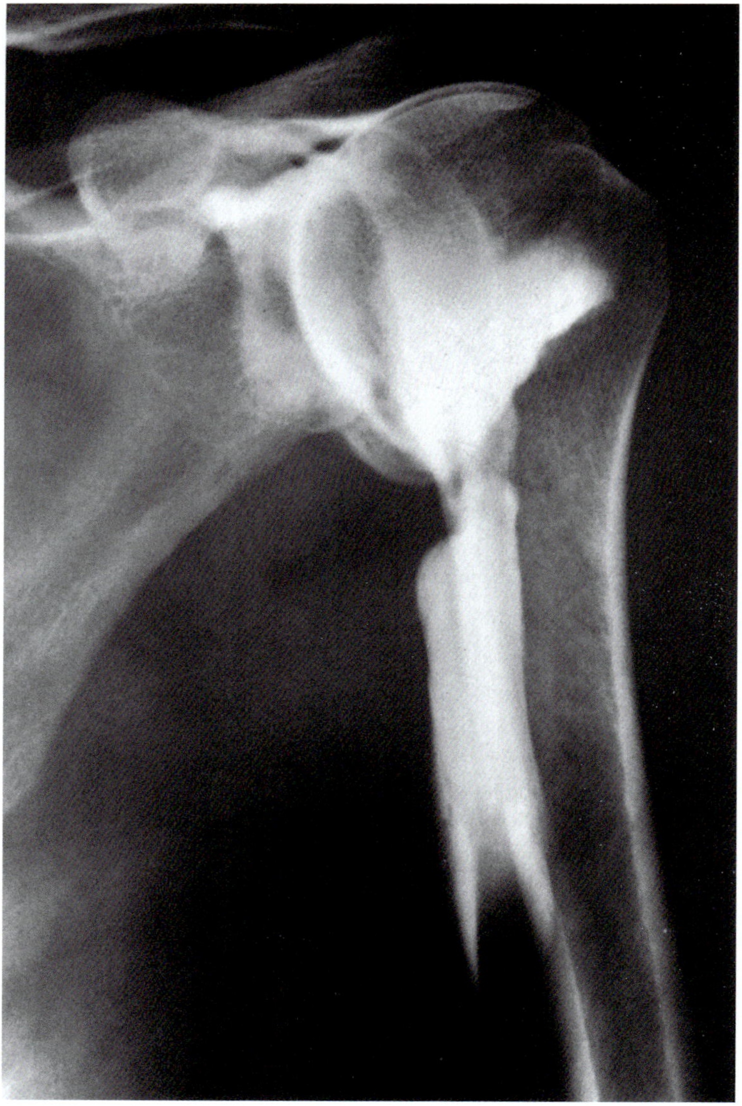

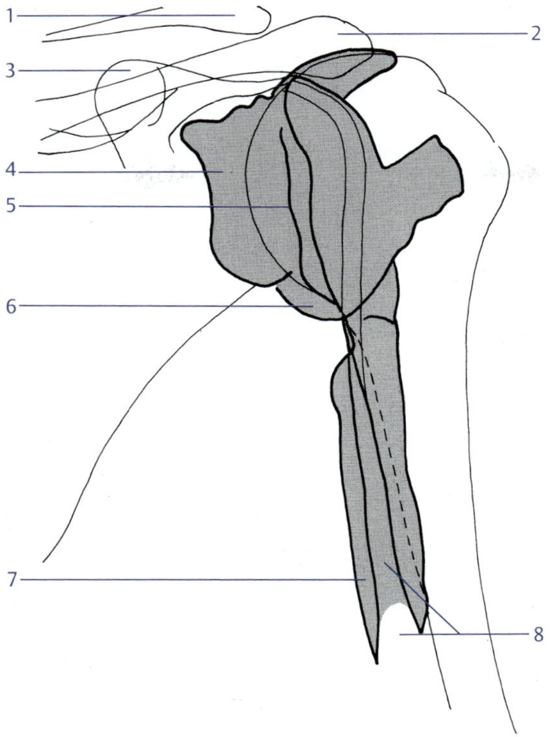

Abb. 9.3 Arthografie des Schultergelenkes a.-p.

1 Klavikula
2 Akromion
3 Processus coracoideus
4 Bursa subscapularis (subcoracoidea)
5 Labrum glenoidale
6 Recessus axillaris
7 Vagina mucosa intertubercularis
8 Sehnenscheide des Caput longum bicipitis brachii

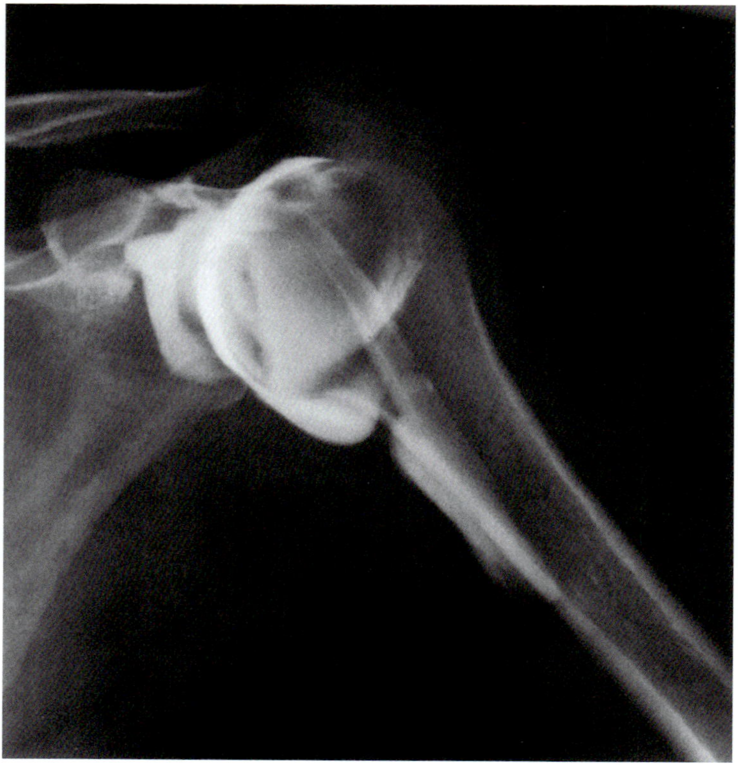

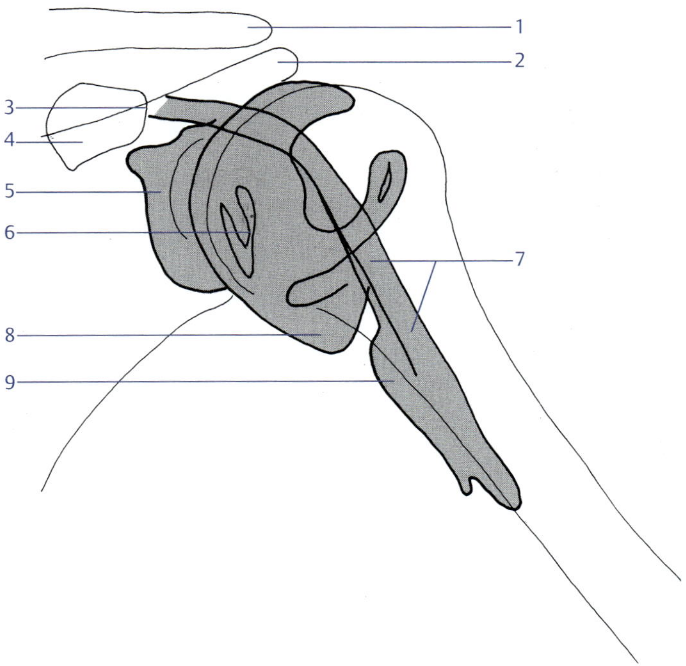

Abb. 9.4 Arthografie des Schultergelenkes schräg

- **1** Klavikula
- **2** Akromion
- **3** Ansatz der Sehne des M. biceps brachii
- **4** Processus coracoideus
- **5** Bursa subscapularis
- **6** Labrum glenoidale
- **7** Sehnenscheide des Caput longum bicipitis brachii
- **8** Recessus axillaris
- **9** Vagina mucosa intertubercularis

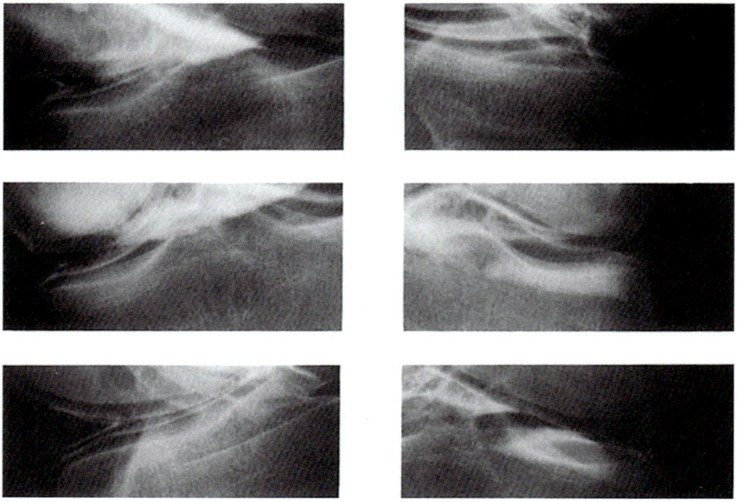

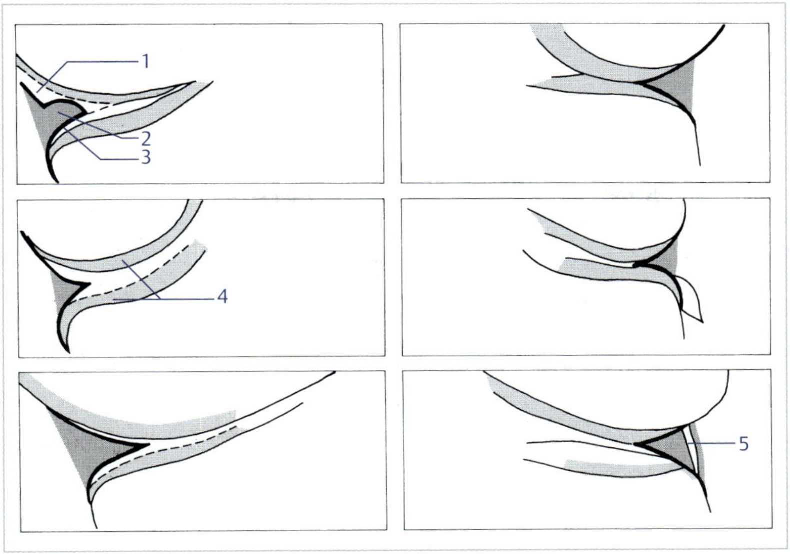

Abb. 9.5 Arthografie des Kniegelenkes

1 oberer Kapselraum
2 Meniskus
3 unterer Kapselraum
4 Knorpel
5 Bursa m. poplitei

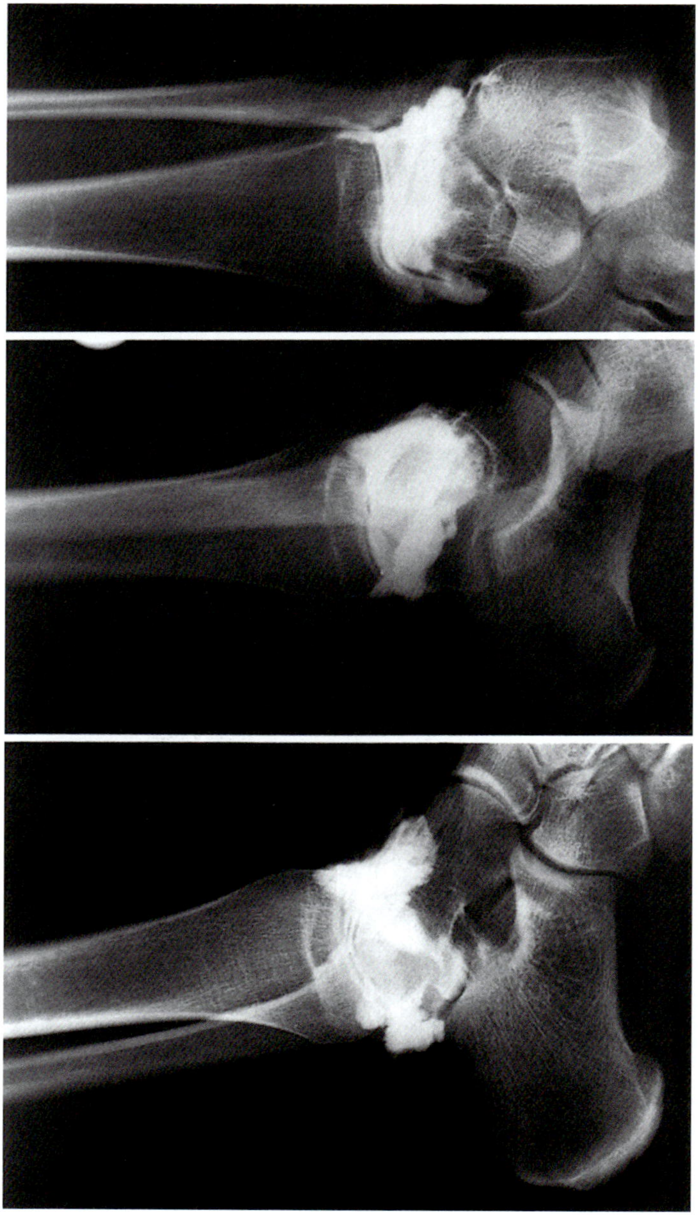

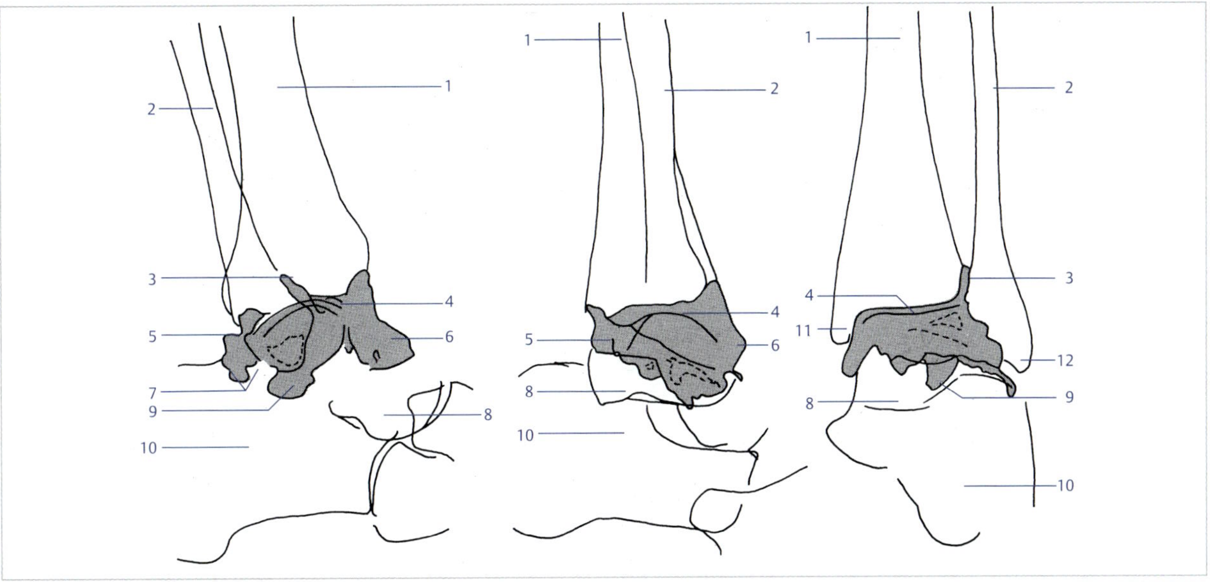

Abb. 9.6 Arthografie des oberen Sprunggelenkes

1 Tibia (Schienbein)
2 Fibula (Wadenbein)
3 Articulatio tibiofibularis (tibiofibularer Gelenkraum) (gelegentlich durch Plica interarticularis tibiofibularis scheinbar gedoppelt)
4 Gelenkspalt
5 dorsaler Rezessus
6 ventraler Rezessus
7 variable Ausbuchtungen durch Sehnen
8 Talus
9 suprakalkanearer Rezessus
10 Kalkaneus (Fersenbein)
11 Malleolus medialis (Innenknöchel)
12 Malleolus lateralis (Außenknöchel)

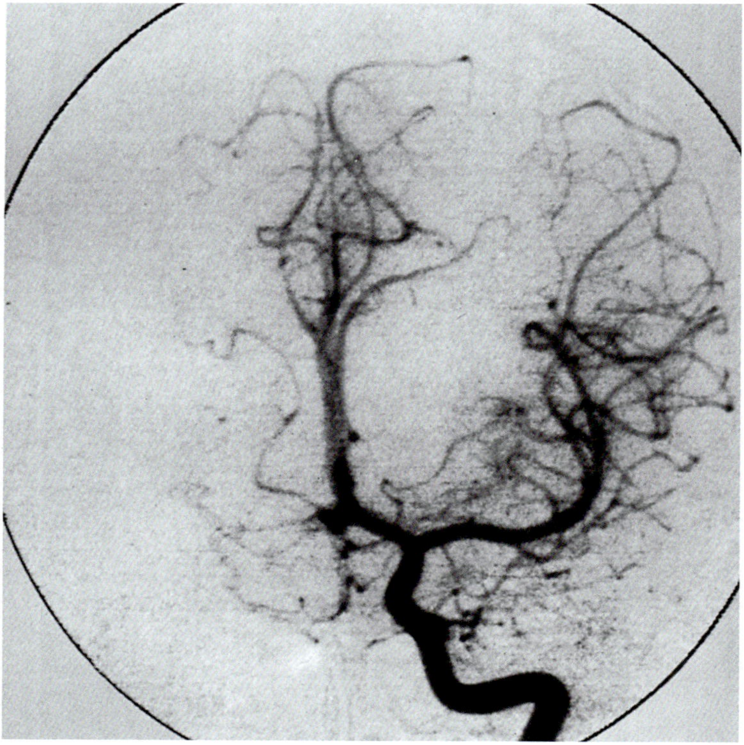

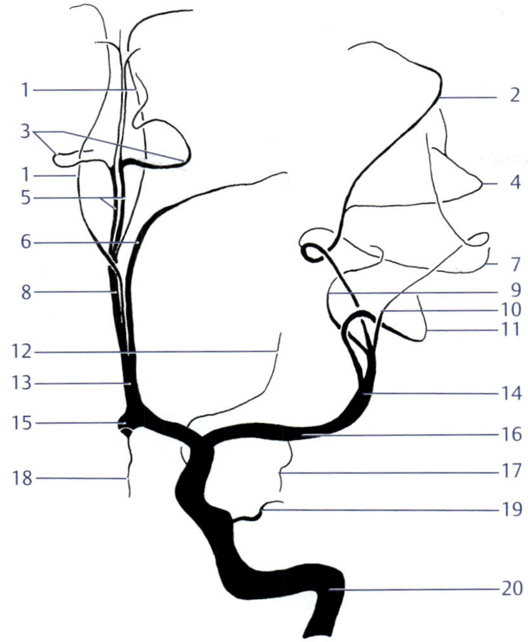

Abb. 10.1 A. carotis interna a.-p., arterielle Phase

1 A. callosomarginalis
2 A. parietalis anterior
3 Schnurrbart der A. pericallosa (im Sulcus cinguli)
4 A. parietalis posterior
5 A. pericallosa (Segment 4 der A. cerebri anterior, suprakallös)
6 A. frontopolaris
7 A. praerolandica
8 Segment 3 der A. cerebri anterior bzw. A. pericallosa (distaler Anteil = präkallöses Segment)
9 A. gyri angularis
10 A. temporalis posterior
11 Aa. praefrontales
12 A. choroidea anterior
13 Segment 2 der A. cerebri anterior (Pars postcommunalis, ab hier als A. pericallosa bezeichnet)
14 Segment 2 der A. cerebri media (Pars insularis)
15 A. communicans anterior (durch Gefäßschleife verdeckt)
16 Segment 1 der A. cerebri media (Pars sphenoidalis)
17 A. temporopolaris
18 A. frontoorbitalis
19 A. ophthalmica
20 A. carotis interna

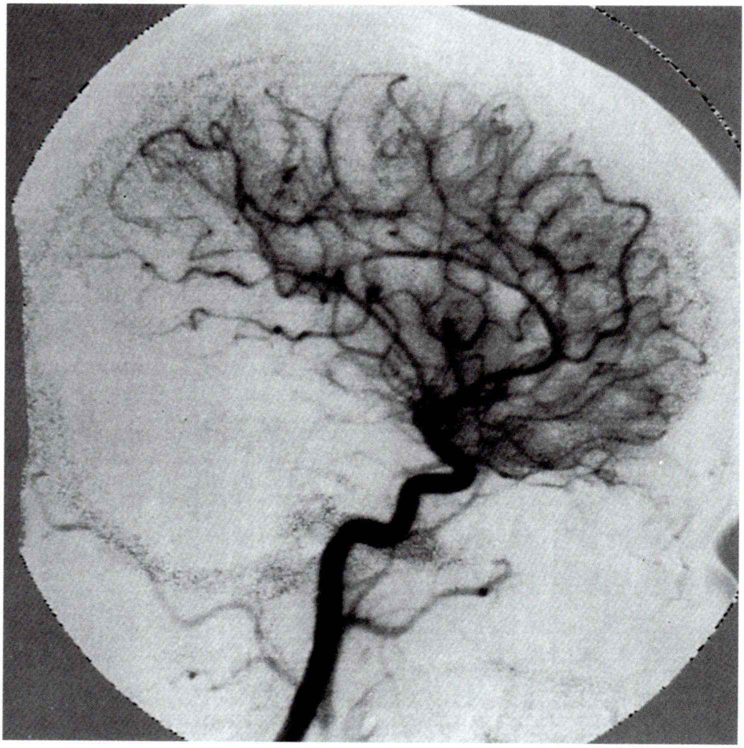

Abb. 10.2 A. carotis interna seitlich, arterielle Phase

1 A. frontalis interna posterior
2 A. parietalis anterior
3 A. paracentralis
4 A. parietalis posterior
5 A. frontalis interna anterior
6 A. parietalis interna superior
7 A. frontalis interna media
8 A. parietalis interna inferior
9 A. frontopolaris
10 A. gyri angularis

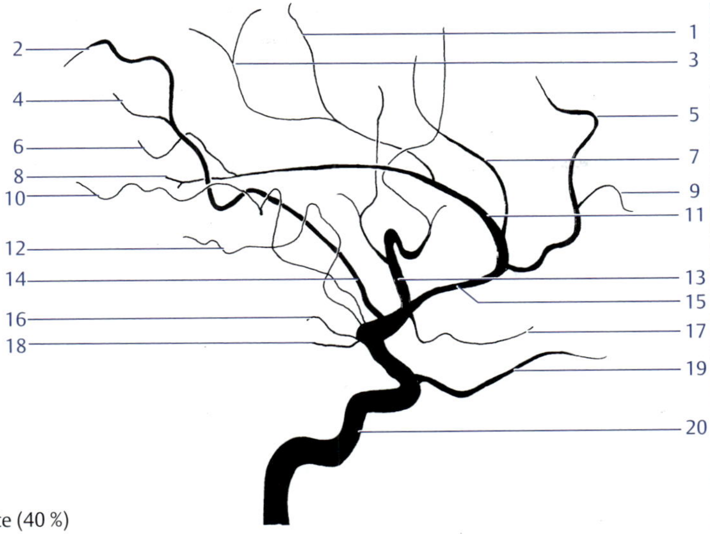

Variante (40 %)

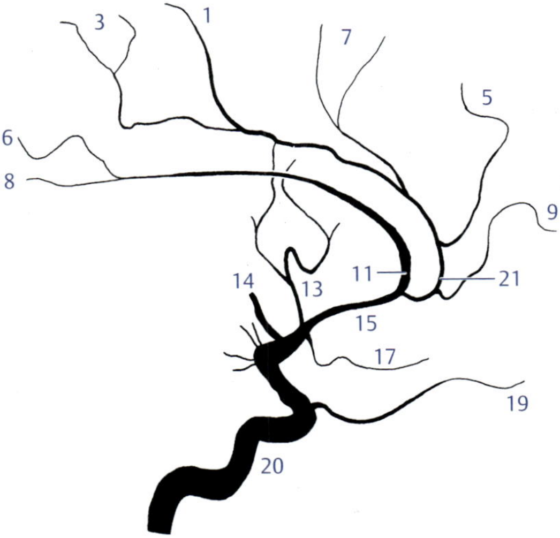

11 A. pericallosa
12 A. temporalis posterior
13 Aa. praefrontales
14 Segment 2 der A. cerebri media
15 Segment 2 der A. cerebri anterior
16 A. choroidea anterior
17 A. frontoorbitalis
18 A. communicans posterior
19 A. ophthalmica
20 A. carotis interna
21 A. callosomarginalis

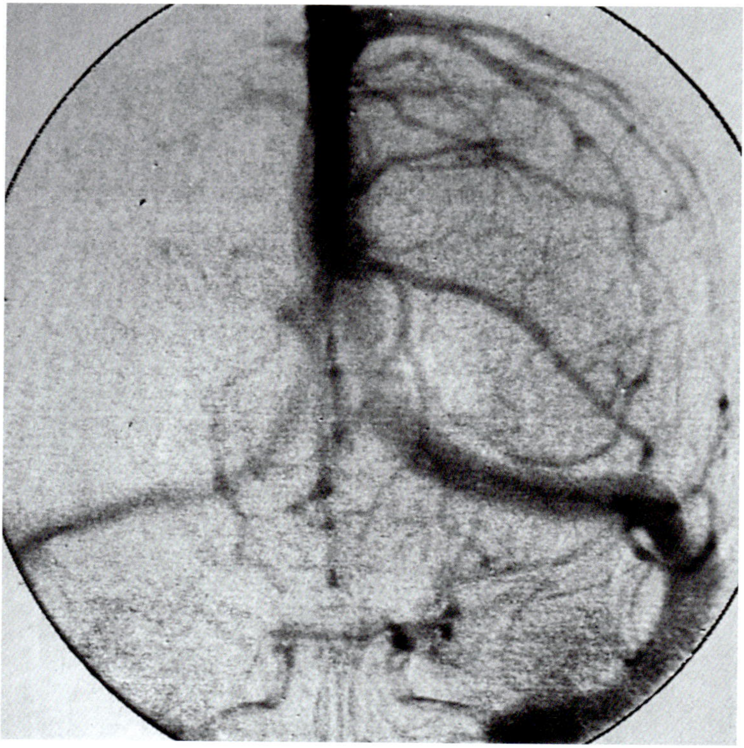

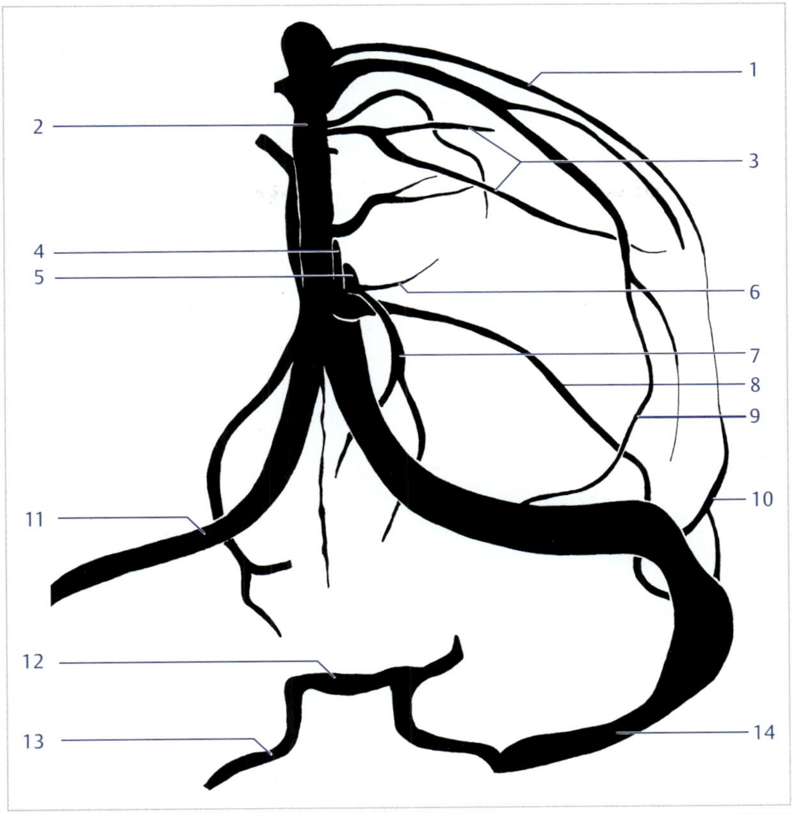

Abb. 10.3 A. carotis interna a.-p., venöse Phase

1 V. parietalis (Rolandi-Vene)
2 Sinus sagittalis superior
3 V. anastomotica superior (Trolard-Vene)
4 V. cerebri magna
5 V. cerebri interna
6 V. thalamostriata superior
7 V. basalis (Rosenthal-Vene)
8 Vv. frontales
9 Vv. sulci lateralis cerebri (fossae Sylvii)
10 Sinus sphenoparietalis
11 Sinus transversus
12 Sinus intercavernosi
13 Sinus petrosus inferior
14 Sinus sigmoideus

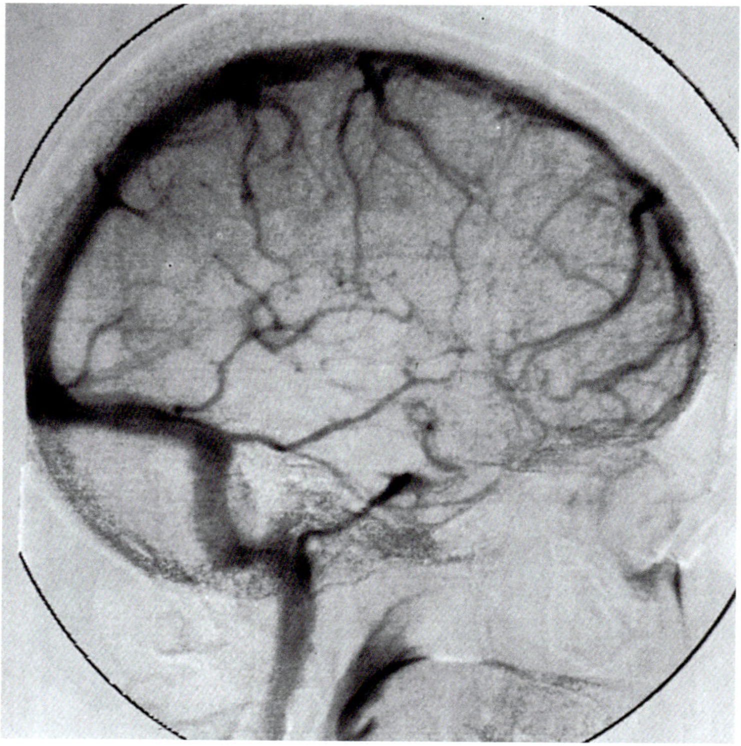

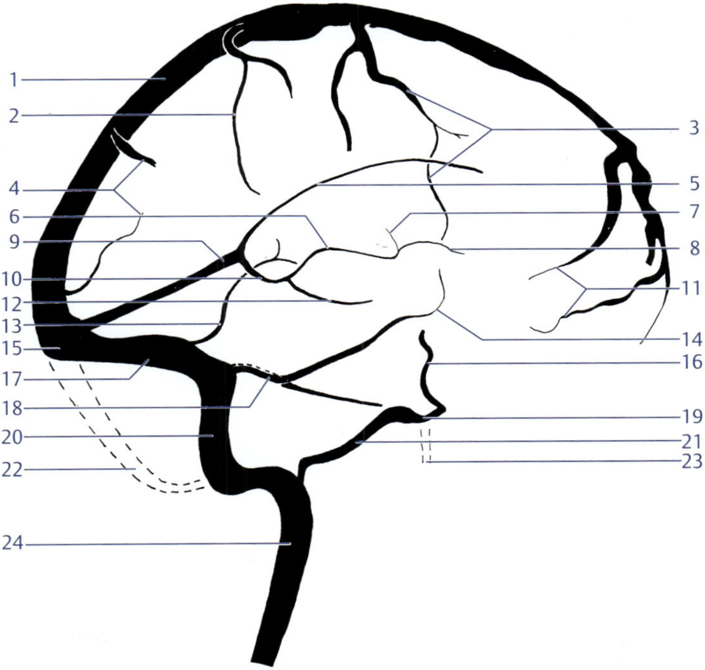

Abb. 10.4 A. carotis interna seitlich, venöse Phase

1 Sinus sagittalis superior
2 V. parietalis (Rolandi-Vene)
3 V. anastomotica superior (Trolard-Vene)
4 Vv. occipitales
5 Sinus sagittalis inferior
6 V. cerebri interna
7 Vv. thalamostritae superiores
8 V. septi pellucidi
9 Sinus rectus
10 V. cerebri magna (Galeni)
11 Vv. frontales ascendentes
12 V. basalis
13 V. anastomatica inferior (Labbé-Vene)
14 Vv. sulci lateralis cerebri (fossae Sylvii)
15 Confluens sinuum
16 Sinus cavernosus (vorderer Zufluss)
17 Sinus transversus
18 Sinus petrosus superior
19 Sinus cavernosus (hinterer Zufluss)
20 Sinus sigmoideus
21 Sinus petrosus inferior
22 Sinus occipitalis
23 Plexus pterygoideus
24 V. jugularis interna

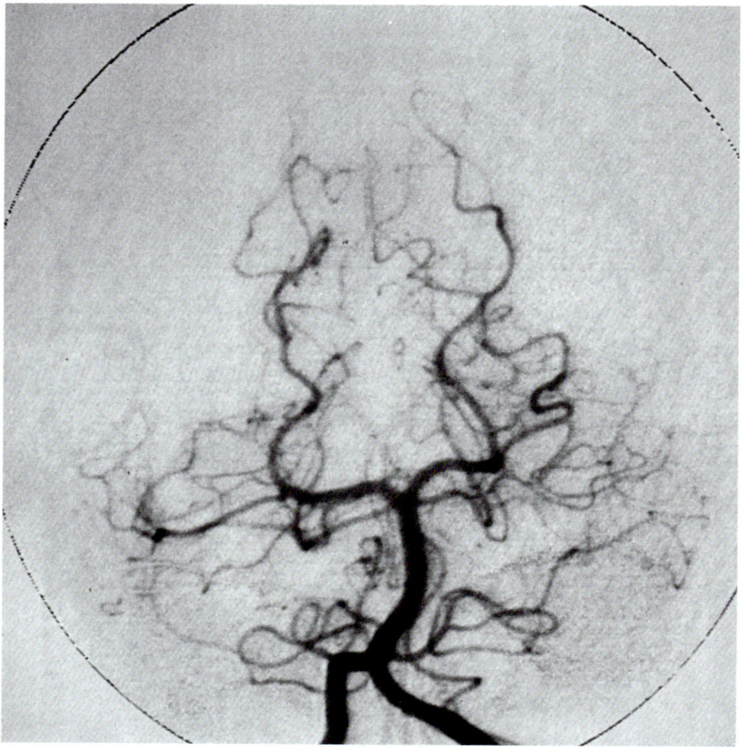

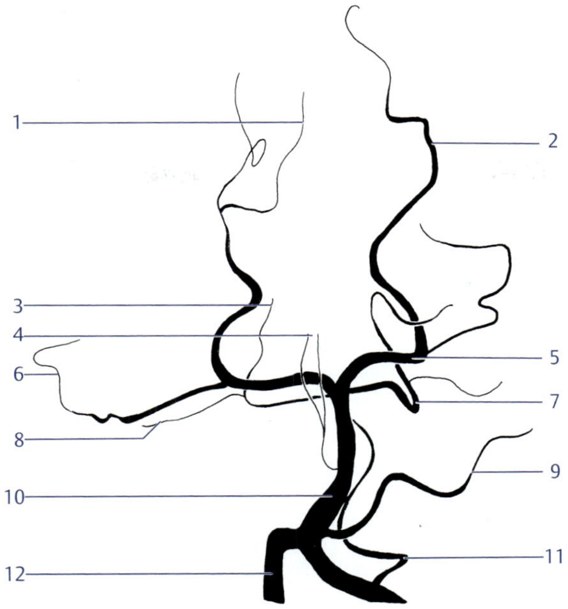

Abb. 10.5 A. vertebralis a.-p., arterielle Phase

1 A. calcarina
2 A. parietooccipitalis
3 R. cranialis vermis
4 Aa. thalamoperforantes
5 A. cerebri posterior
6 A. temporooccipitalis
7 A. cerebelli superior
8 A. marginalis
9 A. cerebelli inferior anterior
10 A. basilaris
11 A. cerebelli inferior posterior
12 A. vertebralis

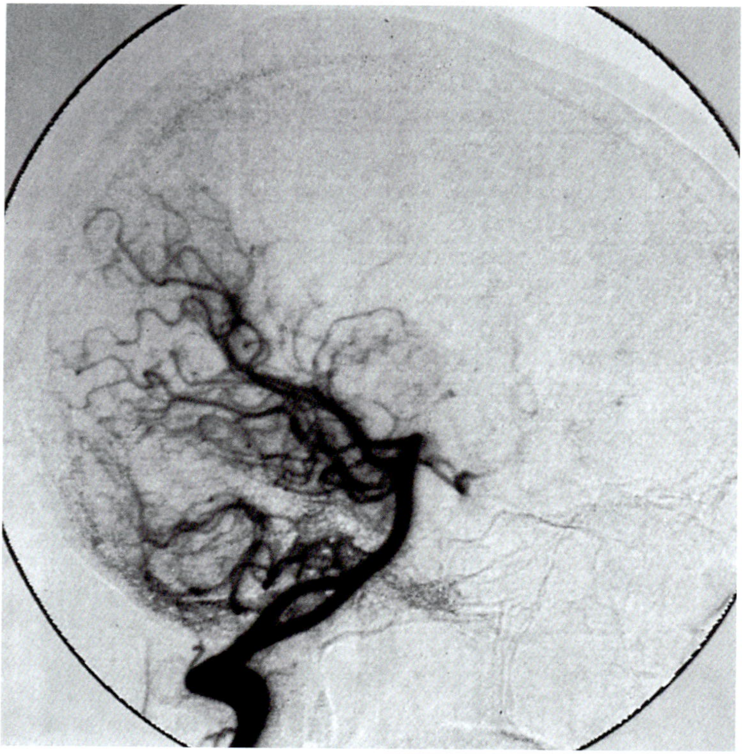

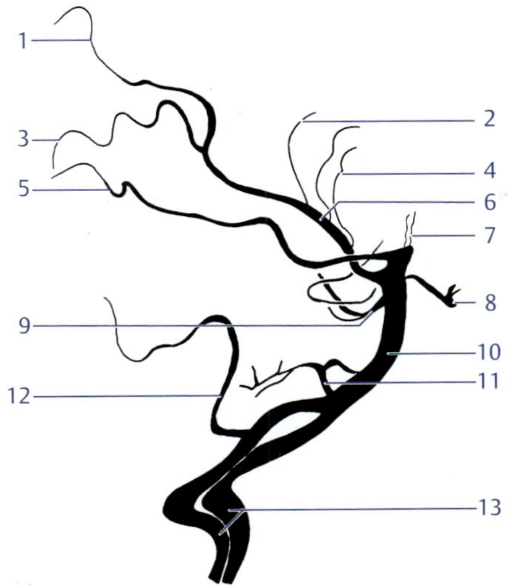

Abb. 10.6 A. vertebralis seitlich, arterielle Phase

1 A. parietooccipitalis
2 R. corporis callosi dorsalis
3 A. calcarina
4 Aa. choroideae (posteriores, mediales und laterales)
5 A. temporooccipitalis
6 A. cerebri posterior
7 Rr. thalamici
8 A. communicans posterior
9 A. cerebelli superior
10 A. basilaris
11 A. cerebelli inferior anterior (AICA)
12 A. cerebelli inferior posterior (PICA)
13 Aa. vertebrales

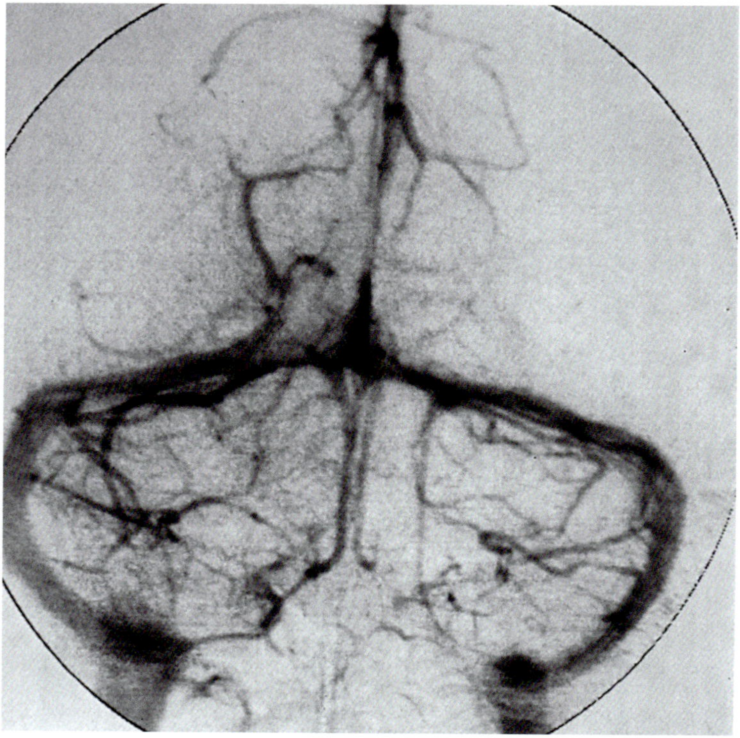

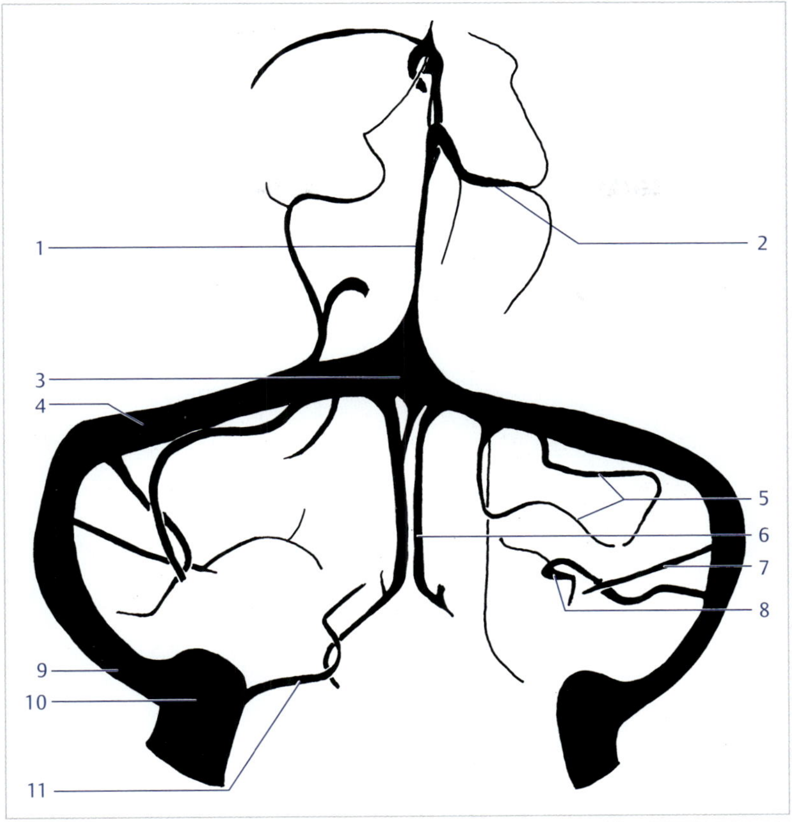

Abb. 10.7 A. vertebralis a.-p., venöse Phase

- **1** Sinus rectus
- **2** Vv. cerebri superiores
- **3** Confluens sinuum (Überlagerung mit V. magna cerebri)
- **4** Sinus transversus
- **5** Vv. hemisphaerii cerebelli (Hemisphärenvenen)
- **6** V. vermis inferior
- **7** V. inferior hemisphaerii cerebelli
- **8** V. petrosa (Einmündung in Sinus petrosus superior)
- **9** Sinus sigmoideus
- **10** Bulbus v. jugularis superior
- **11** Sinus petrosus inferior

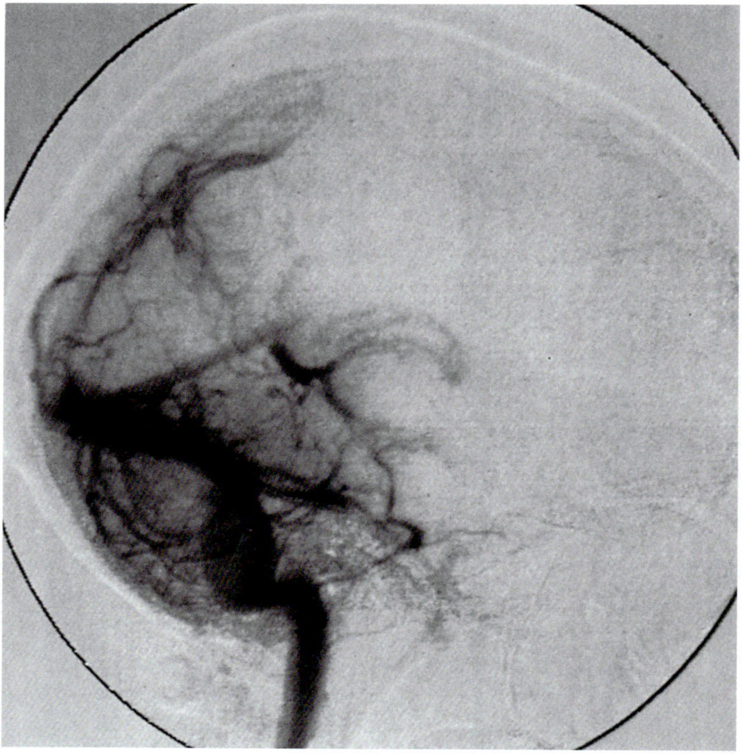

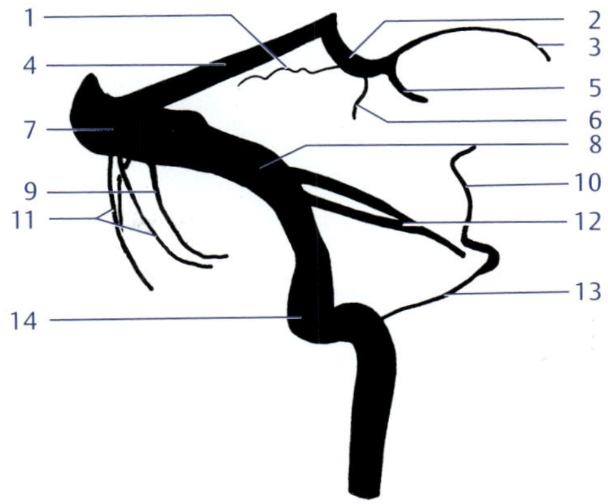

Abb. 10.8 A. vertebralis seitlich, venöse Phase

1 Vv. cerebelli superiores
2 V. cerebri magna
3 V. cerebri interna
4 Sinus rectus
5 V. basalis
6 V. praecentralis cerebelli
7 Confluens sinuum
8 Sinus transversus
9 Vv. inferiores hemisphaerii cerebelli
10 Sinus cavernosus
11 Vv. cerebelli inferiores
12 Sinus petrosus superior
13 Sinus petrosus inferior
14 Sinus sigmoideus

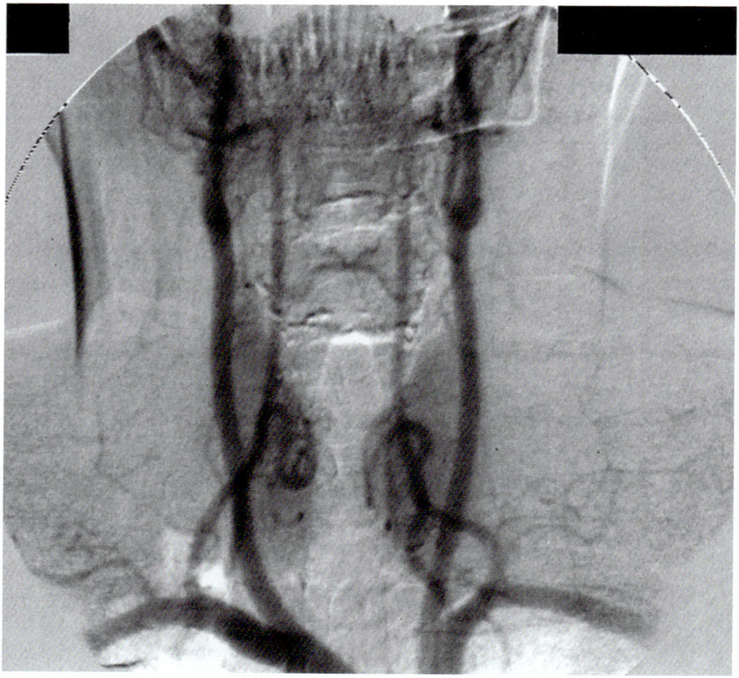

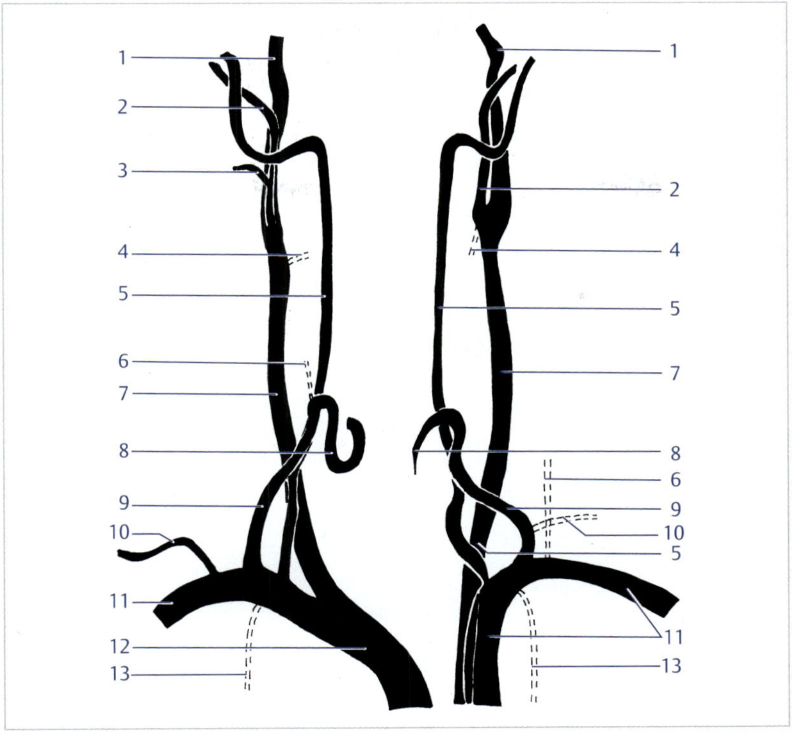

Abb. 10.9 Halsgefäße a.-p.

1 A. carotis interna
2 A. carotis externa
3 A. facialis
4 A. thyroidea superior
5 A. vertebralis
6 A. cervicalis ascendens
7 A. carotis communis
8 A. thyroidea inferior
9 Truncus thyrocervicalis
10 A. suprascapularis
11 A. subclavia
12 Truncus brachiocephalicus
13 A. thoracica interna

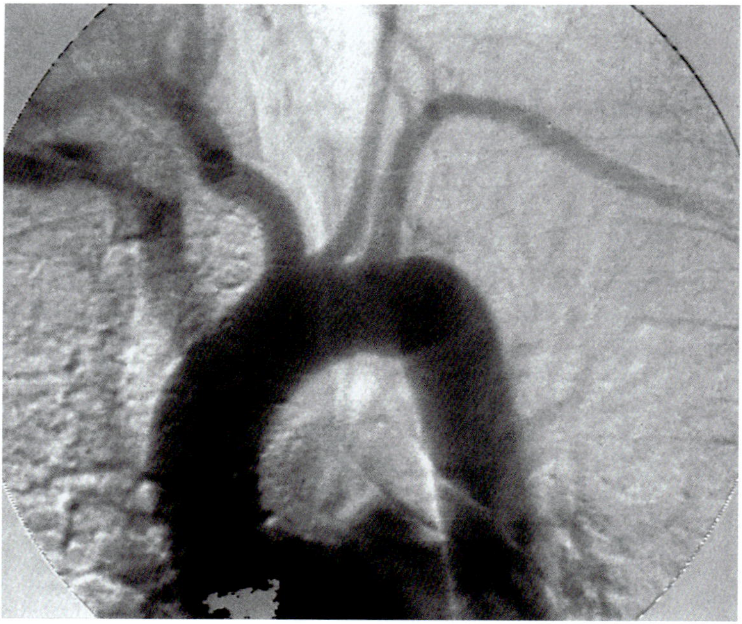

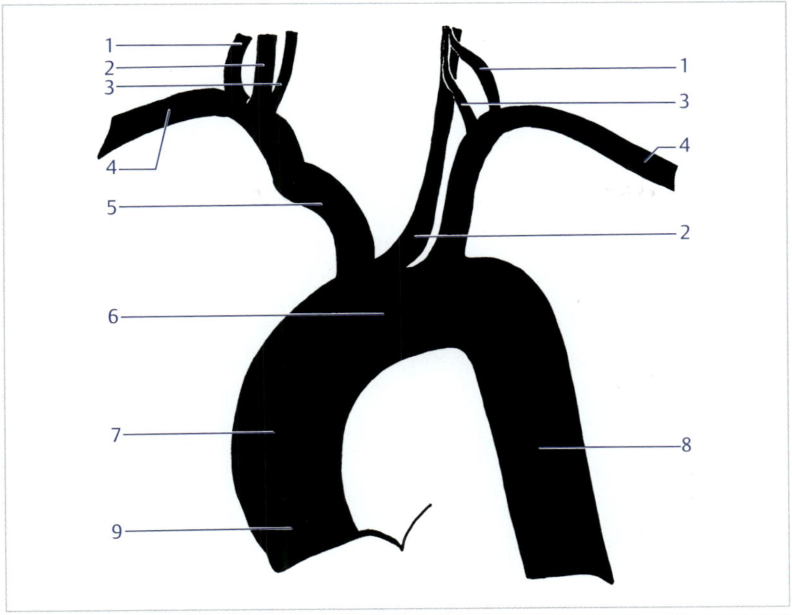

Abb. 10.10 Aortenbogen a.-p.

1 Truncus thyrocervicalis
2 A. carotis communis
3 A. vertebralis
4 A. subclavia
5 Truncus brachiocephalicus
6 Arcus aortae (Aortenbogen)
7 Pars ascendens aortae
8 Pars descendens aortae
9 Bulbus aortae

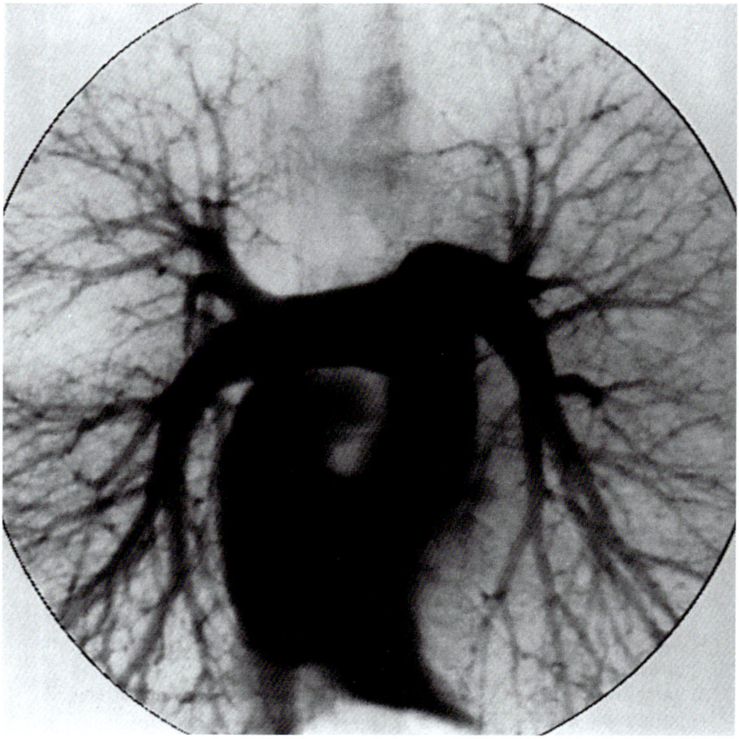

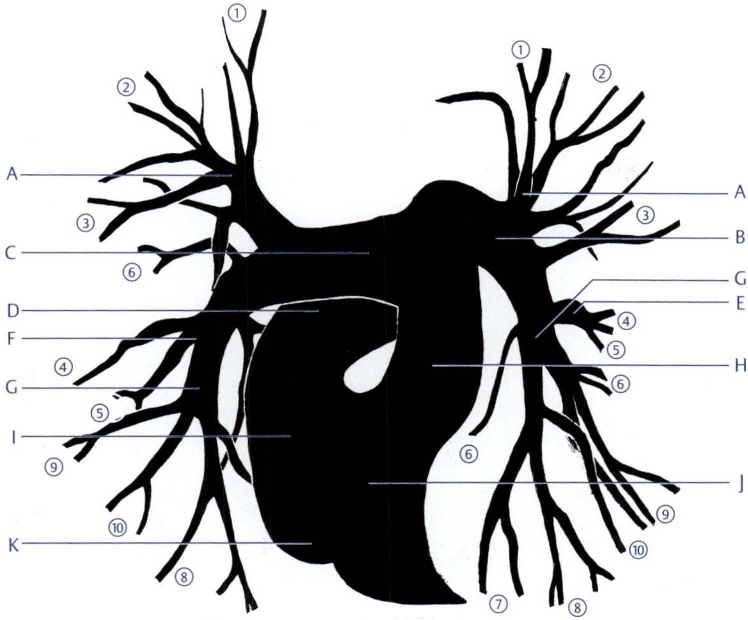

Abb. 10.11 A. pulmonalis, arterielle Phase

A R. apicalis
B A. pulmonalis sinistra
C A. pulmonalis dextra
D V. cava superior
E R. lingularis
F R. lobi medii
G Pars basalis
H Truncus pulmonalis
I Atrium dextrum (rechter Vorhof)
J Ventriculus dexter (rechter Ventrikel)
K V. cava inferior

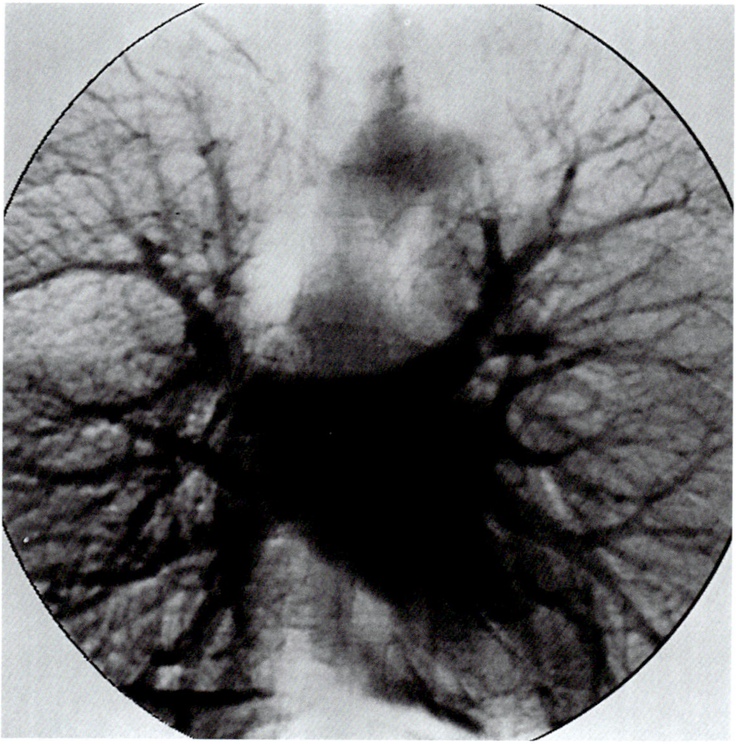

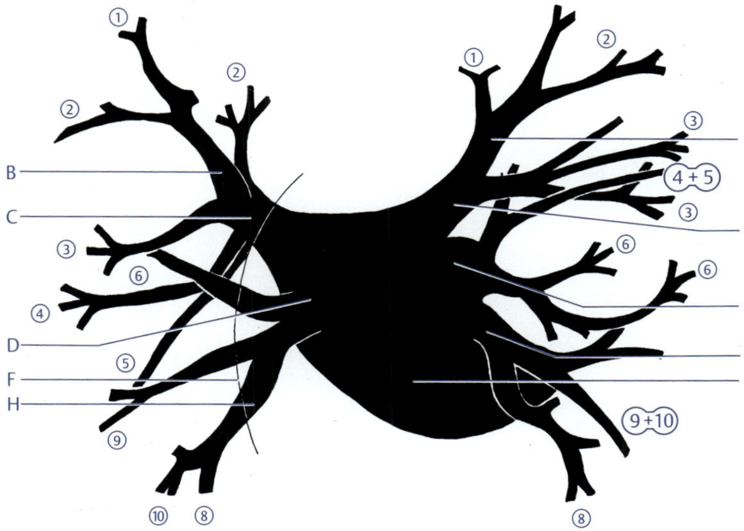

○ = Segmentarterien 1–10

Abb. 10.12 A. pulmonalis a.-p., venöse Phase

A R. apicoposterior
B R. apicalis
C V. pulmonalis superior
D V. pulmonalis inferior
E V. basalis communis
F Kontur des Atrium dextrum (rechten Vorhofes)
G Atrium sinistrum (linker Vorhof)
H V. basalis inferior

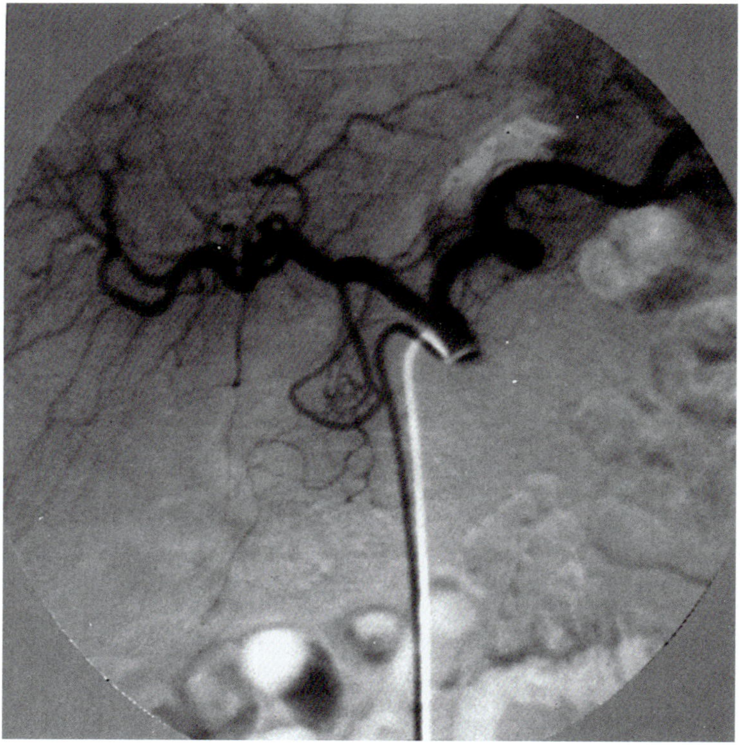

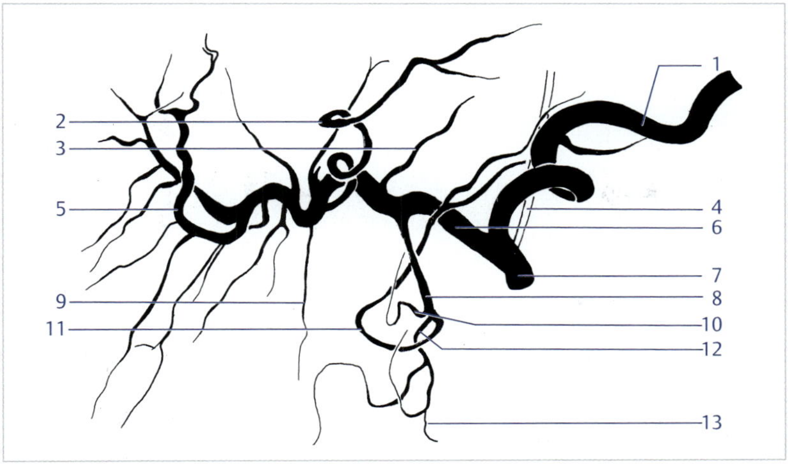

Abb. 10.13 Truncus coeliacus, arterielle Phase

1 A. lienalis
2 R. sinister der A. hepatica propria
3 A. gastrica dextra
4 A. gastrica sinistra
5 R. dexter der A. hepatica propria
6 A. hepatica communis
7 Truncus coeliacus
8 A. gastroduodenalis
9 A. cystica
10 A. supraduodenalis superior
11 A. gastroepiploica dextra
12 A. pancreaticoduodenalis superior
13 A. pancreaticoduodenalis inferior (Anastomose zur A. mesenterica superior)

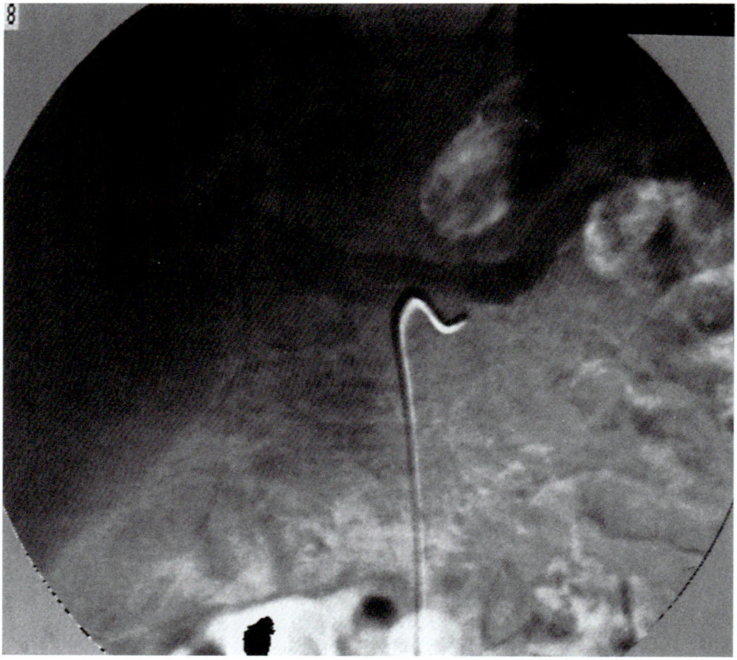
8

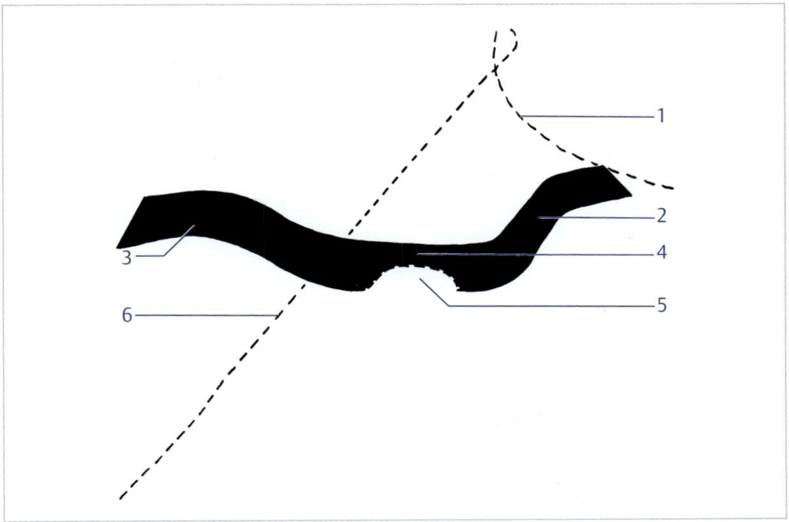

Abb. 10.14 Truncus coeliacus, venöse Phase

1 Milzschatten
2 V. lienalis
3 V. portae hepatis
4 Konfluenz
5 Aussparung durch Einmündung der V. mesenterica superior
6 Leberschatten

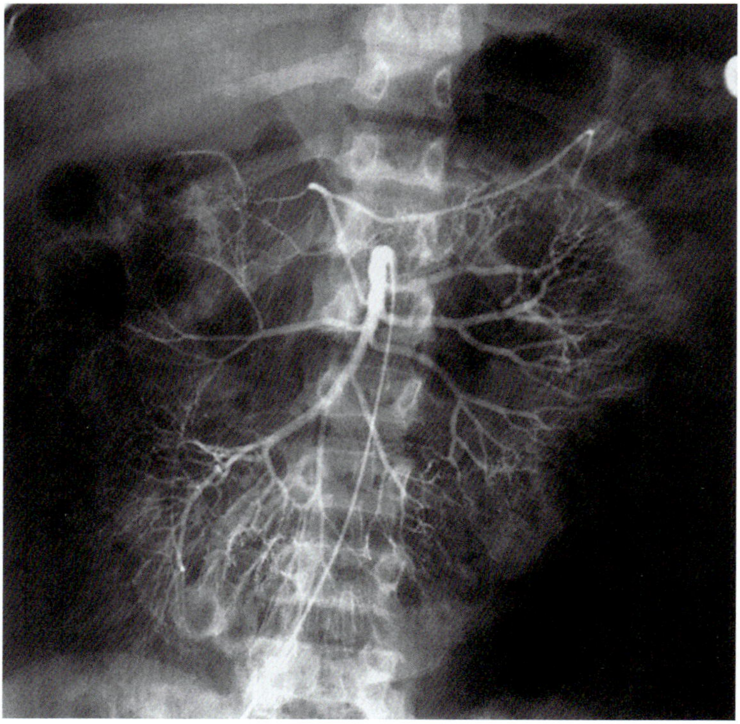

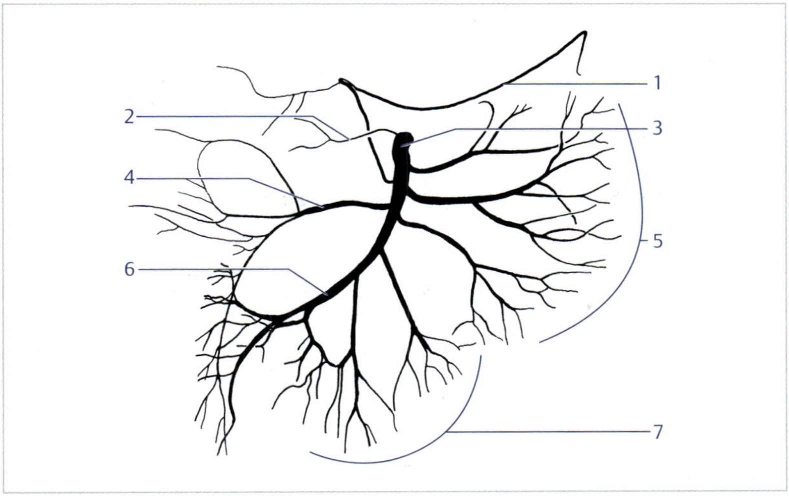

Abb. 10.15 A. mesenterica superior, arterielle Phase

1 A. colica media
2 A. pancreaticoduodenalis inferior
3 A. mesenterica superior
4 A. colica dextra
5 Aa. jejunales
6 A. ileocolica
7 Aa. ileales

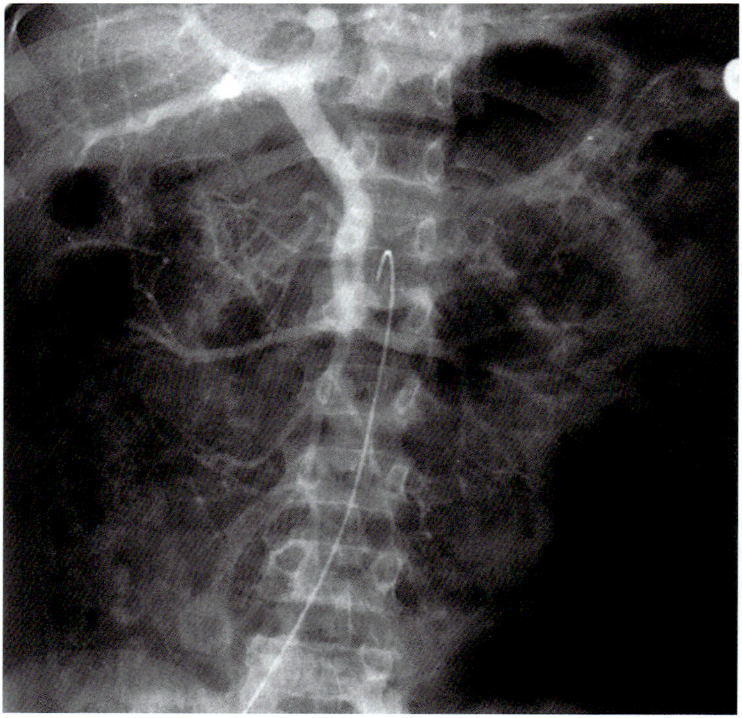

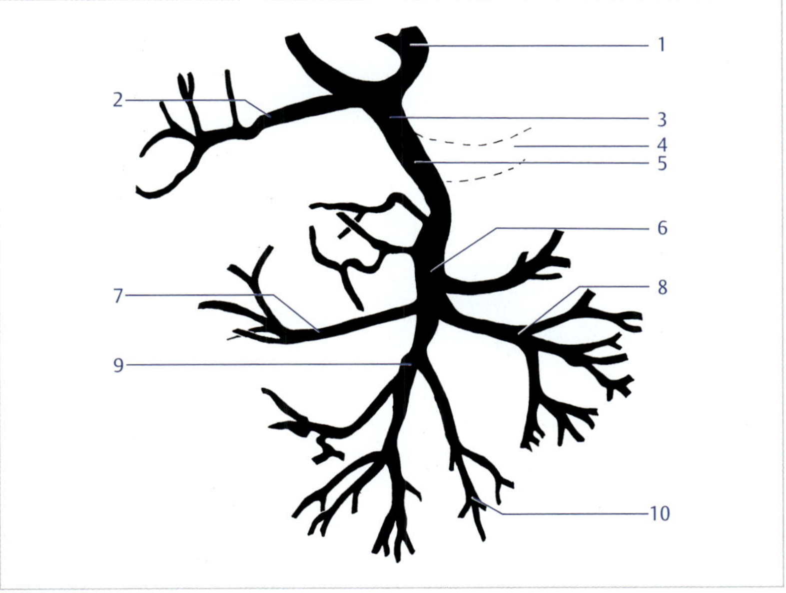

Abb. 10.16 A. mesenterica superior, venöse Phase

1	R. sinister V. portae hepatis	**6**	V. mesenterica superior
2	R. dexter V. portae hepatis	**7**	V. colica dextra
3	V. portae hepatis	**8**	Vv. jejunales
4	V. lienales	**9**	V. ileocolica
5	Konfluenz	**10**	Vv. ileales

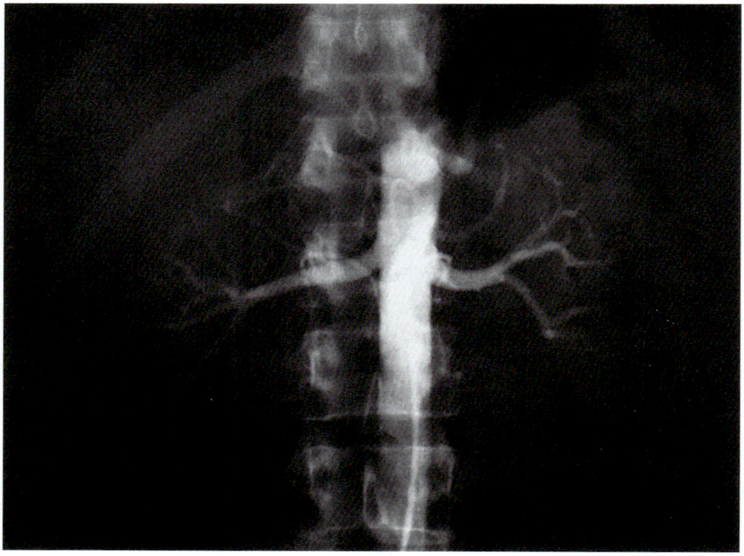

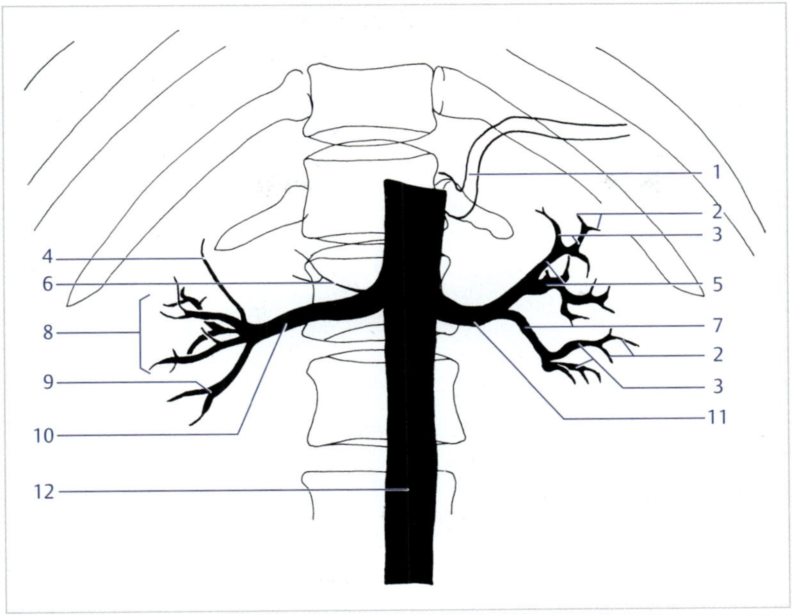

Abb. 10.17 Aa. renales, arterielle Phase

1 A. lienalis
2 Aa. arcuatae
3 Aa. interlobares
4 obere Segmentarterie
5 Aa. segmentales (R. anterior)
6 A. suprarenalis inferior
7 Aa. segmentales (R. posterior)
8 Mittelsegmentarterie
9 untere Segmentarterie
10 A. renalis dextra
11 A. renalis sinistra
12 Pars abdominalis aortae (Bauchaorta)

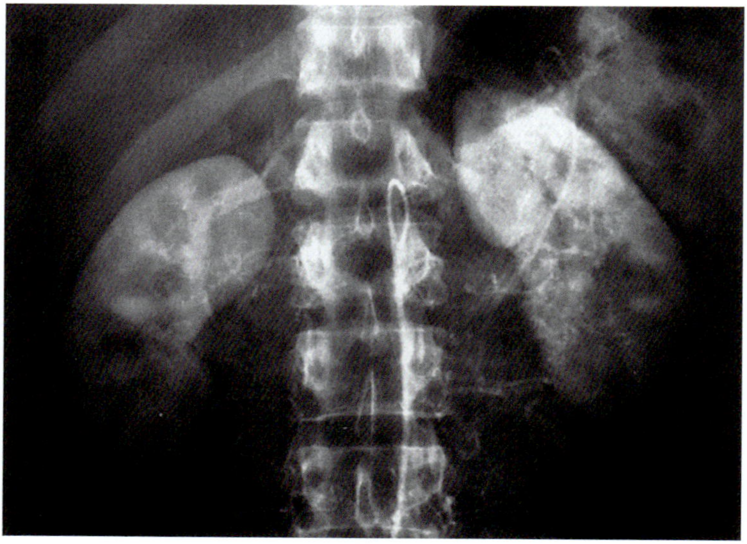

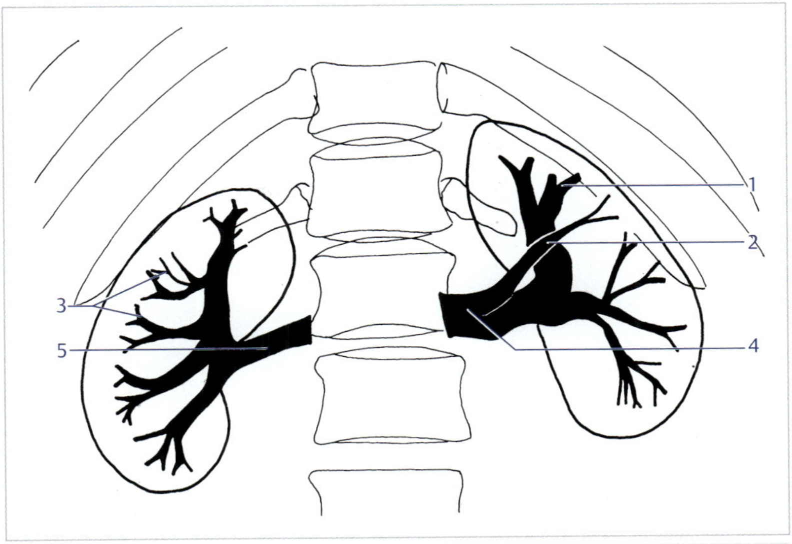

Abb. 10.18 Aa. renales, venöse Phase

1 V. interlobaris (Interlobärvene)
2 oberer Ast der V. renalis (Nierenvene)
3 V. arcuata
4 V. renalis sinistra (linke Nierenvene)
5 V. renalis dextra (rechte Nierenvene)

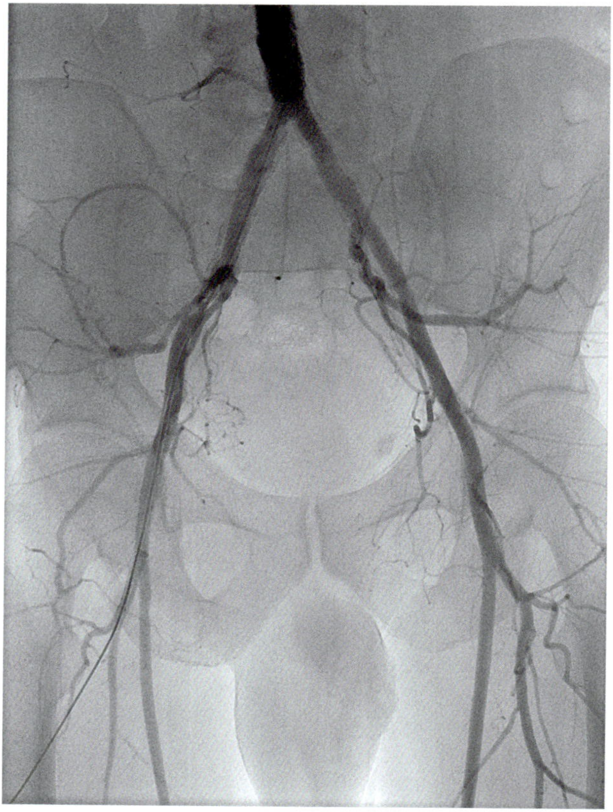

Abb. 10.19 Angiografie der Beckenarterien

1 Aorta abdominalis
2 Bifurcatio aortae
3 A. lumbalis (IV)
4 A. iliaca communis (sinistra)
5 A. iliaca communis (dextra)
6 A. iliaca interna (sinistra)
7 A. sacralis mediana
8 A. sacralis lateralis
9 A. glutaea superior (dextra)
10 A. glutaea superior (sinistra)
11 A. obturatoria (dextra)
12 A. glutaea inferior (sinistra)
13 A. glutaea inferior (dextra)
14 A. obturatoria (sinistra)
15 A. pudenda interna (dextra)
16 A. circumflexa ilium profunda (sinistra)
17 A. femoralis (dextra)
18 A. femoralis (sinistra)
19 A. profunda femoris (dextra)
20 A. pudenda interna mit A. vesicalis superior (dextra)
21 A. circumflexa femoris lateralis

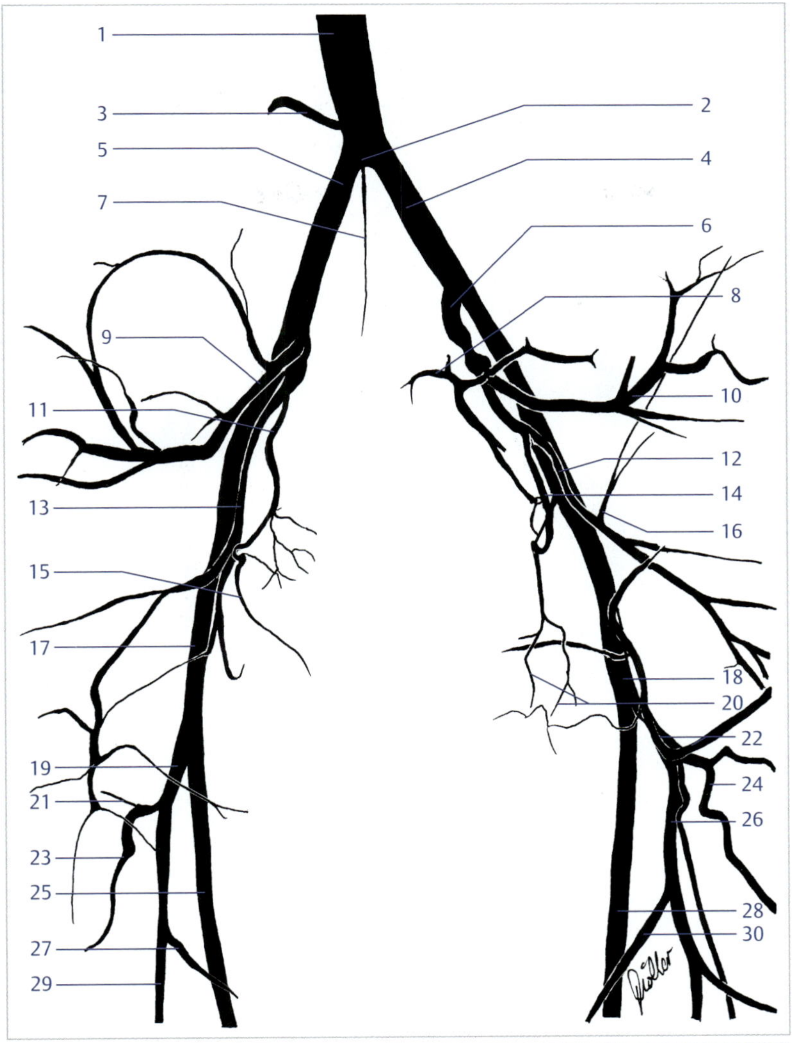

22 A. circumflexa femoris lateralis (sinistra, Rr. ascendens und transversus)
23 A. circumflexa femoris lateralis (R. descendens, dextra)
24 A. circumflexa femoris lateralis (R. descendens, sinistra)
25 A. femoralis (superficialis, dextra)
26 A. profunda femoris (sinistra)
27 A. perforans I (dorsal, dextra) der A. profunda femoris
28 A. femoralis (superficialis, sinistra)
29 A. profunda femoris (R. descendens, dextra)
30 A. perforans I (dorsal, sinistra) der A. profunda femoris

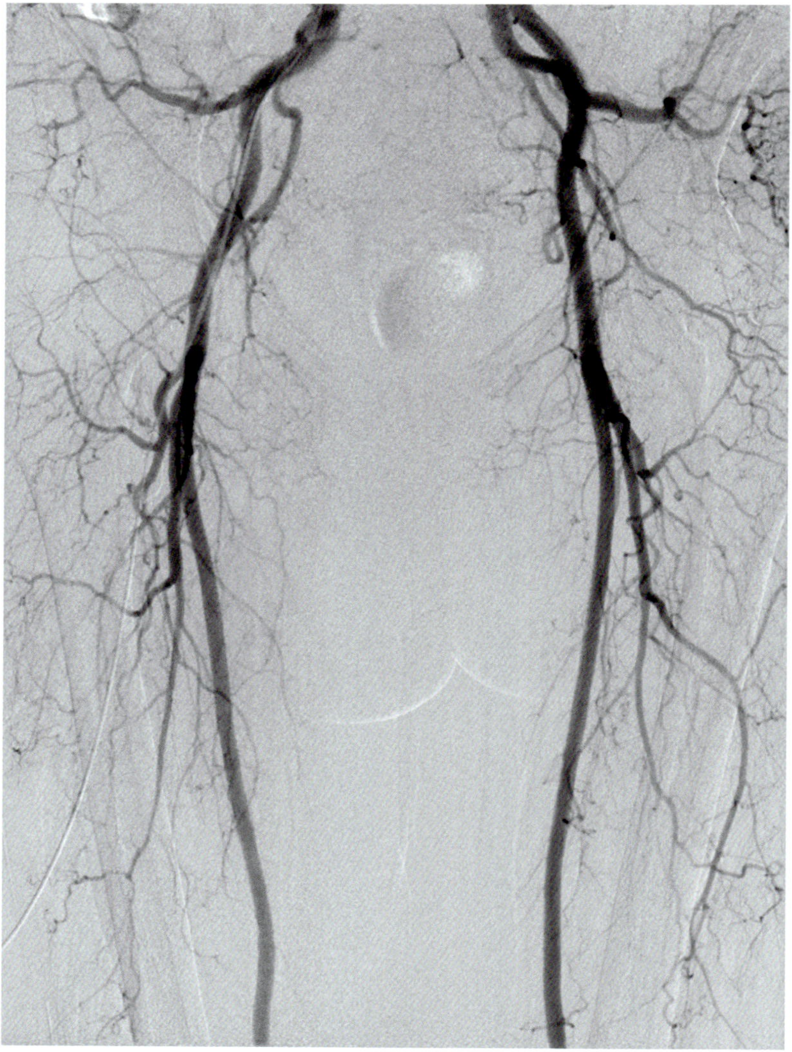

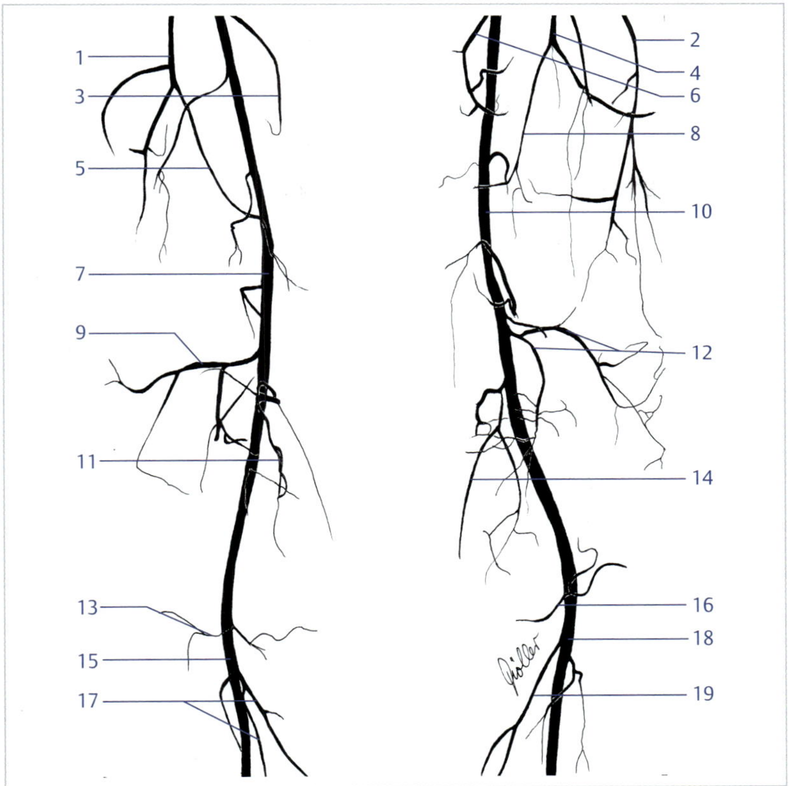

Abb. 10.20 Becken-Bein-Angiografie der Oberschenkel

1 A. profunda femoris dextra (Ramus ascendens)
2 A. profunda femoris sinistra (Ramus descendens)
3 A. perforans I (dorsal, dextra) der A. profunda femoris
4 A. profunda femoris sinistra (Ramus ascendens)
5 A. perforans II (dorsal, dextra) der A. profunda femoris
6 A. perforans I (dorsal, sinistra) der A. profunda femoris
7 A. femoralis (superficialis) dextra
8 A. perforans I (dorsal, sinistra) der A. profunda femoris
9 R. muscularis der A. femoralis (superficialis) dextra
10 A. femoralis (superficialis) sinistra
11 A. genu descendens dextra
12 R. muscularis der A. femoralis (superficialis) sinistra
13 A. genus superior (lateralis) dextra
14 A. genu descendens sinistra
15 A. poplitea dextra
16 A. genus superior (medialis) sinistra
17 Aa. surales dextra
18 A. poplitea sinistra
19 Aa. surales sinistra

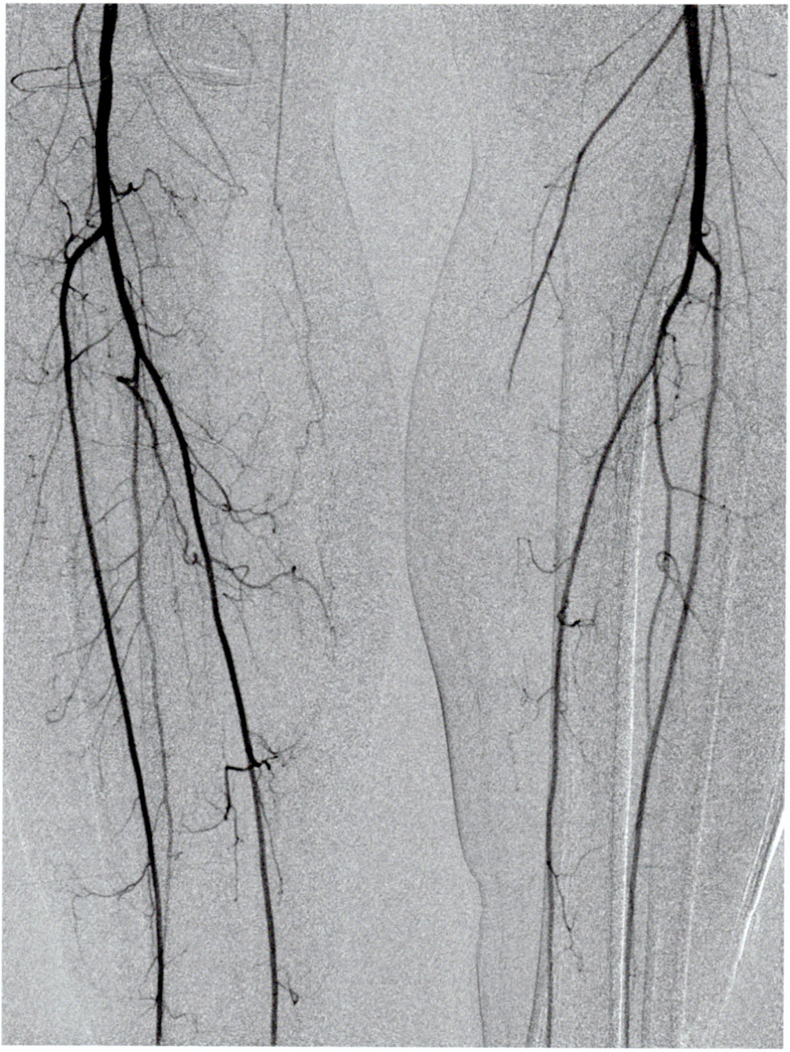

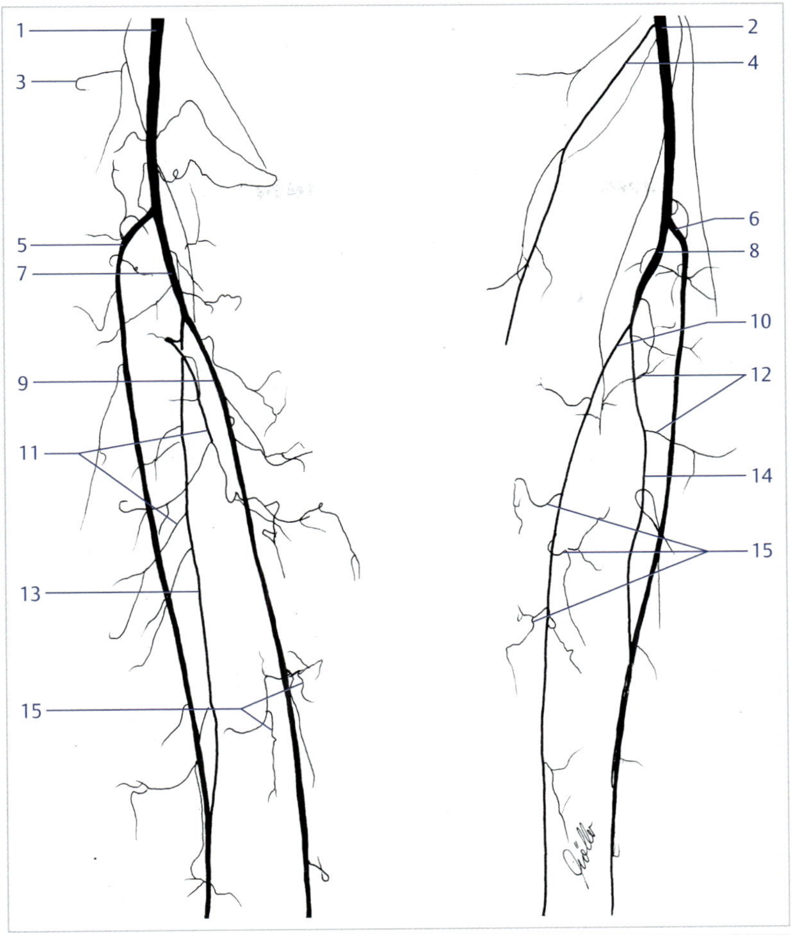

Abb. 10.21 Becken-Bein-Angiografie der Unterschenkel

1 A. poplitea dextra
2 A. poplitea sinistra
3 A. genus inferior lateralis (dextra)
4 Aa. surales (sinistra)
5 A. tibialis anterior dextra
6 A. tibialis anterior sinistra
7 Truncus tibialis posterior dextra (gemeinsamer Stamm der A. tibialis posterior und der A. fibularis [peronea])
8 Truncus tibialis posterior sinistra (gemeinsamer Stamm der A. tibialis posterior und der A. fibularis [peronea])
9 A. tibialis posterior dextra
10 A. tibialis posterior sinistra
11 R. circumflexus fibulae dextrae
12 R. circumflexus fibulae sinistrae
13 A. fibularis (peronea) dextra
14 A. fibularis (peronea) sinistra
15 Rr. musculares der A. tibialis posterior

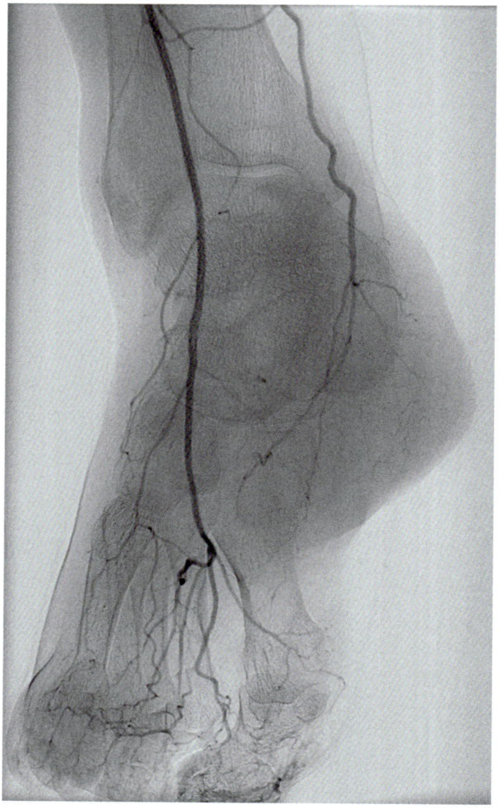

Abb. 10.22 Angiografie der Fußarterien

1 A. fibularis (peronea)
2 A. tibialis posterior
3 R. malleolaris lateralis der A. fibularis
4 R. communicans der A. fibularis (peronea) mit der A. tibialis posterior
5 A. tibialis anterior
6 R. perforans der A. fibularis (peronea)
7 A. dorsalis pedis
8 R. calcaneus der A. tibialis posterior
9 A. tarsalis lateralis
10 A. plantaris medialis
11 A. arcuata
12 Rete calcaneum
13 Arcus plantaris profundus
14 A. plantaris lateralis
15 Aa. metatarsales dorsales et plantares
16 R. plantaris profundus
17 A. metatarsalis dorsalis hallucis (I)
18 A. plantaris medialis hallucis (I)
19 Rr. perforantes der Aa. metatarseae
20 Aa. digitales dorsales et plantares

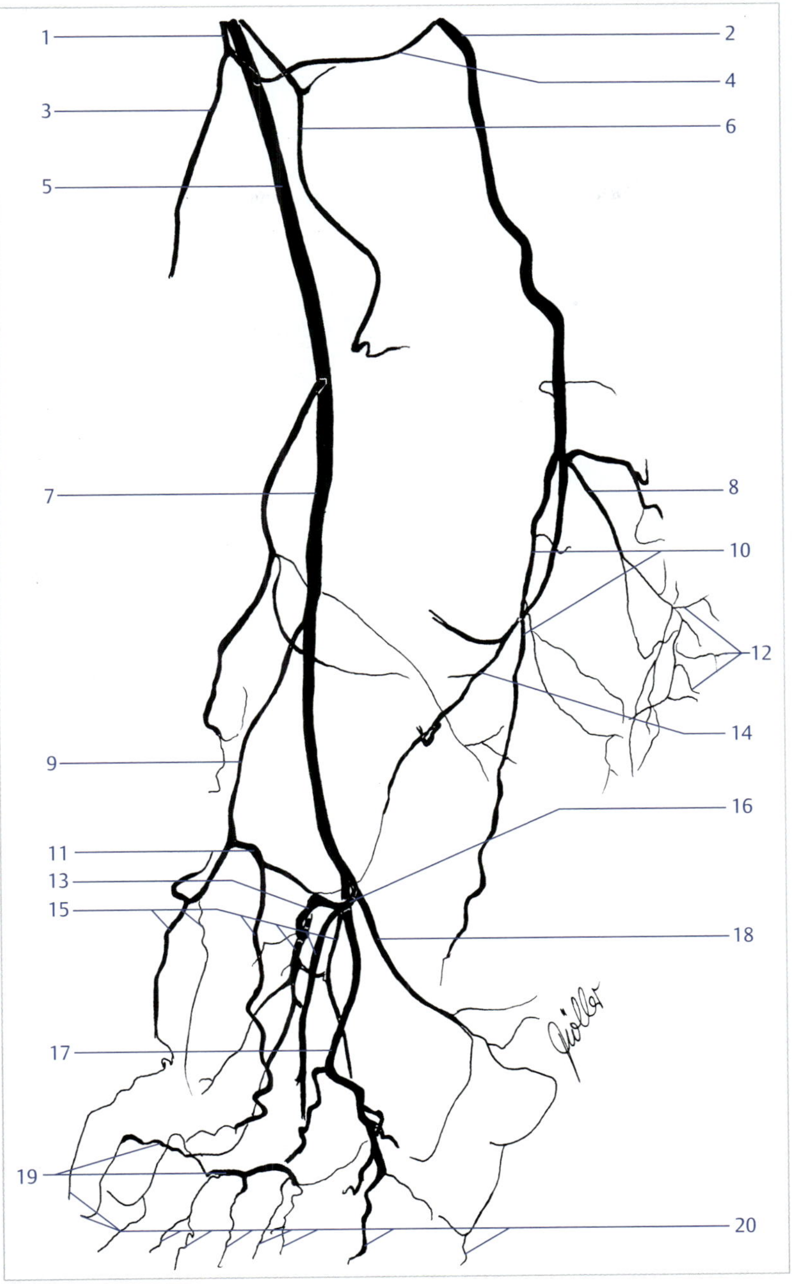
1
2
3
4
5
6
7
8
9
10
11
12
13
14
15
16
17
18
19
20

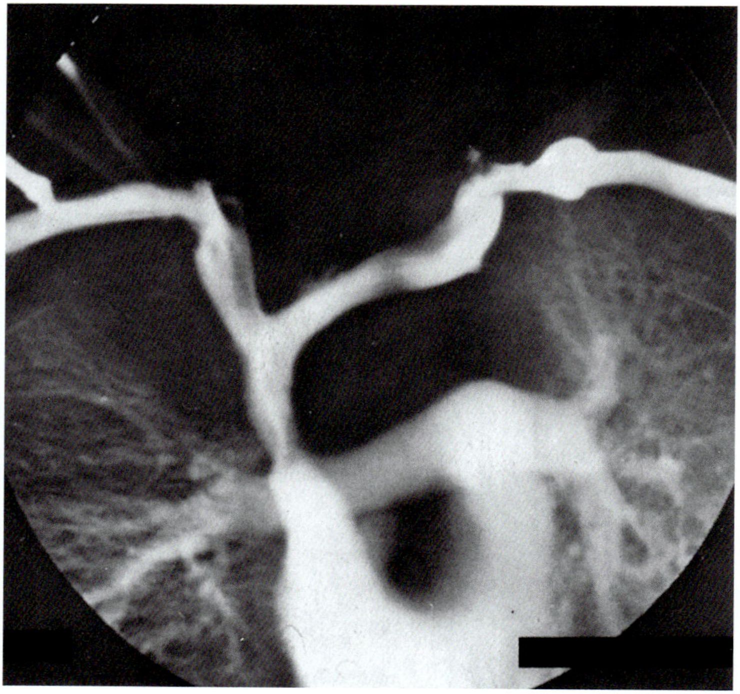

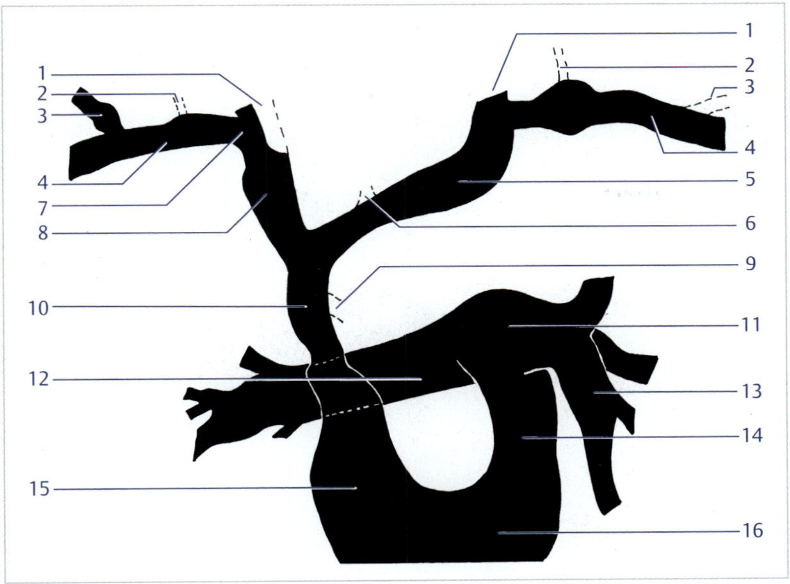

Abb. 11.1 V. cava superior a.-p.

1 V. jugularis interna
2 V. jugularis externa
3 V. cephalica
4 V. subclavia
5 V. brachiocephalica sinistra
6 V. thyroidea ima
7 Angulus venosus
8 V. brachiocephalica dextra
9 V. azygos
10 V. cava superior
11 Truncus pulmonalis
12 A. pulmonalis dextra
13 A. pulmonalis sinistra
14 Conus arteriosus
15 Atrium dextrum (rechter Vorhof)
16 Ventriculus dexter (rechter Ventrikel)

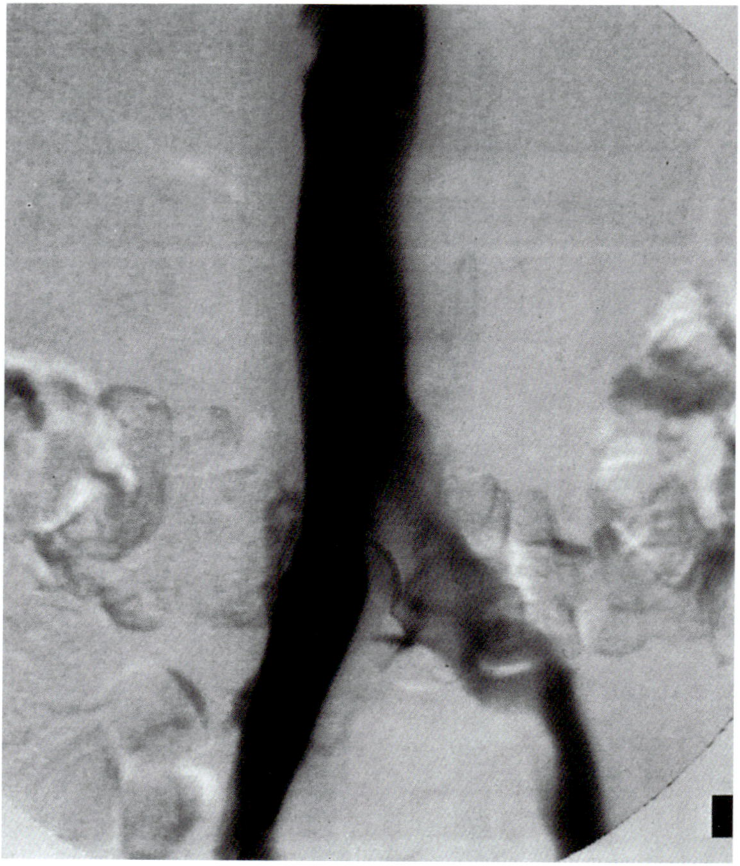

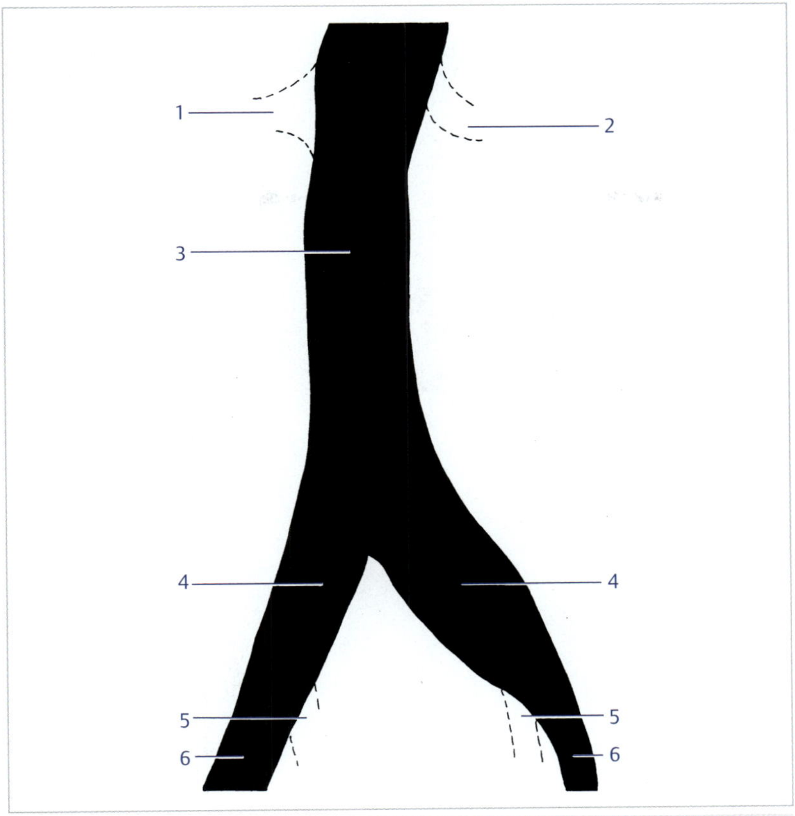

Abb. 11.2 V. cava inferior a.-p.

1 V. renalis dextra
2 V. renalis sinistra
3 V. cava inferior
4 V. iliaca communis
5 V. iliaca interna
6 V. iliaca externa

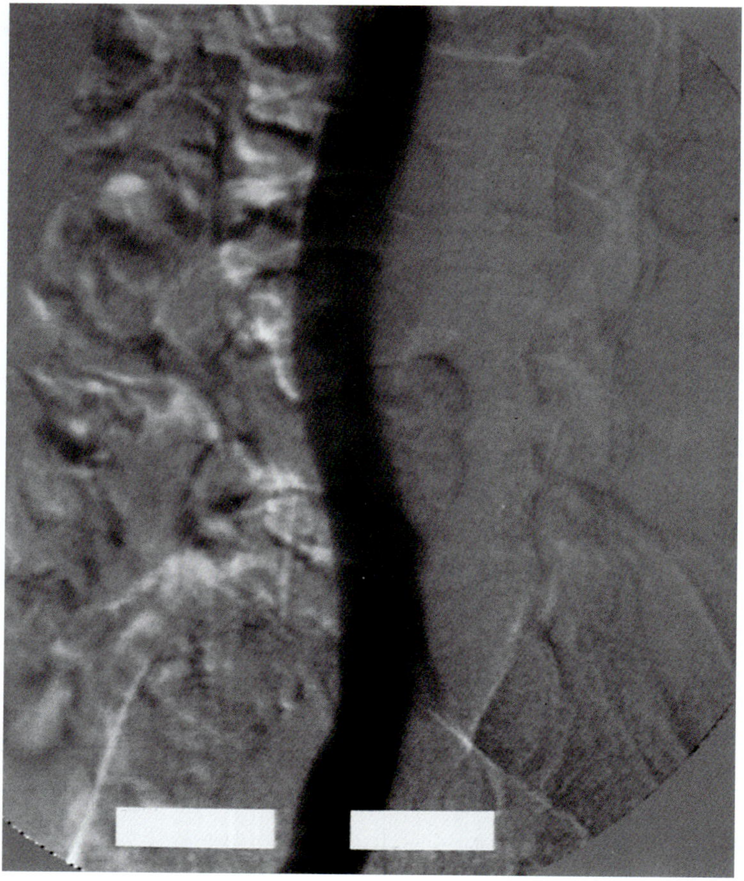

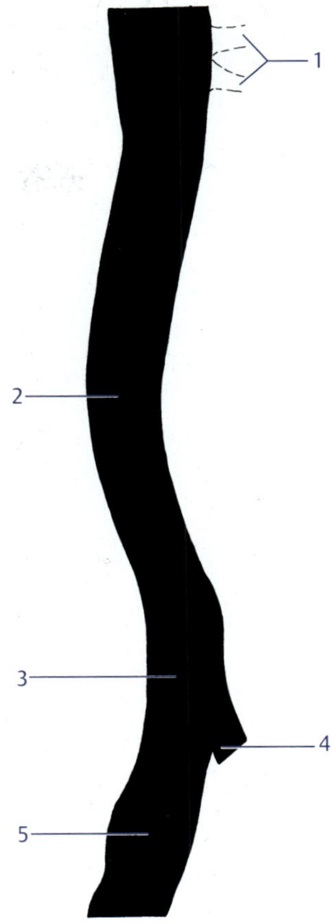

Abb. 11.3 V. cava inferior seitlich

1 Vv. renales
2 V. cava inferior
3 V. iliaca communis
4 V. iliaca interna
5 V. iliaca externa

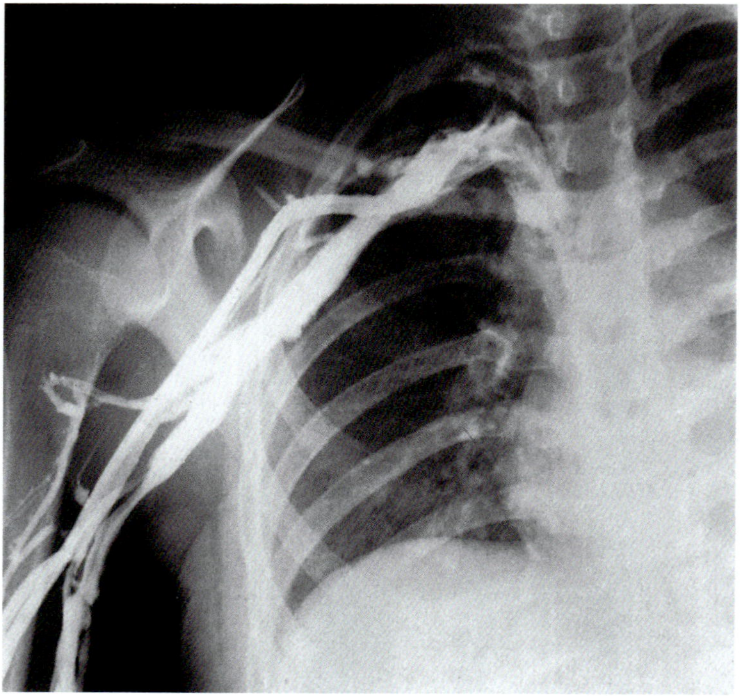

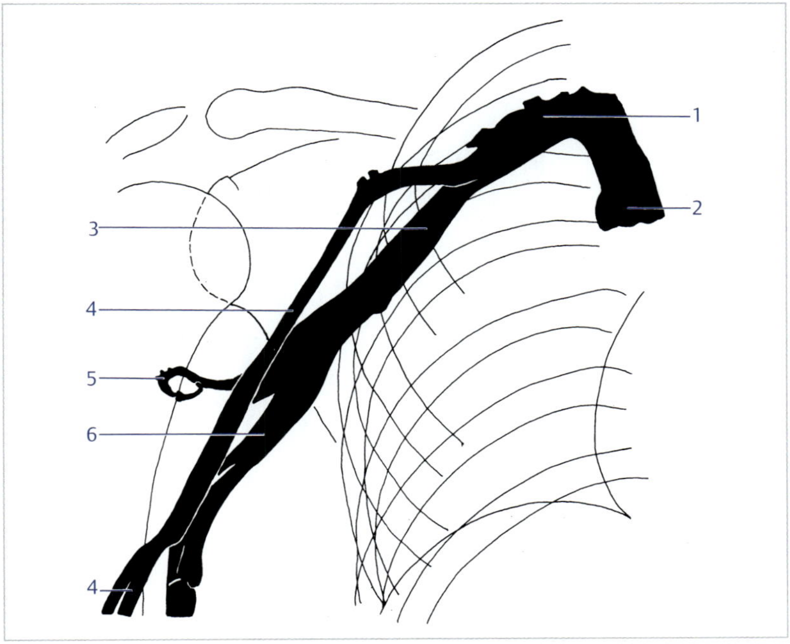

Abb. 11.4 Armphlebografie, Oberarm

1 V. subclavia
2 V. cava superior
3 V. axillaris
4 V. cephalica
5 Vv. profundae brachii
6 Vv. brachiales

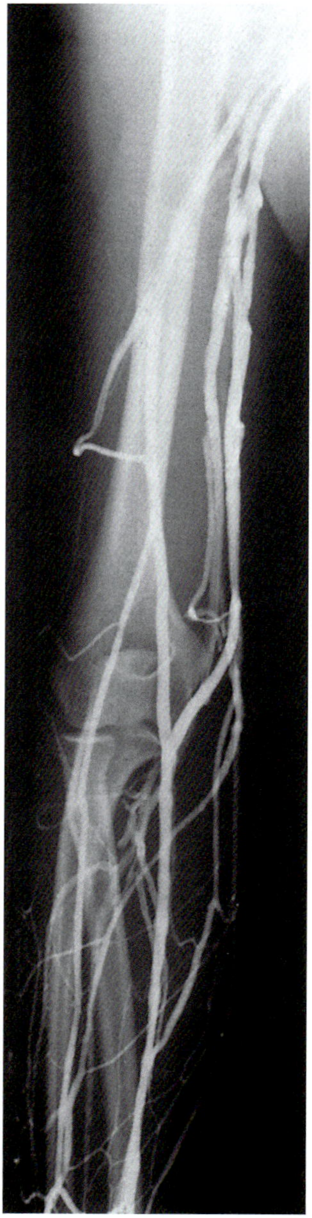

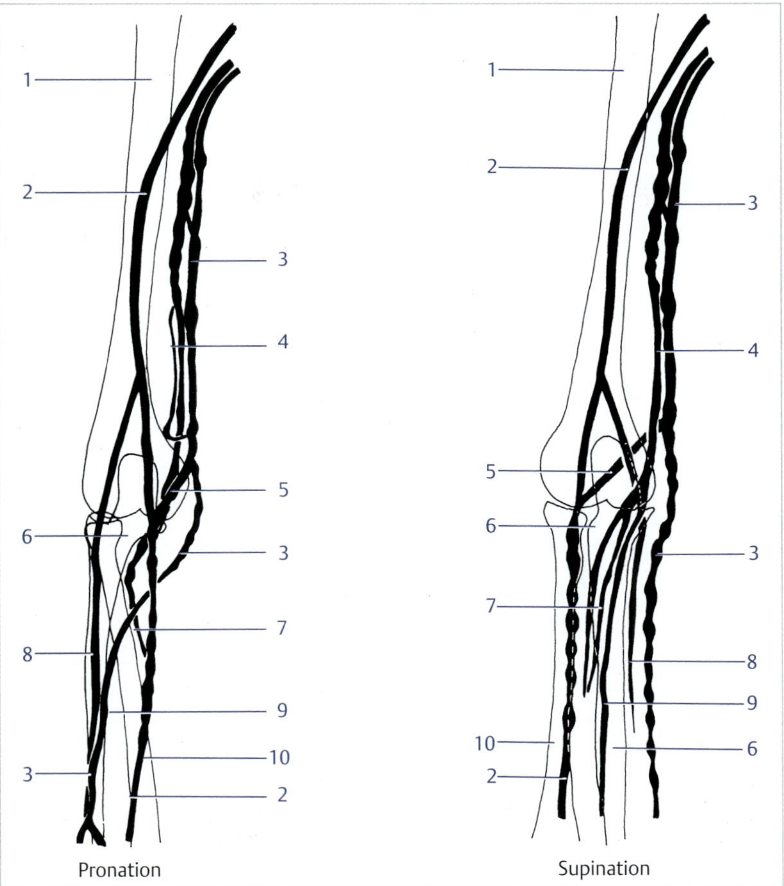

Abb. 11.5 Armphlebografie, Unterarm

1 Humerus
2 V. cephalica
3 V. basilica
4 Vv. brachiales
5 V. mediana cubiti
6 Ulna
7 Vv. radiales
8 Vv. ulnares
9 V. mediana antebrachii
10 Radius

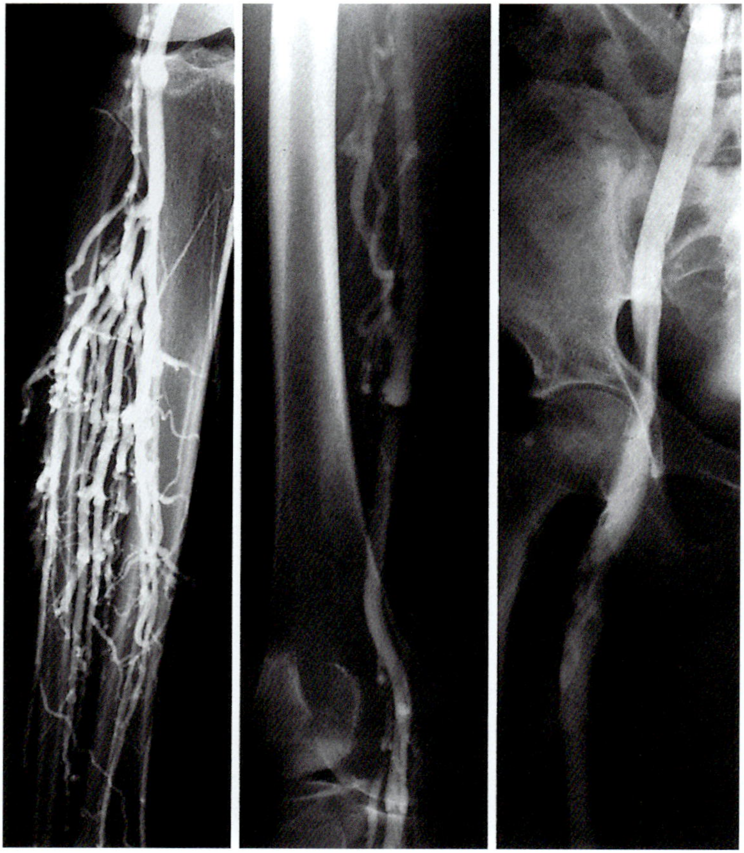

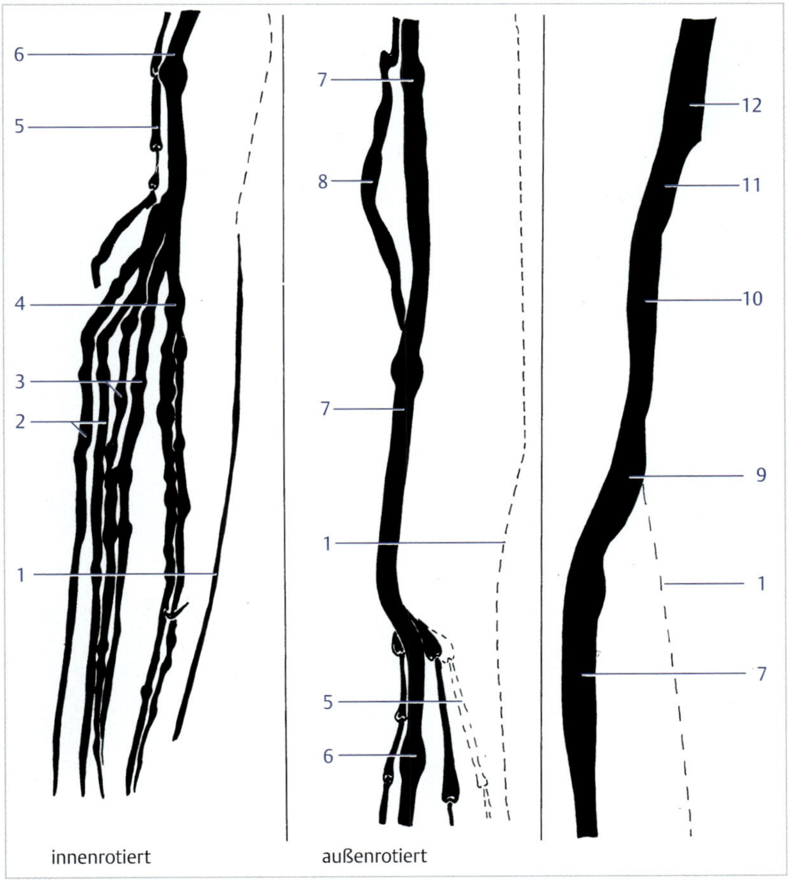

Abb. 11.6 Beinphlebografie

1 V. saphena magna
2 Vv. tibiales anteriores
3 Vv. fibulares
4 Vv. tibiales posteriores
5 V. saphena parva
6 V. poplitea
7 V. femoralis superficialis
8 V. profunda femoris
9 V. femoralis communis
10 V. iliaca externa
11 V. iliaca communis
12 V. cava inferior

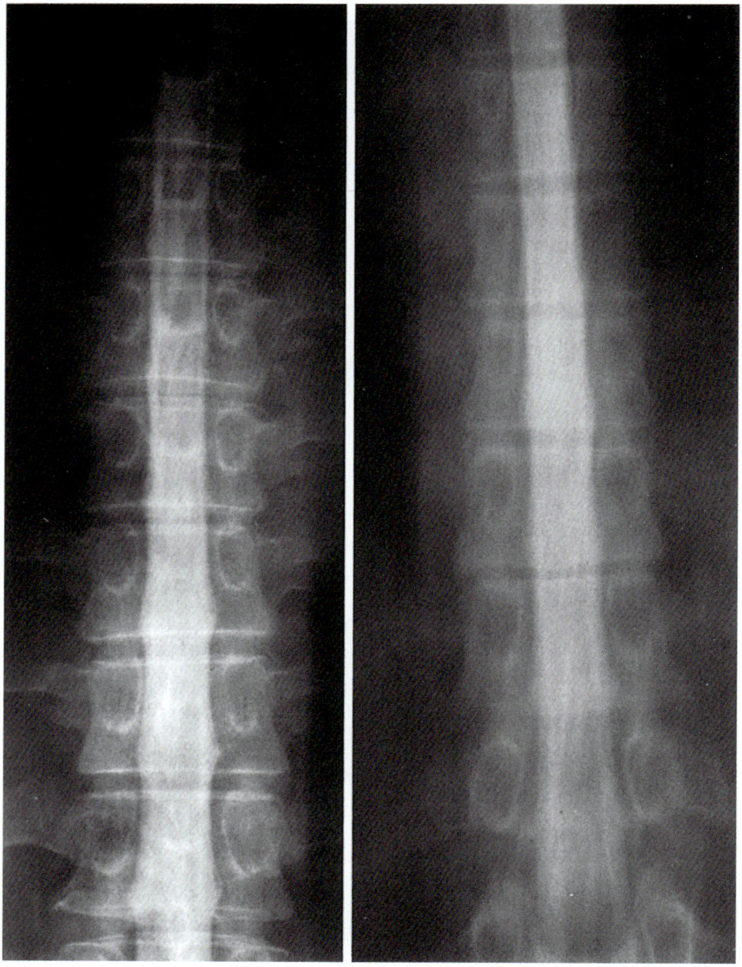

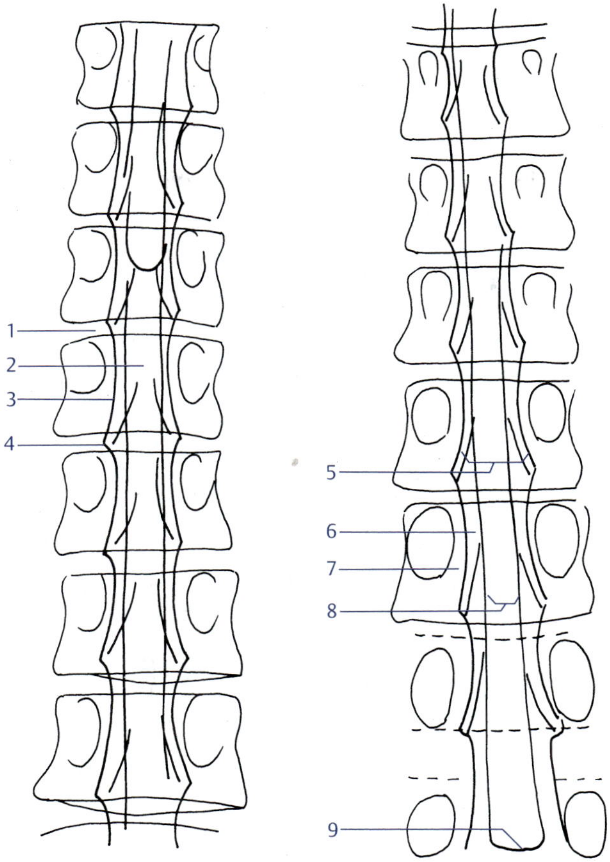

Abb. 12.1 Thorakale Myelografie a.-p.

1 Discus intervertebralis (Bandscheibenfach)
2 Medulla spinalis (Myelon)
3 laterale Begrenzung des Duralsackes
4 Wurzeltasche
5 intradural
6 lateraler Subarachnoidalraum
7 extradural
8 intramedullär
9 Conus medullaris

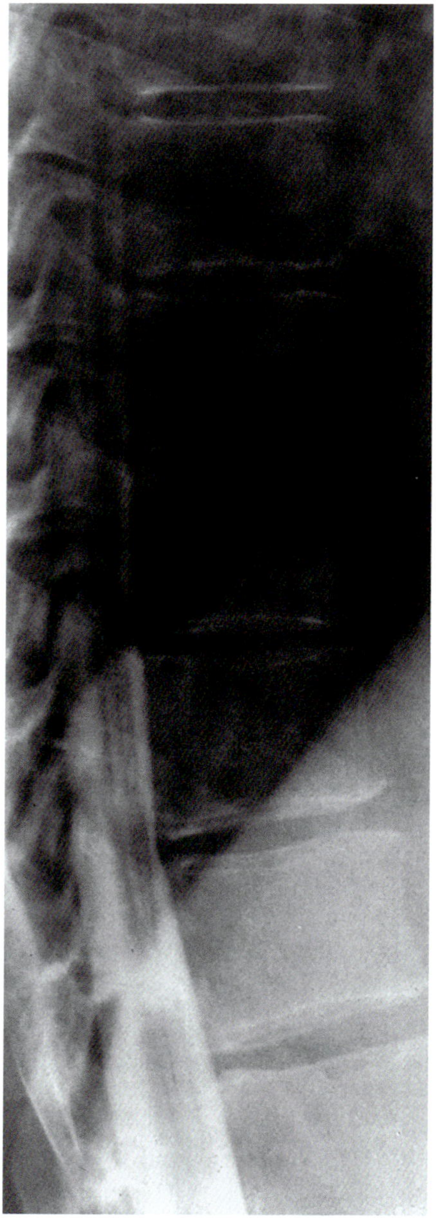

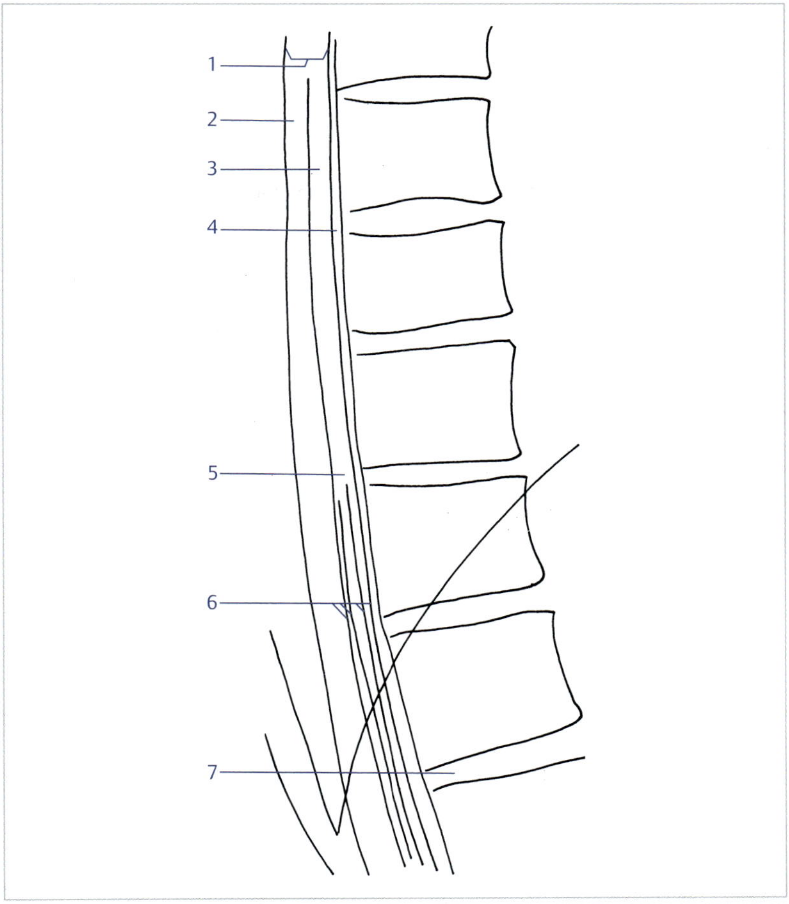

Abb. 12.2 Thorakale Myelografie seitlich

1 Duralsack
2 hinterer Subarachnoidalraum
3 Medulla spinalis (Myelon)
4 vorderer Subarachnoidalraum
5 Conus medullaris
6 Cauda equina
7 Discus intervertebralis (Bandscheibenfach)

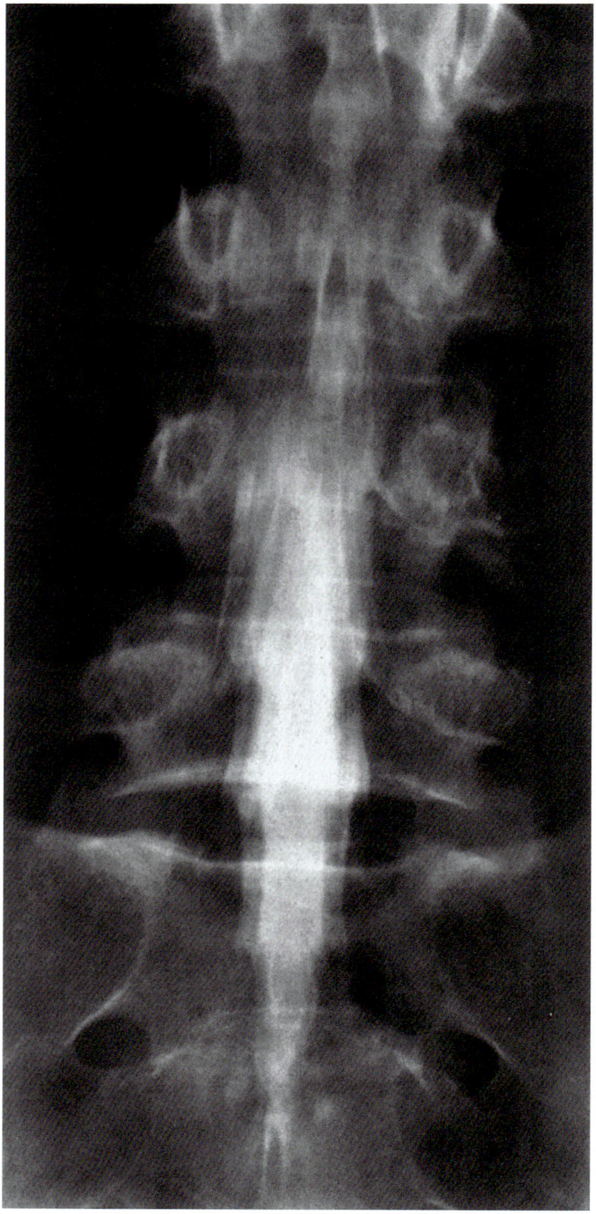

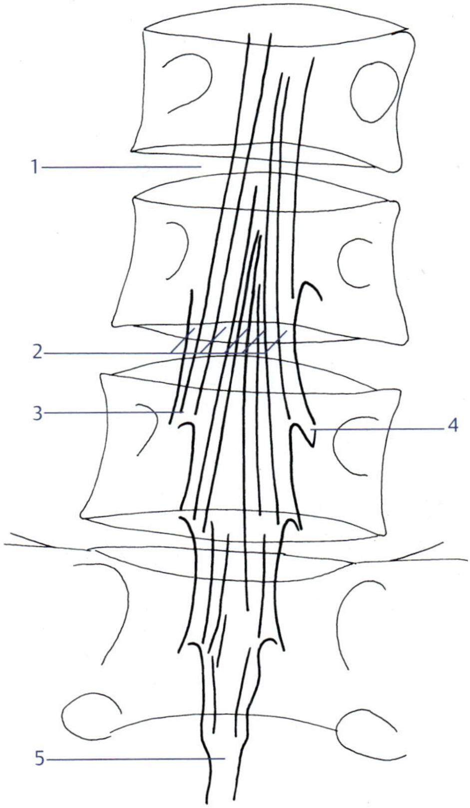

Abb. 12.3 Lumbale Myelografie a.-p.

1 Discus intervertebralis (Bandscheibenfach)
2 Cauda equina
3 Wurzel des Spinalnervs im Subarachnoidalraum
4 Wurzeltasche
5 Duralsackende

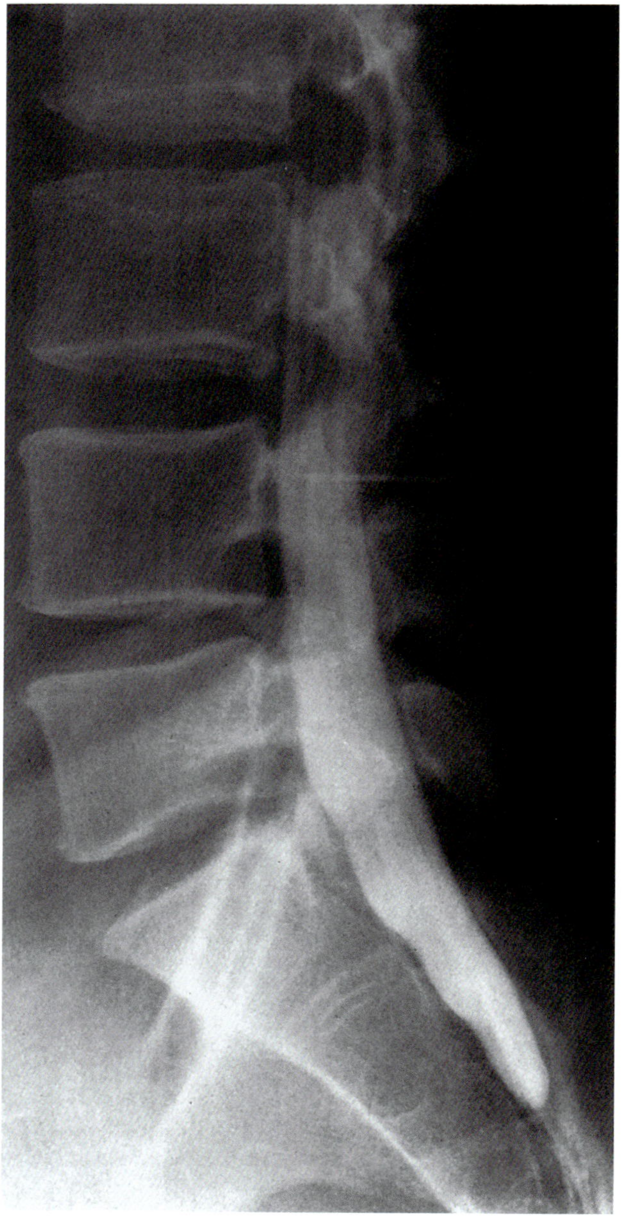

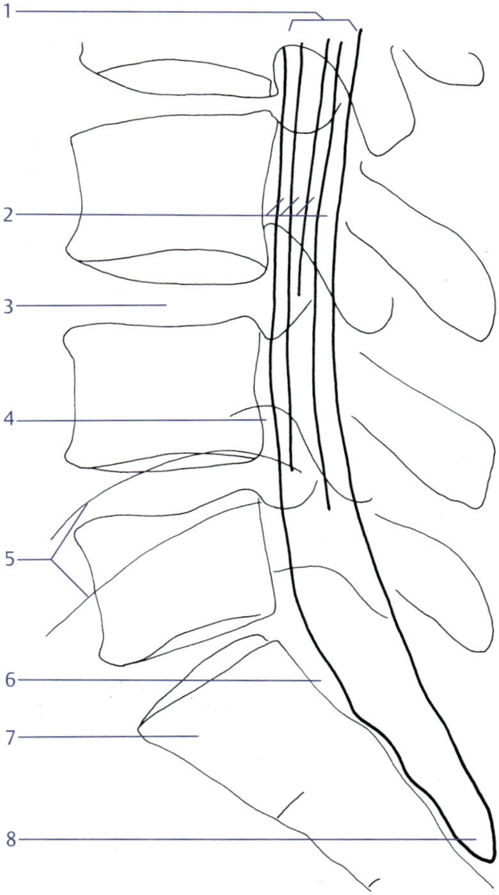

Abb. 12.4 Lumbale Myelografie seitlich

1 Duralsack
2 Cauda equina
3 Discus intervertebralis (Bandscheibenfach)
4 Foramen intervertebrale
5 Crista iliaca (Beckenkamm)
6 prädurales Fettgewebe
7 Os sacrum
8 Duralsackende

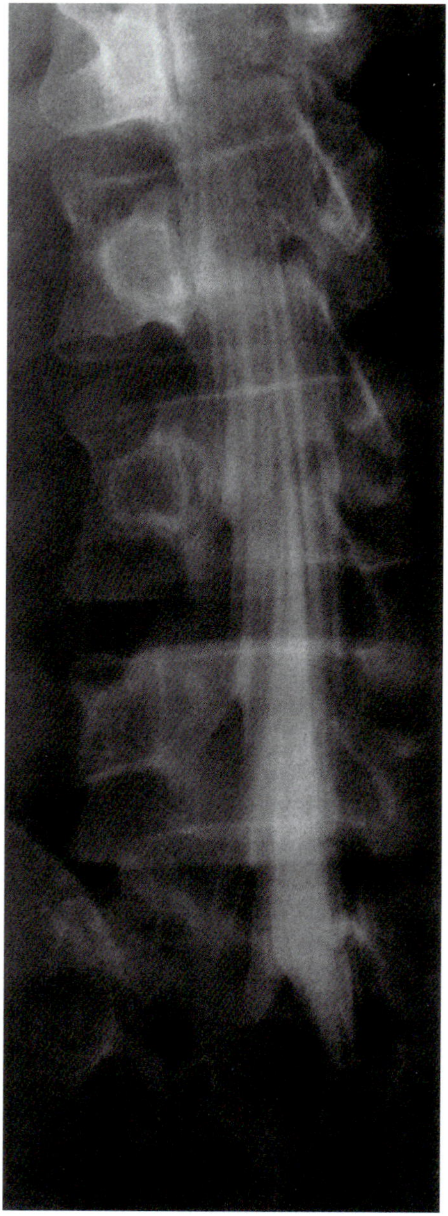

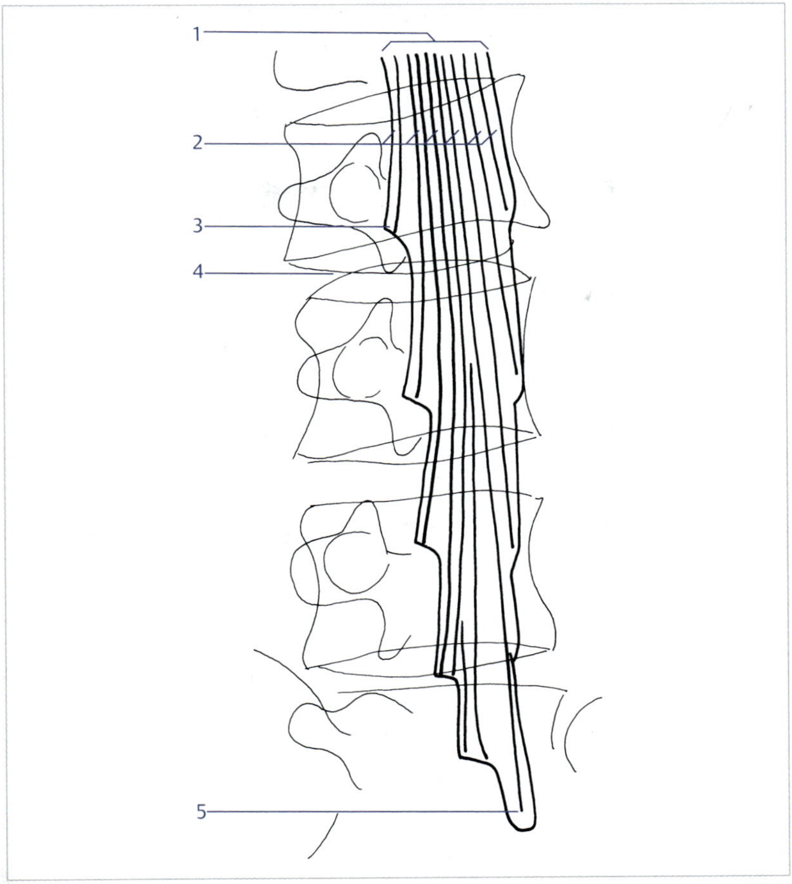

Abb. 12.5 Lumbale Myelografie schräg

1 Duralsack
2 Cauda equina
3 Wurzeltasche L III
4 Discus intervertebralis (Bandscheibenfach) L III/L IV
5 Duralsackende (meist S I bzw. S II)

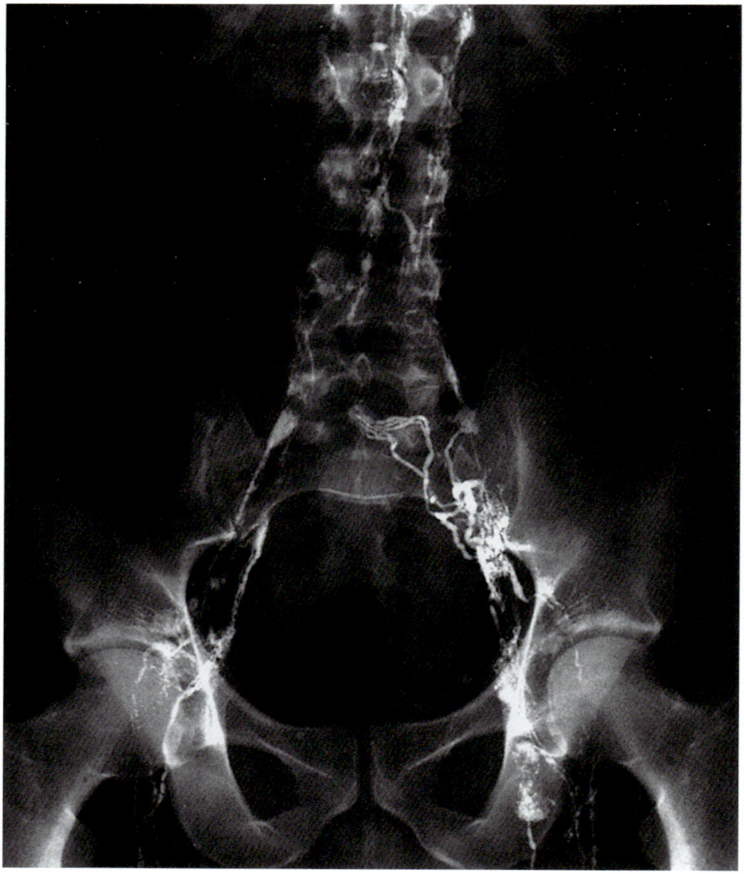

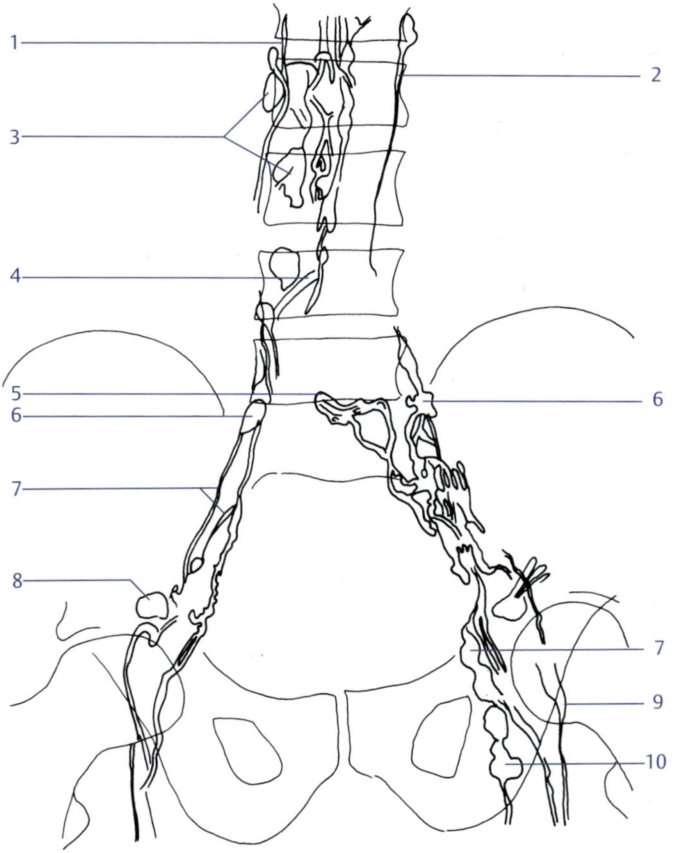

Abb. 12.6 Bipedale Lymphografie a.-p., Einlaufphase

1 Truncus lumbaris dexter
2 Truncus lumbaris sinister
3 Nodi lymphatici lumbales
4 Crossing-over
5 Nodi lymphatici promontorii
6 Nodi lymphatici iliaci communes
7 Lymphbahnen der Nodi-lymphatici-iliaci-externi-Gruppe
8 Nodus lymphaticus lacunaris (lateralis)
9 Nodi lymphatici inguinales superficiales
10 Nodus lymphaticus inguinalis profundus

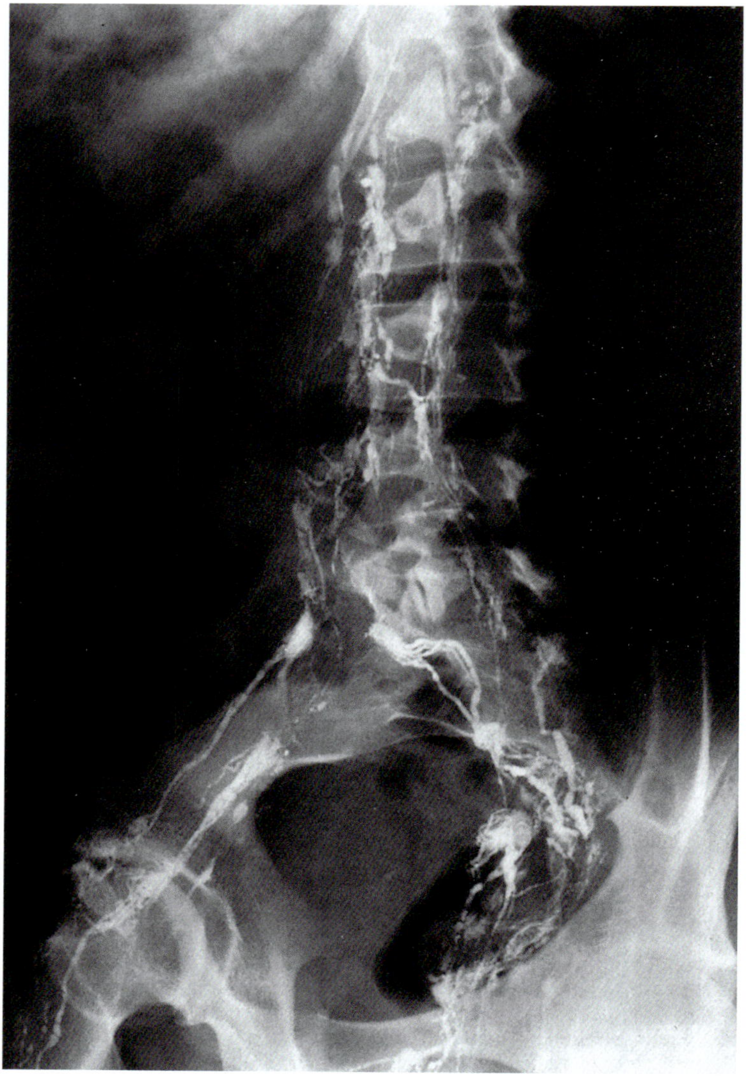

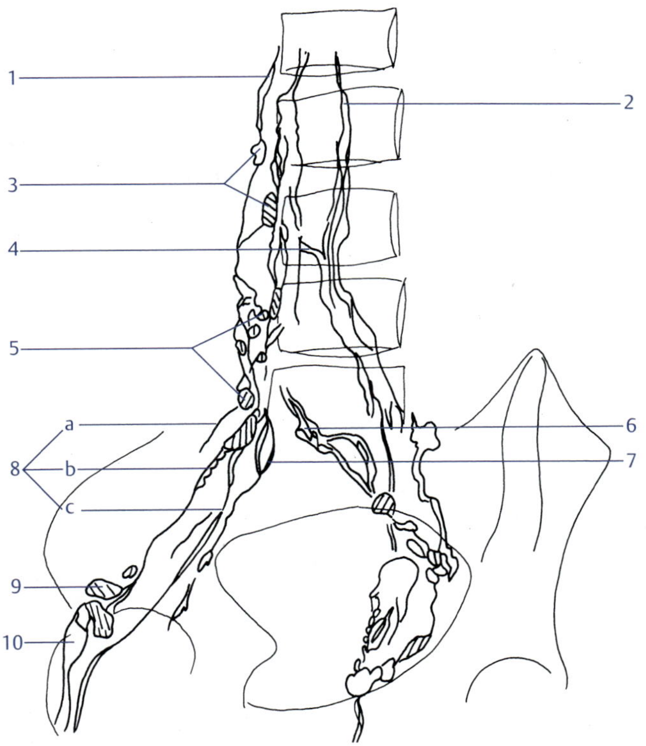

Abb. 12.7 Bipedale Lymphografie schräg, Einlaufphase

1 Truncus lumbaris dexter
2 Truncus lumbaris sinister
3 Nodi lymphatici lumbales
4 Crossing-over
5 Nodi lymphatici iliaci communes
6 Nodi lymphatici promontorii
7 Lymphbahnen, die die Nodi lymphatici iliaci interni mit den Nodi lymphatici iliaci externi und communes verbinden
8 Nodi lymphatici iliaci externi und communes, **a** äußere Kette, **b** mittlere Kette, **c** innere Kette
9 Nodus lymphaticus lacunaris
10 Nodi lymphatici inguinales superficiales

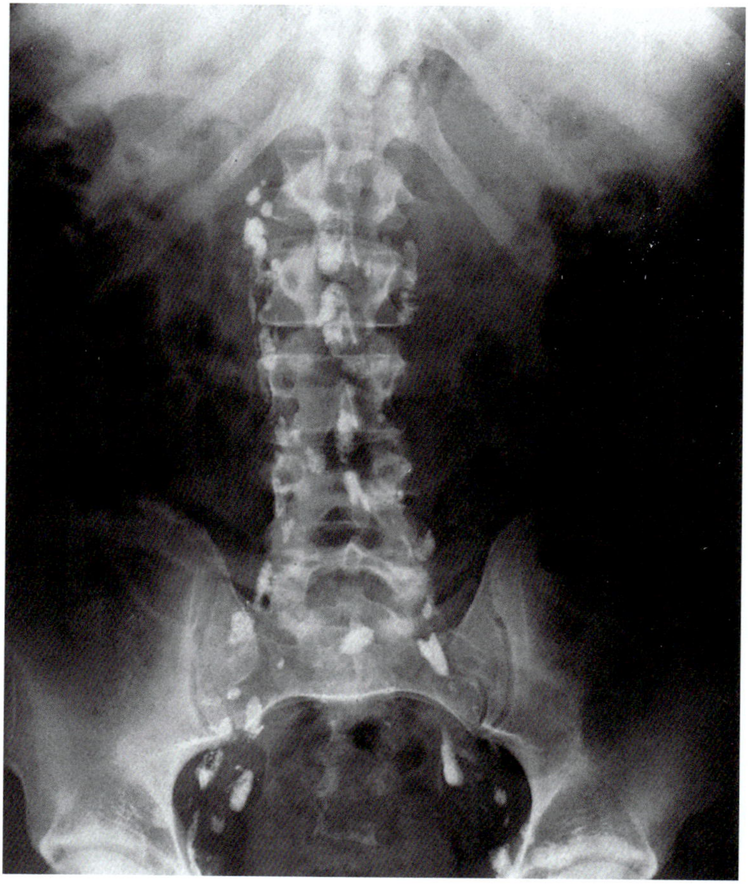

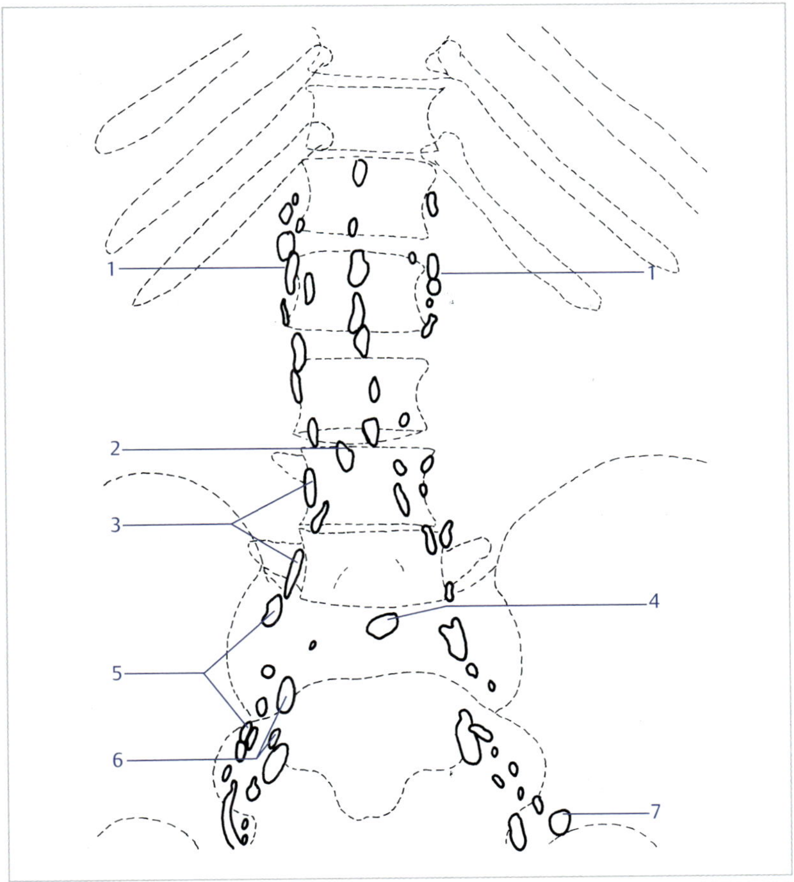

Abb. 12.8 Bipedale Lymphografie a.-p., Speicherphase

1 Nodi lymphatici paraaortales (aortici laterales, prae- und postaortici)
2 Crossing-over
3 Nodi lymphatici iliaci communes
4 Nodi lymphatici promontorii
5 Nodi lymphatici iliaci externi
6 Nodi lymphatici iliaci interni
7 Nodus lymphaticus lacunaris

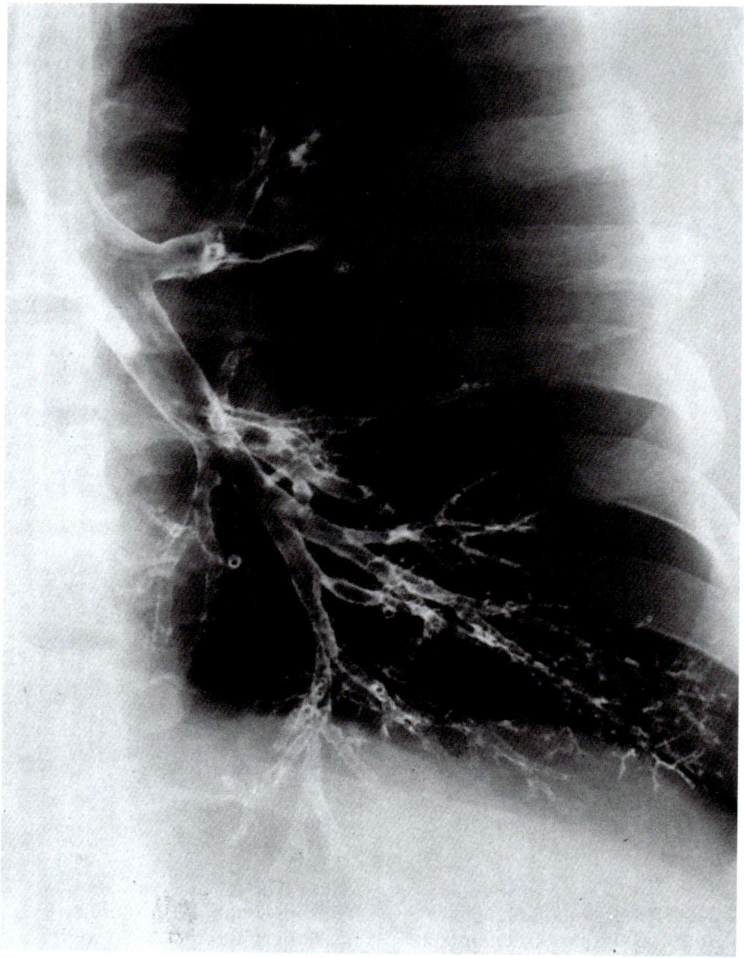

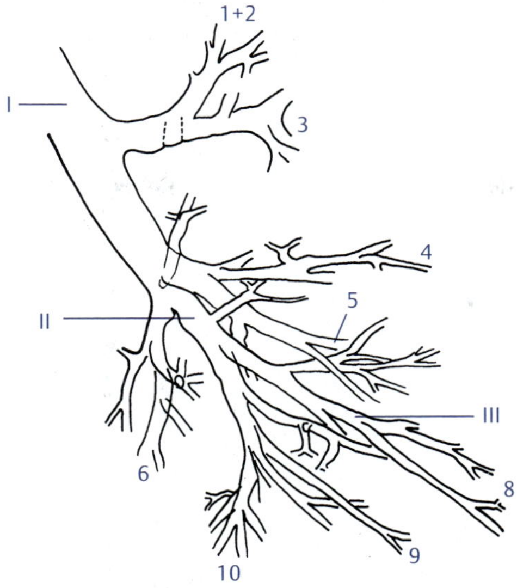

Abb. 12.9 Bronchografie a.-p. links

1+2 apikoposteriores Oberlappensegment
3 anteriores Oberlappensegment
4 superiores Oberlappensegment, Lingula
5 inferiores Oberlappensegment, Lingula
6 apikales Unterlappensegment
7 links nicht vorhanden
8 anterobasales Unterlappensegment
9 laterobasales Unterlappensegment
10 posterobasales Unterlappensegment
I Hauptbronchus
II Sekundärbronchus
III Tertiärbronchus

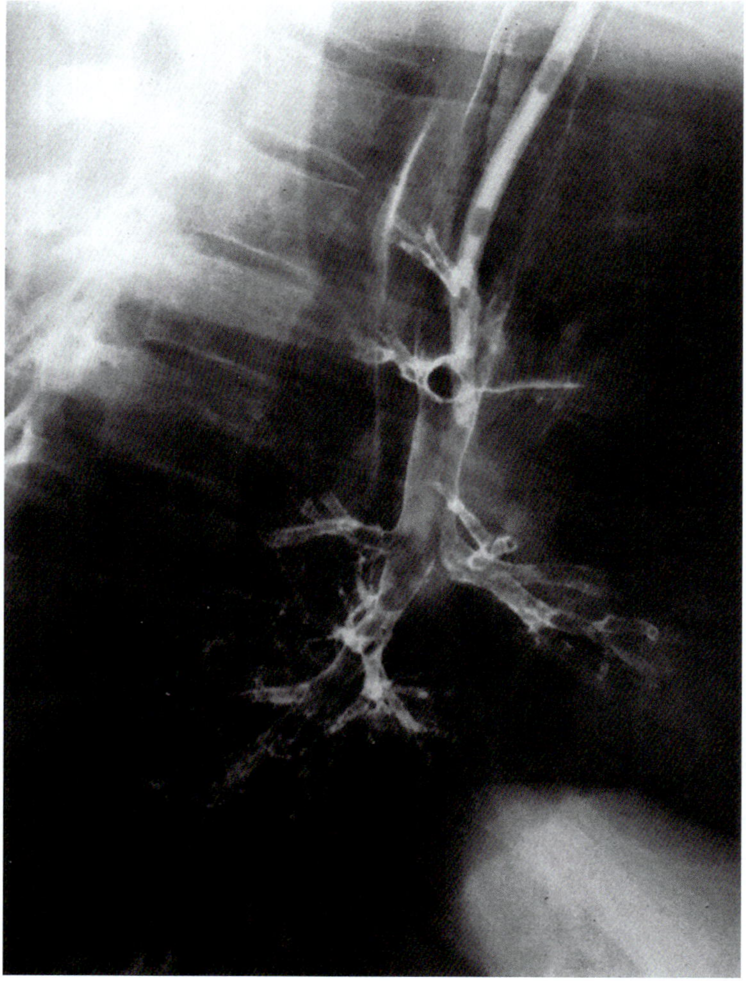

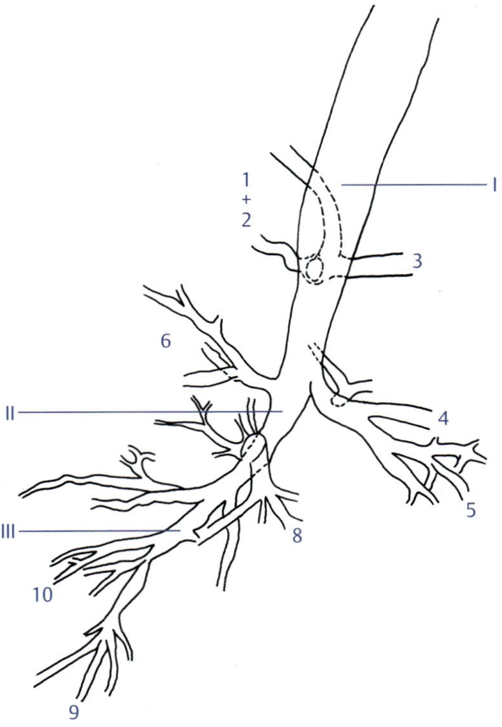

Abb. 12.10 Bronchografie seitlich links

- **1+2** apikoposteriores Oberlappensegment
- **3** anteriores Oberlappensegment
- **4** superiores Oberlappensegment, Lingula
- **5** inferiores Oberlappensegment, Lingula
- **6** apikales Unterlappensegment
- **7** links nicht vorhanden
- **8** anterobasales Unterlappensegment
- **9** laterobasales Unterlappensegment
- **10** posterobasales Unterlappensegment
- **I** Hauptbronchus
- **II** Sekundärbronchus
- **III** Tertiärbronchus

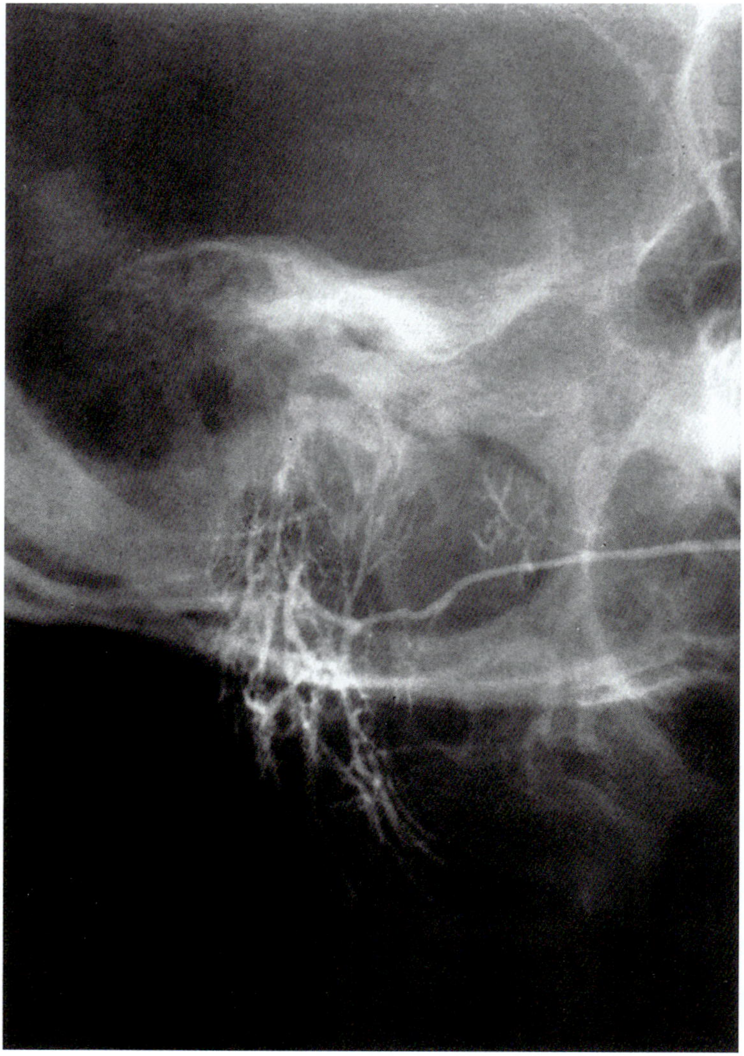

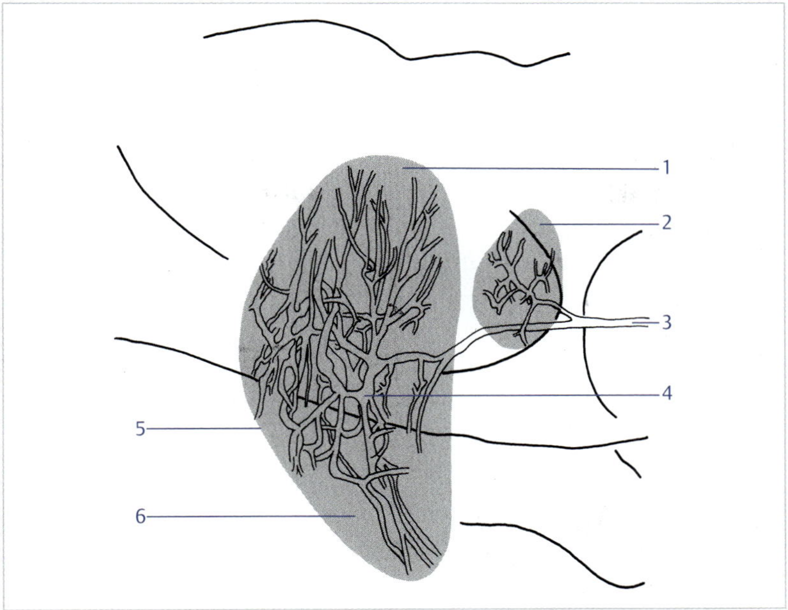

Abb. 12.11 Sialografie der Glandula parotidea, Aufsicht

1 Glandula parotidea (Pars superficialis)
2 Glandula parotidea accessoria
3 Ductus parotideus (Stenon-Gang)
4 Parotisgangsystem (Bild des unbelaubten Ahornbaumes)
5 Glandula parotidea
6 Pars profunda (liegt unter dem N. facialis)

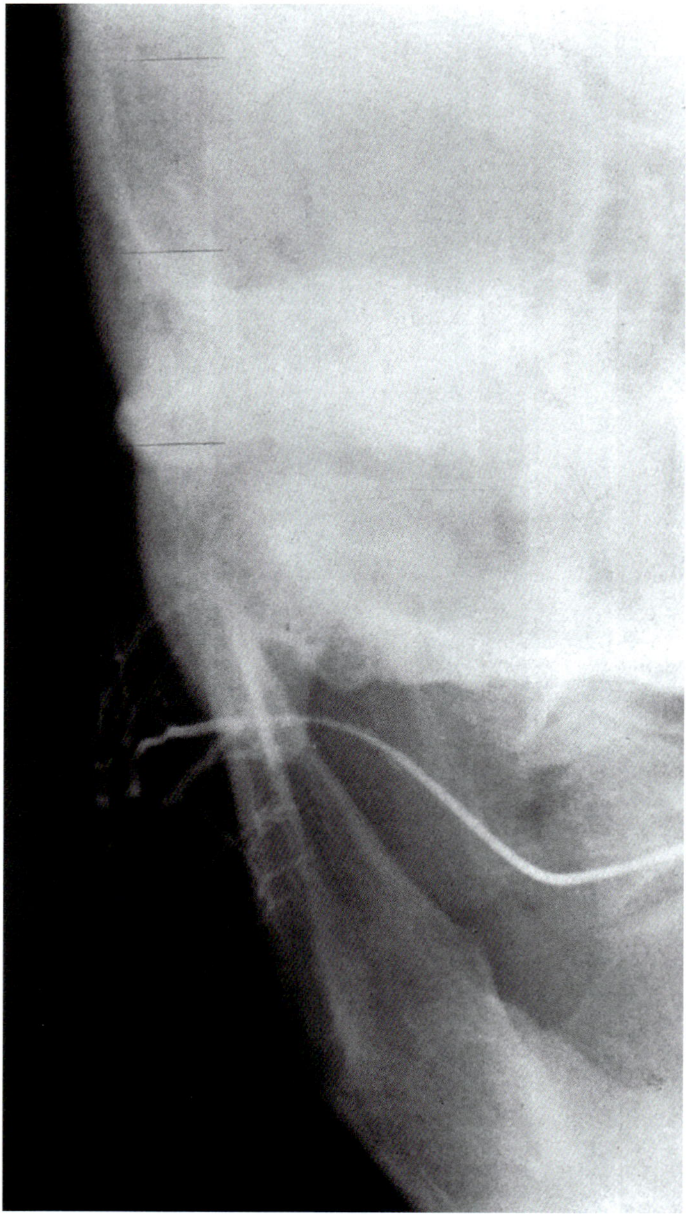

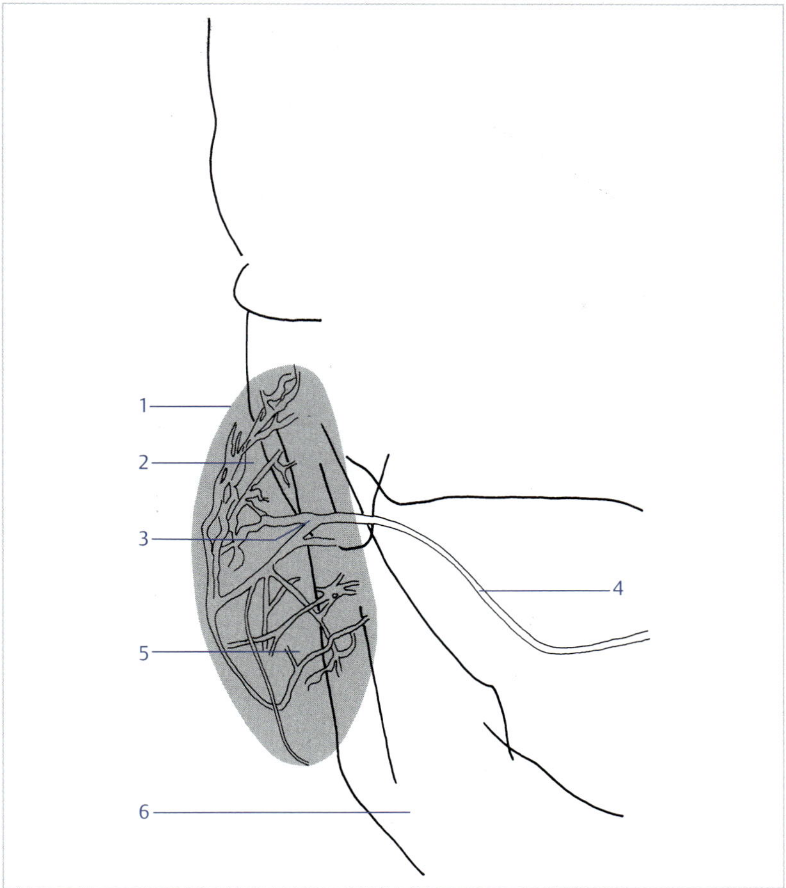

Abb. 12.12 Sialografie der Glandula parotidea p.-a.

1 Glandula parotidea
2 Pars superficialis (liegt auf dem N. facialis)
3 Parotisgangsystem (Bild des unbelaubten Ahornbaumes)
4 Ductus parotideus (Stenon-Gang)
5 Pars profunda (liegt unter dem N. facialis)
6 Mandibula (Unterkiefer)

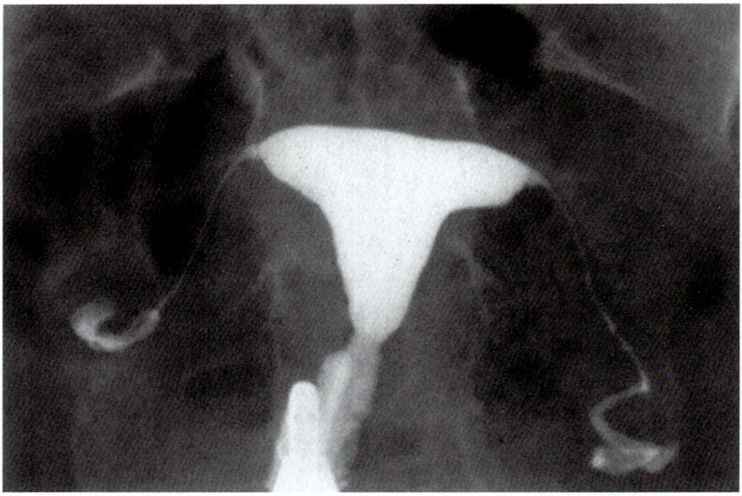

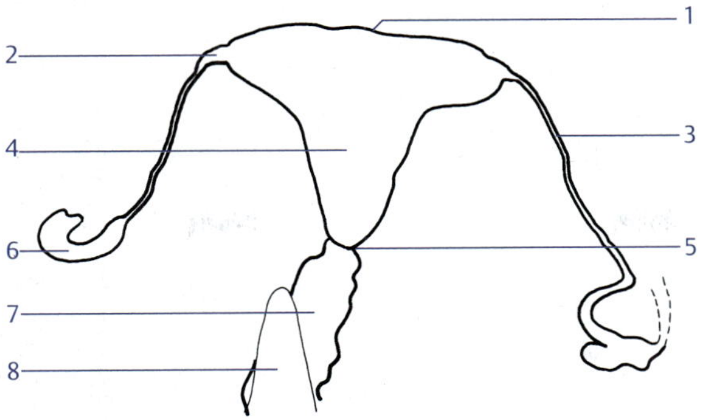

Abb. 12.13 Hysterosalpingografie

1 Fundus uteri
2 Ostium uterinum tubae
3 Tuba uterina
4 Cavitas uteri
5 Canalis isthmi
6 Fimbriae tubae
7 Vagina
8 Instrumentarium

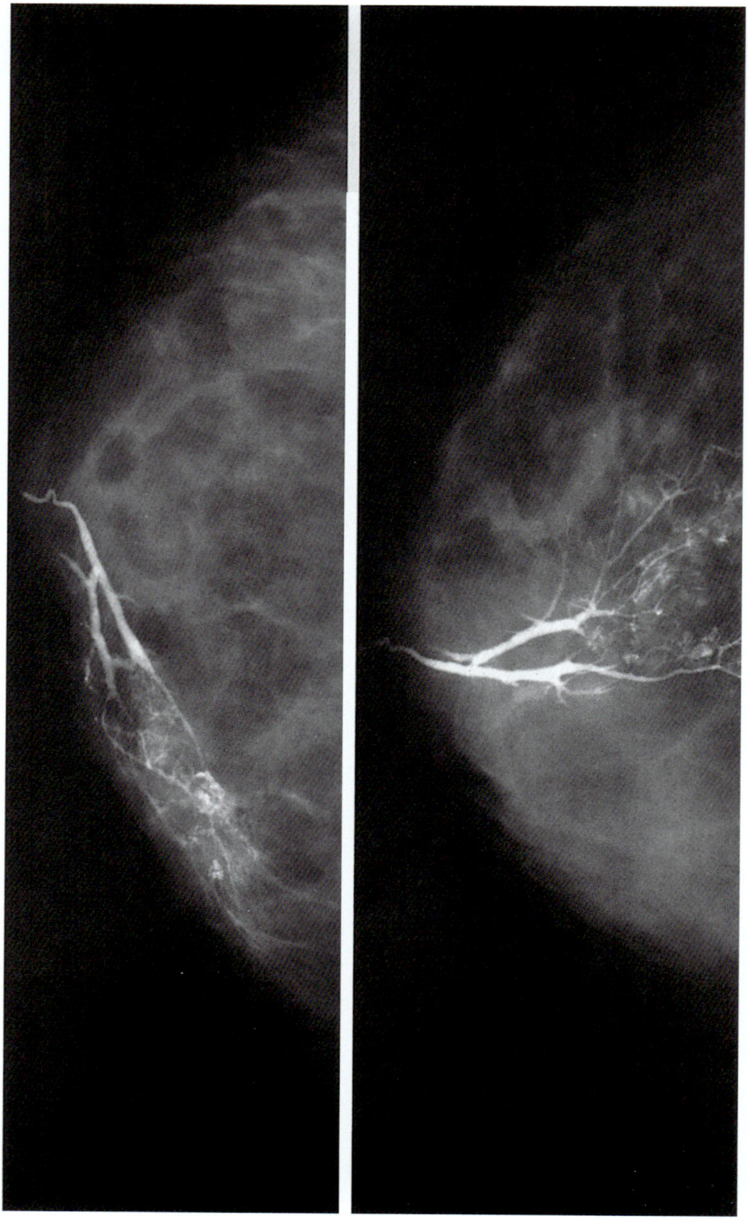

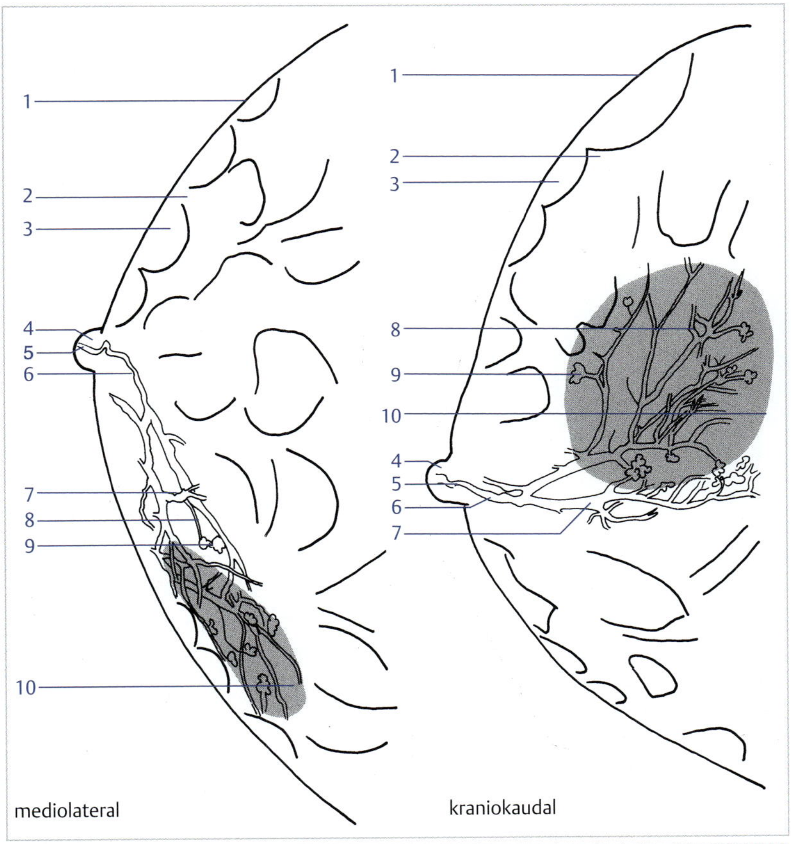

Abb. 12.14 Galaktografie

1 Kutis und Subkutis
2 Lig. pectineale (Cooper-Ligament)
3 subkutanes Fettgewebe
4 Papilla mammaria (Mamille)
5 retromamillärer Hauptmilchgang
6 Sinus lactiferus
7 Ductus lactiferi
8 Ductuli lactiferi
9 Lobuli glandulae mammariae
10 Lobi glandulae mammariae

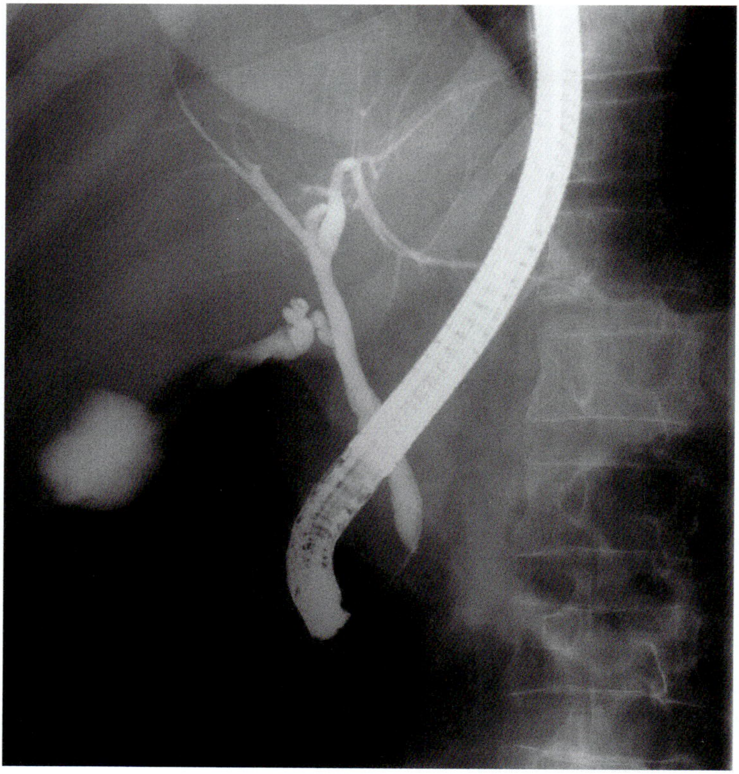

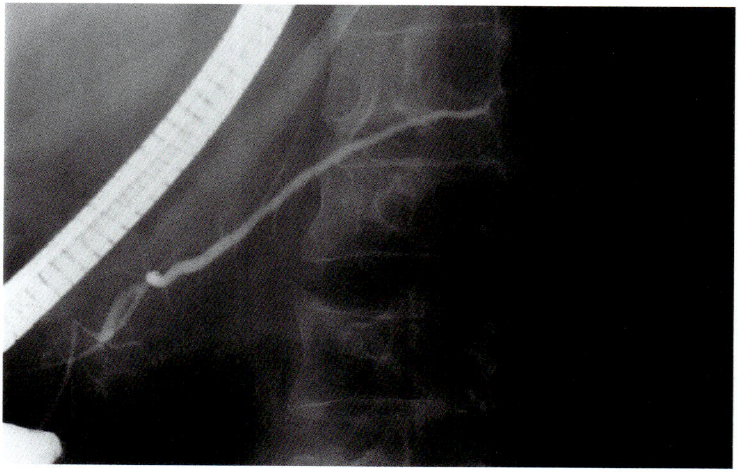

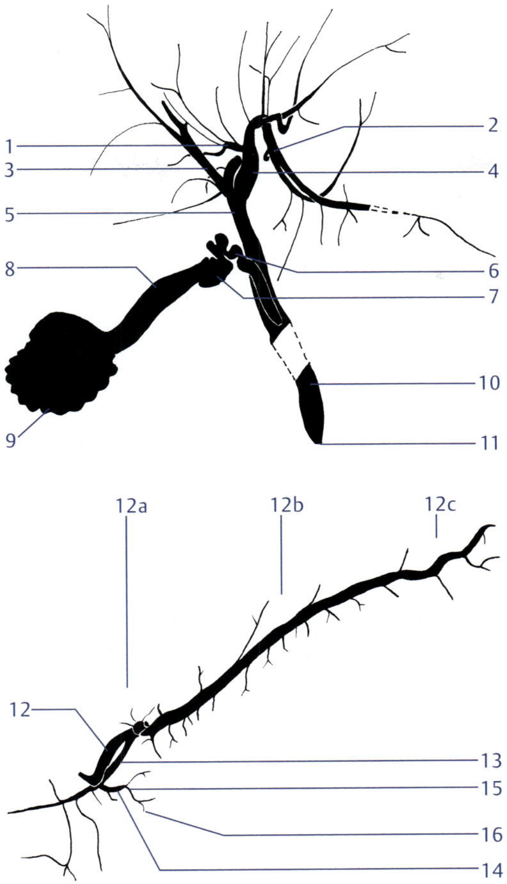

Abb. 12.15 ERCP (endoskopische retrograde Choledochopankreatikografie)

1 R. medialis (des Ductus hepaticus sinister)
2 R. lateralis
3 Ductus hepaticus dexter
4 Ductus hepaticus sinister
5 Ductus hepaticus communis
6 Ductus cysticus
7 Kollum (der Gallenblase)
8 Korpus (der Gallenblase)
9 Fundus (der Gallenblase)
10 Ductus choledochus
11 Papilla Vateri
12 Ductus pancreaticus (Wirsungianus)
a Caputbereich
b Korpusbereich
c Kaudabereich
13 Ductus Santorini
14 Seitengang 1. Ordnung
15 Seitengang 2. Ordnung
16 Seitengang 3. Ordnung

Sachverzeichnis

A

B

C

G

H

I

J

K

L

M

N

O

P

Q

R

S

T

U

V

W

Z